中医养生经典
白话解丛书

中医养生经典白话解丛书

总主编 郑洪

《寿亲养老新书》

白话解

主编
郑洪 高日阳

编委
赵菲 潘盈锦
姜晨

人民卫生出版社

北京

图书在版编目（CIP）数据

《寿亲养老新书》白话解 / 郑洪，高日阳主编 . —— 北京：人民卫生出版社，2022.12

（中医养生经典白话解丛书）

ISBN 978-7-117-34237-7

Ⅰ. ①寿… Ⅱ. ①郑… ②高… Ⅲ. ①老年人–养生（中医） Ⅳ. ①R161.7

中国版本图书馆 CIP 数据核字（2022）第 252661 号

| 人卫智网 | www.ipmph.com | 医学教育、学术、考试、健康，购书智慧智能综合服务平台 |
| 人卫官网 | www.pmph.com | 人卫官方资讯发布平台 |

中医养生经典白话解丛书

《寿亲养老新书》白话解

Zhongyi Yangsheng Jingdian Baihuajie Congshu

《Shouqin Yanglao Xinshu》Baihuajie

主　　编：郑　洪　高日阳
出版发行：人民卫生出版社（中继线 010-59780011）
地　　址：北京市朝阳区潘家园南里 19 号
邮　　编：100021
E - mail：pmph @ pmph.com
购书热线：010-59787592　010-59787584　010-65264830
印　　刷：廊坊一二〇六印刷厂
经　　销：新华书店
开　　本：710×1000　1/16　印张：30
字　　数：446 千字
版　　次：2022 年 12 月第 1 版
印　　次：2023 年 2 月第 1 次印刷
标准书号：ISBN 978-7-117-34237-7
定　　价：89.00 元

打击盗版举报电话：010-59787491　E-mail：WQ @ pmph.com
质量问题联系电话：010-59787234　E-mail：zhiliang @ pmph.com
数字融合服务电话：4001118166　E-mail：zengzhi @ pmph.com

序　言

　　中医养生是具有中国特色的保健方式,是中国优秀传统文化的组成部分。当前人民生活水平不断提高,健康和保健备受关注,养生在卫生健康事业中的作用受到越来越多的重视。《"健康中国2030"规划纲要》提出"发展中医养生保健治未病服务",要求大力传播中医药知识和易于掌握的养生保健技术方法,加强中医药非物质文化遗产的保护和传承运用,实现中医药健康养生文化创造性转化、创新性发展。这意味着养生文化的普及和推广已成为国家战略的一个组成部分。

　　要实现中医药健康养生文化的"双创",首先要继承好前人的优秀思想与实践经验。中医药健康养生文化源远流长,古代养生名家与名著众多,是非常珍贵的文化遗产,有待研究与挖掘。广大人民群众也迫切希望学习和实践传统养生经验精华。但由于古代养生著作均用文言文写成,不便于普通读者阅读。其中一些养生古籍名著虽然有现代学者的点校本和整理本,仍显得过于艰深。有鉴于此,本丛书编委会意图精选古代中医养生的经典名著与名篇,加以白话译解,为大众提供一套以古代经典为依托的通俗性养生读本,使普通读者能更好地认识中华民族的健康理念与养生智慧。

　　本丛书精选了7种最具代表性的中医养生经典,从普及的角度进行白话译解。包括《〈黄帝内经〉养生名篇白话解》《〈千金方〉养生名篇白话解》《〈寿亲养老新书〉白话解》《〈东坡养生集〉白话解》《〈遵生八笺〉养生名篇白话解》《〈老老恒言〉白话解》《〈抱朴子〉养生名篇白话解》7种。这7种著作的成书时间涵盖了从秦汉到明清,内容在养生学术方面也最具代表性。通览本丛书,对中医药健康养生文化可以有较系统全面的了解。

本丛书中的著作,有的并不是专门的养生著作。像《黄帝内经》《千金方》有大量医学内容,《抱朴子》有大量道教内容,《东坡养生集》《遵生八笺》中有不少与养生关系不大的篇章。因本丛书旨在普及养生文化,故在编撰时作了甄选,具体情况在各分册中已有说明。此外,古代养生著作难免会有不符合现代价值精神的内容,为尽量保持原貌,只删去个别明显不妥的篇章,大部分原文仍然保留。读者们在阅读时应注意批评性地继承。

本丛书的译解,注意吸收学术界对相关著作的研究成果,力求准确理解与通俗表达,体现学术性与普及性的统一。但由于水平有限,一定还存在不足之处,诚望批评指正。

《中医养生经典白话解丛书》编委会
2021年12月

　　《寿亲养老新书》是我国现存较早的一部老年养生学专著，主要论述了老年养生及防病治病的理论和方法。《寿亲养老新书》共四卷，刊于1307年。第一卷由北宋陈直撰，本名《养老奉亲书》。第二卷至第四卷，是元代邹铉续增。邹铉本人亦非常注重保养，敬重陈直，在其晚年自号敬直老人。他总结自己一生的经验体会，在订正、完善《养老奉亲书》一卷的基础上，扩编增补其二、三、四卷，重新定名为《寿亲养老新书》。书中针对老年人的生理、病理特点，提出了注重饮食调治、医药扶持、摄养之道等具体的养生方法，丰富了养生学理论，对当今老龄化社会的养生有重要的参考价值和借鉴作用。

　　《寿亲养老新书》在养生方面的特点主要体现在以下几个方面：

　　1. 总结老年人的生理病理特点

　　《寿亲养老新书·形证脉候》篇中沿用了《黄帝内经·素问》思想，提出"女子之数七，丈夫之数八。女子七七四十九，任脉虚，冲脉衰，天癸竭，地道不通。丈夫八八六十四，五脏皆衰，筋骨解堕，天癸尽，脉弱形枯"的观点，指出女子过了49岁，男子过了64岁，开始进入老年期，而女子超过60岁，男子超过70岁，已经是长寿之人。人进入衰老之年后，心力倦怠，精神不振，行动迟缓。但有的老人面色红润，形体健壮，饮食不减，究其原因是"虚阳"气盛。"但诊左右手脉，须大紧数，此老人延永之兆也。老人真气已衰，此得虚阳气盛，充于肌体，则两手脉大，饮食倍进，双脸常红，精神强健，此皆虚阳气所助也。""虚阳"是老年人的生理特性，"虚阳气存"是老年人健康的标志，强调了老年人要遵循生老的规律，注意顾护"虚阳"，才是长寿的根本。

　　2. 重视饮食调治，食胜于药

　　《寿亲养老新书》以饮食调治开篇，凸显了饮食的重要性。文中指出"主身者神，养气者精，益精者气，资气者食……故饮食进则谷气充，谷气充则气血盛，气血盛则筋力强……是以一身之中，阴阳运用，五行相生，莫不由于饮食也。"由此可以看出饮食是身体强健的根本，精气血的化生都依赖于食物所化的谷气。老年人真气耗竭，五脏衰弱，全依赖于饮食来化生气血，如果饮食没有规律，饥饱失常，就容易患病。陈直继承孙思邈的思想"若有疾患,且先详食医之法,审其疾状,以食疗之,食疗未愈,然后命药。贵不伤其脏腑也。"即患病应以食疗为先,食疗不能解决,才考虑用药,这是最基本的原则。《食治养老序第十三》"缘老人之性,皆厌于药而喜于食,以食治疾,胜于用药……凡老人有患,宜先以食治,食治未愈,然后命药,此养老人之大法也。"再次强调老人本性喜欢食物厌恶药,食疗先于药疗的方法,是养老的重要方法。作者在书中提到了17大类食疗的方子,大约160多种,具体涉及老年人耳聋耳鸣、泻痢、脚气、噎塞、诸痔、咳喘及脾胃虚弱等症状。有粥、饼、羹、煎、饮等种类。其中还分类讲述了妇人的妊娠病、产后诸病及小儿诸病的食治方,并详细阐述各食疗方之功效与配方制作方法,以及具体食用法。如紫苏粥方,取紫苏子和粳米,上煮作粥,临热下苏汁调之。这些食疗方法凸显了老人以食疗养生的重要性,以食治胜于药疗的理念,对现在人的养生方式有参考和指导价值。

3. 强调平和用药,医药扶持

人的一生难免会因为调养不慎而罹患疾病。老年人气血不足、精神减耗的生理特性,更容易患病。"风气不顺,宿疾时发,或秘或泄,或冷或热",都是老年人患病的常态。一旦患病食疗所不及,必须用药物治疗。用药的原则,本着辅助支持的目的,采用"温平、顺气、进食、补虚、中和"的药,不能随意乱用药,随意进行针灸,老年人不同于青壮年人,如果治疗方式不恰当,"若汗之则阳气泄,吐之则胃气逆,泻之则元气脱,立致不虞",就会造成一定的损害,这是养老的大忌。同时还强调如果之前有旧病,复发后应该随症状用平和的药调理,三五日自然好。再配合饮食调治,饮食和药物相结合,自然痊愈。针对老年人特殊的生理特性来用药治疗,突出了中医因人制宜的特点。

4. 注重四时养生,因时施膳

中医讲究因时制宜,也就是要按照相应的季节、时间来合理调养自己的身体,选择恰当的方式来养生。《素问·四气调神大论》曰:"阴阳四时者,万物之终始也,死生之本也。逆之则灾害生,从之则苛疾不起,是谓得道。"指出要顺应四时阴阳,违背四时阴阳的规律就会生病。食疗养生也是如此。强调要根据四季的特点和五行相生相克规律选用不同的食物和药物。

春天五行属木,顺应生发的特点,老年人应外出踏春游玩。木旺则克脾土,在饮食方面应少吃酸味,多吃甘味的食物,养脾气。同时要注意生冷肥腻的食物少食用,以免伤脾胃。在药物方面,由于春天所患"体热头昏,膈壅涎嗽,四肢劳倦,腰脚不任"等多因冬天饮食积热等所产生,因此选用和气化痰凉膈的药来消解。没有症状就不需要服药。

夏天五行属火,气候炎热。火旺则克肺金,饮食方面应少吃苦味,多吃辛味的食物,养肺气。"饮食温软,不令太饱……渴宜饮粟米温饮、豆蔻熟水"。由于老年人气弱,夏季阴气在内,因此生冷油腻的食物应该减少食用。在夏至后,气不足的老人可服用不燥热、平补肾气的药来增助元气。

秋天五行属金,气温逐渐下降。金旺则克肝木,饮食方面应该少吃辛辣,多吃酸味食物来养肝气。秋季万物凋零,人多易伤感,老年人心志高,因此多应顺从老年人的心思。饮食方面不适宜吃新产的五谷,容易引发宿疾。秋天多发旧病,如咳嗽、哮喘、头晕、风痹、泄泻等,应该在没有发病前选取适宜的药物预防。

冬天五行属水,气候寒冷。水旺则克心火,饮食方面应该少吃咸味,多吃苦味的食物,养心气。老年人应多待在屋里,穿暖和的衣服,饮食方面可适当饮用药酒来抵御寒气,不要随便出入以免遭风寒袭击。冬季,阳气在内,烧烤煎炸的食物少食用,防止痰嗽、眼目疾病的产生。同时应避免热水浴,防止大汗出伤阳气。早睡晚起,早上适宜喝粥,临睡前可以服用凉膈化痰药。

5. 提倡怡情养性,精神调治

情志因素历来是治病的关键因素之一,良好的心态、愉悦的心情是远离疾病的条件。老年人虽然形气衰弱,但是在心理和精神方面有特殊性。有些老年人在性情上会表现出幼稚、健忘、急躁、易怒、任性、多疑、说话做事不近人情等特点。《寿亲养老新书·性气好嗜第四》云:"眉寿之人,形气虽衰,心亦自壮。但不能随时人事,遂其所欲,虽居温给,亦常不足。故多咨煎背执,等闲喜怒,性气不定。"意思是说,高年之人,虽然其体力、体质已经衰退,但心气很高;虽然有很好的物质生活条件,也不能使他们心满意足;在性情上往往任性、急躁、固执等;喜怒不定,颇似顽童。根据老年人的特性,养老的方法是子女应该经常侍奉左右,不让老人孤坐独寝,心生郁闷。根据老人的喜好,诸如喜欢书画、琴棋、珍奇、禽鸟、古物、佛事等,应积极支持,尽量满足老人的兴趣爱好。老人心思有所寄托,身体自然康健。此书中专辟收画、置琴、记事、二老相访、储书等篇,说明观赏精美的书画作品有助于疗疾与身体康复。同时老年人可学习种植芸香、茅香、枸杞等药用植物,自制香药,品香休闲,起到提神醒脑的保健作用。再则,老年人还可以通过以诗会友、以书交友来丰富生活,提高精神享受,进而达到身心健康的目的。书中的方式对老年人有很大的帮助。

6. 传承古法气功,运动养生

导引、吐纳法是古老的养生保健方法,属于传统的体育范畴。老年人身体虚弱,易患疾病,采用导引吐纳,静息养功之法,能疏通气机,调和气血,延年益寿。《寿亲养老新书》卷之三,介绍了六字诀养生法,这是一种在呼气时分别默念呵、嘘、呼、嘻、吹、呬,六个字字音的吐纳养生功法。六个字分别与脏腑相关,呵配心,嘘配肝,呼配脾,嘻配胆,吹配肾,呬配肺。练功时可按调理脏腑的不同,辨证选字,按各自字的发音不同,于呼气时做出相应的口型,默念字音,疏调脏腑经络和气血,以达到治病保健的作用。在"食后将息法"一篇,介绍了饭后的养生方式:"平旦点心讫,即自以热手摩腹。出门庭,行五六十步,消息之。中食后,还以热手摩腹,行一二百步,缓缓行,勿令气急。"这是对孙思邈食后养生法的继承和发扬。饭后适当的运动有助于保健防病。同时书中还提到了擦涌泉和擦肾俞的方法,也是按摩养生法的补充。

需要说明的是,本书作为古典著作,限于历史条件,有些内容于现代并不适用。例如有些涉及道教炼丹的内容,只是反映了古代祈求长生的一些做法,并无实际意义,今人不可依效。有些处方中提到一些现代已列入保护名录的野生动物,现代临床或保健中一般舍弃不用或使用代用品。

此外，书中还难免存在一些宗教迷信和歧视女性等封建思想，读者也应当注意甄别，去其糟粕。

《寿亲养老新书》现存多种版本。本书选择《钦定四库全书》本（简称四库本）为底本，进行白话译解。据记载，四库本收录的是元至正年间浙江刊本，书中各卷内容和顺序应较接近原书面貌。而本书另一种流行版本是清同治刻本（简称同治本），则将四库本中的第二卷与第四卷位置对调。两种版本在内容上基本一致，个别地方的文字有差异，本书以同治本为校本，一般情况下仍从四库本。

编　者

2022 年 10 月

序

寿亲养老之事，著于诸儒记礼之书备矣。然自后世观之，则犹有未备焉者。何也？二帝三王[1]之世，风气浑沦[2]，人生其间，性质纯厚，故能平血气于未定方刚之际，全筋力于欲衰将老之时。人子之爱其亲，因其康强，加以奉养，为之安其寝处[3]，时其旨甘[4]，娱其耳目心志，即可使之燕佚[5]怡愉[6]，全生[7]而益寿，则《礼经》所载谓之备可矣。后世大朴[8]日漓[9]，真元日散，七情为沴[10]，六气乘之，壮或夭伤，老宜尪[11]弱。孝子慈孙，服勤左右，寝膳调娱之外，尤不能不唯疾之忧[12]，而求之《礼经》，则不过曰痛痒抑搔[13]而已。若秦越人过雒之所为医，曾未见之省录，顾得谓之备欤？

孝哉！陈令尹乃能辑是书于千数百年之后，而特详于医药治疗之方，凡为四时调摄、食治备急，合二百三十有三焉，斯亦备矣。吾樵乡先哲太师文靖邹公之曾孙敬直翁铉，推老老亲亲[14]之念，绅绎[15]是书有年，犹恨其说之未备也。则又广集前修[16]嘉言懿行、奇事异闻，与夫药石膳馐器服之宜于佚老者，厘为三卷，而方论所述愈益精详，是书始大备。

吾闻乔木故家[17]，寿基世积，翁之高祖叔祖、二母夫人皆年过九十，备极荣养[18]。令翁亦希年矣，桂子兰孙[19]盈庭，戏彩青山流水，竹色花香，鸠杖鹦杯，苍颜玄鬓，见者谓不老地行仙[20]。盖是书验于公家久矣，兹复不私其验，绣诸梓[21]而公之，且拳拳导夫人以自养之说。夫能知自养之养，而后能安享子孙之养，此吾于续书重叹翁用心之仁也。仁者必寿，由是八十而师，九十而相，百岁而定律令，百世而与咨谋，衍而为商大夫之八百[22]，曾元[23]而下，家庆一堂，是书之验，将千岁之日至而未止也。

诗曰：永锡尔类[24]。又曰：永锡难老[25]。请为翁三诵之。

时大德[26]丁未中元樵西麓危彻孙[27]序

【注释】

[1] 二帝三王：二帝，唐尧、虞舜。三（三代）王，夏禹、商汤、周文王和周武王。指古代帝王。

[2] 浑沦：道教名词之一，义同"混沌""太极""无极"等形容道之初始状态的名词。

[3] 寝处：睡觉和起居。

[4] 时其旨甘：时，《广雅》曰：时，伺也。旨甘，美好的食物。指以美好饮食侍奉至亲。

[5] 燕佚：闲适安逸。

[6] 怡愉：喜悦，和悦。

[7] 全生：保全生命。

[8] 大朴：谓原始质朴的大道。

[9] 漓：同"离"，分散，离散。

[10] 沴（lì）：灾害。

[11] 尪（wāng）：同"尫"，孱弱，瘦弱。

[12] 唯疾之忧：即忧疾。"唯……之"为宾语前置格式。

[13] 痛痒抑搔：抑搔，按摩抓搔。有了疼痛才按摩，有了身痒才抓搔。《礼记·内则》："疾痛苛痒，而敬抑搔之。"

[14] 老老亲亲："老老"即《孟子·梁惠王上》中"老吾老以及人之老"的略语。"亲亲"见《孟子·尽心上》："亲亲而仁民。"

[15] 绌绎（chōu yì）：引出端绪，整理出头绪，引申为阐述。

[16] 前修：犹前贤。

[17] 乔木故家：意谓高大的树木必出自世族大家。

[18] 备极荣养：备极，形容程度极深。荣养，指儿女赡养父母。

[19] 桂子兰孙：对他人子孙的美称。

[20] 地行仙：源于佛典，《楞严经》中一种长寿的神仙。

[21] 绣诸梓：梓，木头雕刻成印刷用的木板。此可理解为仔细排版

印刷。

　　[22]商大夫之八百：指彭祖，曾任商朝大夫，据说寿至八百岁。

　　[23]曾元：指曾孙玄孙。元，"玄"之避讳字，四库本避康熙帝玄烨讳而改"玄"作"元"。

　　[24]永锡尔类：出之《诗·大雅·既醉》："孝子不匮，永锡尔类。"孝顺的子子孙孙层出不穷，上天会恩赐福祉给孝顺的人。一说孝子的孝没有穷尽，永远会想把孝心分给与他（孝子）同类的人。

　　[25]永锡难老：出自《诗经·鲁颂·驷之什·泮水》："既饮旨酒，永锡难老。""锡"通"赐"，此指遵从了养生之法可以延年益寿。

　　[26]大德：元成宗年号，公元1297年—1307年。

　　[27]危彻孙：咸淳元年（1265年）进士，邵武和平人（今属福建），邵武又名樵川。

【白话解】

　　孝养长辈，使他们高寿颐养的方法，在诸多儒家记载礼乐的书籍中可谓记载已经完备了。然而在后世看来，却还有未完备的地方。为什么呢？古代帝王所处的时代，风尚习气尚未成型，人生活在其中，性格品质纯朴谦逊，所以可以在血气还没有强劲躁动的时候使其平复下来，在即将衰老的时候使筋骨气力得以保存。为人子女关爱他的至亲的方法，是在至亲身体健康强壮的时候，就注意侍候赡养，让至亲得以安心睡眠起居，用美食佳肴侍候至亲，使至亲身心愉悦，就可以让至亲生活得闲适安逸，使至亲愉悦、保全至亲的生命并且增延至亲的寿命。这是《礼经》记载的内容，可以说已经完备了。后世质朴风气消散了，人们的元气日益损耗，七情过度造成伤害，六气乘机侵袭人体，强壮的人有的都猝死受伤，年老的人当然虚弱不堪。孝顺亲近的子孙殷勤地服侍在身边，除了睡食娱乐之外，不能不担忧疾病的影响，但是在《礼经》中寻找应对方法，仅仅说有了疼痛就按摩、身子痒就抓搔罢了，至于像扁鹊路过洛阳施救病人那样的医术，完全没有记录，这哪里称得上完备？

　　真是孝顺啊！县令陈直能在千年之后汇辑编成《养老奉亲书》，并且记载医药治疗的方剂特别详尽。举凡四季调养身体的方法、饮食治疗和备急方药等都汇集其中，合编了二百三十三个条目，这也够齐全了。我的家乡邵武的先贤太师文靖公邹应龙的曾孙敬直老人邹铉，本着尊敬老人、爱护至亲的思想，研读阐释陈直的书多年了，依然遗憾陈直之书所写的内容还没有齐全，因此又广泛收集前贤具有教育意义的善言善行，奇闻异事，以及有关针药饮食衣着之类的有利于老人安逸的方法，订为三卷，而对于方剂阐述更加全面精当，才使得这本书开始极大地完备起来。

我听说高大的树木必然来自世家大族，长寿的基础必然世代积累，邹公的高祖、叔祖和两位母亲，都寿至九十岁以上，子孙非常仔细周到地赡养他们。如今邹公也已经是古稀之年了，家中子孙尽力孝敬，家中庭院处处美景，有青山流水，翠竹芬芳，先生行走自如，时常小酌，面容苍老仍乌发满头，见到先生的人都称他为不老的地行仙。这本书在先生家中显示效验很久了，现在就不再私藏这些灵验的养生之法，仔细排印并且公之于众，而且恳切地告诉人们自我调养的理念方法。先要知晓自我调养的养生之道，然后才能安然享受子孙后辈的赡养，因此我为书中续增部分多次感叹邹铉先生的仁厚用心。仁爱的人必定长寿，世传姜太公八十岁为帝王之师，九十岁当丞相，一百岁建立周朝，参与制定律令，周王室世代都参考他的谋略，他受封建立齐国，像商朝大夫彭祖建立的大彭国一样繁衍八百年。邹公一家，曾孙玄孙，济济一堂，合家喜庆，这本书所记载的养生之法的效验，即使到了千年之后仍能延续传承下去。

《诗经》上说：上天会恩赐福祉给孝顺的人，让他们长生不老。我愿意为邹公再三诵读。

　　　　　　　　　大德丁未（1307年）七月十五日，樵乡西麓人危彻孙作序堂上慈亲八十余，阶前儿辈戏相呼。旨甘取足随丰俭，此乐人间更有无。康节翁[1]诗。先人怡轩居士，奉八十有三之母，大书屏间，时应紫方垂髫也。既壮，挟册从宜春通守邹爱山宦游。爱山爱其母，施及塾宾，所至令应紫侍七衮之母以行。咸淳庚午，寓上杭县斋，汀守刘审轩刊吕东莱《辨志录》[2]，应紫与寓目焉。中间二则载春夏奉亲事，注云：《养老奉亲书》。于是方知此书之名。越二载壬申，至宜春，遍求于袁州文献故家，咸无焉。自后司马倦游[3]，意谓此书不可复得矣。阅三十有余载，大德已己[4]春，总管冰壑邹君缄其书视余，余手之不释，如获隋珠[5]和璧之宝；口之不置，如聆虞韶商濩[6]之音。已不胜其欣喜，未几复以其续编来示，命名《寿亲养老新书》，其嘉言懿行、雅事奇方，前书所未有者，灿然毕备，又何如其喜也！君自吾杉迁樵南，重作文靖公故宅，楼居高明，剩有园池亭馆之胜，经史图书，琴棋觞咏，款亲友于玉壶中。诸郎诸孙，珠联玉立，善能承顺其志，怡悦其心，允[7]谓人间至乐。湖山院落，云月为家。四时佳兴，自有《痴乐堂》《樵南小隐》二记，《新书》锓梓[8]，抑使世之养老奉亲者，同有此乐焉。锡类[9]之仁远矣！应紫虽不获再遂寸草春晖之志，而亦不忘于老莱斑衣[10]之思。君昔官中都时，曾遇异人，授以怡神养性之旨，故续书多述老人之所以自养者。应紫之志喜，盖充然有得于斯，鹏鷃同游[11]，亦惟曰：各安其分云尔。

是年冬至节日同郡泰宁玉窗黄应紫德夫敬书

【注释】

[1]康节翁：邵雍（1011年—1077年），字尧夫，谥号康节，北宋哲学家。前诗句出自《闲居述事》，选自其诗集《伊川击壤集》。

[2]《辨志录》：又名《少仪外传》，南宋吕祖谦（1137年—1181年）

撰。此书为训课幼学而撰。吕祖谦,字伯恭,世称"东莱先生"。

　　[3] 司马倦游:司马,指司马相如,字长卿。《史记·司马相如列传》:"长卿故倦游。"裴骃集解引郭璞曰:"厌游宦也。"指告归还乡。

　　[4] 巳己:应为"己巳"之误。但元代大德无己巳年,当为乙巳年,即大德九年(1305年)。

　　[5] 隋珠:隋侯之珠。相传春秋时隋侯出行,见大蛇被伤中断,使人以药傅之,蛇乃能走。岁余,蛇衔明珠以报之。

　　[6] 虞韶商濩(hù):虞韶,虞舜时的《韶》乐。濩,大濩,商汤时的一种乐曲。

　　[7] 允:确实,果真。

　　[8] 锓梓:刻板印刷。书板多用梓木,故称。

　　[9] 锡类:即前引"永锡尔类"略语。

　　[10] 老莱斑衣:据说春秋楚国人老莱子年已七十,而父母在堂,他从不在父母面前称老,想着法子让父母高兴,专门做了一套五彩斑斓的衣服,走路时也装着跳舞的样子。

　　[11] 鹏鷃同游:据《庄子·逍遥游》载:鹏高举九天,远适南海,蓬间斥鷃嘲笑之。后因以"鹏鷃"比喻物有大小,志趣悬殊。

【白话解】

　　厅堂上慈祥的亲人已经八十多岁了,台阶前孩子们正在互相嬉闹。美食佳肴任由取用,这样的乐趣在人间再也没有其他可比。这是邵雍先生的诗句。我父亲怡轩居士侍奉八十三岁的母亲,在朝中任职御史,当时我刚刚八岁。我长大后,携带书籍追随宜春通守邹爱山任职于外地。邹爱山非常敬爱他的母亲,并且施恩于门人宾客,让我侍奉七旬母亲一起随行。咸淳庚午年(1270年),我寄住在上杭县的书斋里,汀州太守刘审轩刊刻吕东莱先生的《辨志录》,我得以浏览此书。书中有两则记载春夏两季奉养亲人的事情,旁注说出自《养老奉亲书》,因此这样我才知道这本书的名字。过了两年到了壬申年(1272年),我去到宜春,广泛在这古老袁州收藏文献的人氏中寻访,最终都没有结果。后来我告归还乡,以为这本书不可能再找到了。三十多年过去后,大德乙巳年(1305年)春天,邹冰壑总管寄这本书给我，我爱不释手，就像获得了夜明珠、和氏璧之类的宝物一样，又赞不绝口，就像听到了韶乐大頀之类的天籁一样。我已经足够高兴了，而没过多久，邹总管又把该书的续编带来展示，命名为《寿亲养老新书》，其中增添的具有教育意义的美好言行、风雅之事和奇妙方法等，许多原书没有的内容编写得精彩完备，我喜悦之情难以表达。邹总管从我们杉溪搬到樵乡南边，重新装修了其先祖文靖公的宅第，新楼宽敞明亮，充满园林池塘亭台的景致，有经典史书画册藏书，有琴棋对酌咏唱，用美酒款待亲朋好友。他的众多子孙，才情皆备济济一堂，非常能够顺应他的思想，使他心情舒畅，真可以说是人间最快乐的事情了。院落依山傍水，常伴明月白云，一年四季的乐趣，自然已有《痴乐堂》《樵南小隐》这两本书记述。而《寿亲养老新书》的刊行，大概是为了使世上赡养老人侍奉至亲的孝子们，一起感受到这份快乐吧，这份恩惠孝子的仁德一定会流传久远的。我即使不能够再回报已逝父母的深厚养育之恩，但也不曾忘记老莱子孝顺取悦父母的心思。邹君从前在中都当官时，曾经遇到高明的人，教授他舒缓精神保养情志的方法，所以续增的内容大多是教导老年人自我调养的方法。我所说的喜悦，就是因为在这些言论中有所收获。不同年龄人会有不同收获，也只能说各取决于自己的情况罢了。

时逢冬至节，同郡泰宁县玉窗人黄应紫字德夫作序

【原文】

余家藏旧有《养老奉亲书》，其言老人食治之方，医药之法，摄养之道，靡所不载。余仿之以奉吾母范阳郡太夫人李氏，食饮起居，咸得其宜，寿高八旬而甚康健。则此书有益于人子大矣。然岁月既深，卷舒[1]之久，字画模糊，编简脱落，惧后之览者不得其说，思获善本书而新之，以贻后人。求之数载弗果得，每郁郁以为欠事。至正辛巳夏

五^[2]，余叨承朝命，备员浙东宪使^[3]，访诸婺郡庠教授李子贞，得《寿亲养老书》，睹其篇帙节目，比余旧本尤加详备，昔之郁郁者，一旦豁然矣。因自念曰：与其得之难，孰若传之广？遂命工锓梓于学宫，庶天下后世皆得观览，以尽事亲之道云。

至正壬午中秋范阳张士弘载拜书

【注释】

　　[1] 卷舒：开合。

　　[2] 夏五：三伏天。

　　[3] 宪使：肃政廉访使。

【白话解】

　　我家收藏有《养老奉亲书》的旧本，它所讲的是老年人食疗方剂、用药方法、调理身体办法，没有什么是不被记载的。我参照这些方法来侍奉我的母亲范阳郡太夫人李氏，她的饮食起居，都很安好，如今八十岁了但身体仍然很健康。所以这本书对为人子女的人大有益处啊！然而此书经历的岁月已经很长，开合翻阅时间太久，字迹已经模糊，简绳也脱落了，我担心以后阅览的人不能准确理解书本的意思，想要得到更好的版本重新刊行，以留赠后人。但是寻找了几年都没有结果，经常满心抑郁觉得成为憾事。至正辛巳年（1341年）三伏天，我接受朝廷的命令，任职浙东廉访使。在拜访婺郡的学官李子贞时，得到了《寿亲养老书》，翻看它的篇卷目录，比我的旧本详细完备得多。往日的闷闷不乐，一下子豁然开朗了。我对自己说：与其这么艰难地寻求，为什么不让它广泛流传呢？于是命令工人在学宫刻板印刷，希望天下百姓和后世之人，都可以阅读这本书，以学习更多侍奉亲人的方法。

至正壬午年（1342年）中秋，范阳人张士弘作序

目　录

卷之一

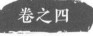

卷之四

方剂索引

卷之一

饮食调治第一

主身者神,养气者精,益精者气,资气者食。食者,生民之天,活人之本也。故饮食进则谷气充,谷气充则气血盛,气血盛则筋力强。故脾胃者,五脏之宗也。四脏之气,皆禀于脾。故四时皆以胃气为本。《生气通天论》云:"气味辛甘发散为阳,酸苦涌泄为阴。"是以一身之中,阴阳运用,五行相生,莫不由于饮食也。

若少年之人,真元气壮,或失于饥饱,食于生冷,以根本强盛,未易为患。其高年之人,真气耗竭,五脏衰弱,全仰饮食以资气血,若生冷无节,饥饱失宜,调停无度,动成疾患。

凡人疾病,未有不因八邪而感。所谓八邪者,风、寒、暑、湿、饥、饱、劳、逸也。为人子者,得不慎之?若有疾患,且先详食医之法,审其疾状,以食疗之,食疗未愈,然后命药。贵不伤其脏腑也。凡百饮食,必在人子躬亲调治,无纵婢使慢其所食。老人之食,大抵宜其温热熟软,忌其黏硬生冷。

每日晨朝,宜以醇酒先进平补下元[1]药一服,女人则平补血海[2]药一服。无燥热者良。寻以猪羊肾粟米粥一杯压之。五味、葱、薤、鹑脗[3]等粥皆可。至辰时[4],服人参平胃散一服。然后次第以顺四时软熟饮食进之。食后引行一二百步,令运动消散。临卧时,进化痰利膈人参半夏丸一服。

尊年[5]之人,不可顿饱,但频频与食,使脾胃易化,谷气长存。若顿令饱食,则多伤满。缘衰老人肠胃虚薄,不能消纳,故成疾患。为人子者，深宜体悉，此养老人之大要也。日止可进前药三服，不可多饵。如无疾患，亦不须服药。但只调停饮食，自然无恙矣。

【注释】

[1] 下元：指肾之元气。

[2] 血海：此指肝与冲脉。

[3] 鹘膂(lǚ)：鹘鸟的脊骨肉。

[4] 辰时：十二辰之一，为现在的 7~9 时。

[5] 尊年：高龄。

【白话解】

"神"是人体生命活动的主宰，"精"是滋养人体和维持生命活动最基本的物质基础，"气"则是化生滋养人体和维持生命最基本物质的源泉和动力，而饮食则是资生"精""气"的来源。人的生命活动全靠精气神三者来维持，而精气神又必须依靠后天饮食来滋养。饮食是人们生活和生存的根本。所以能进饮食则机体谷气充实，水谷精气充实则气血旺盛，气血旺盛则筋骨体力强健。所以说，脾胃为五脏的生化之源，其余肝、心、肺、肾四脏之气都受禀于脾胃之气。因此说春、夏、秋、冬四季都要以调养胃气为基本。《素问·生气通天论》说："就气味而言，气味中属辛甘的开发散行，性质为阳；属酸苦的收涩泄下，性质为阴。"因此一身之中，阴阳运转，相互为用，五行相生相克，无不是基于饮食而生化。

如果是年轻人，身体根本元气壮盛，即使饮食不节，过饥过饱，多食生冷之物，因其根本元气强壮充盛，也未必会生病。但老年之人，因真气虚耗，五脏衰弱，完全依赖后天饮食以滋养气血为用，如果饮食不节，过食生冷，过饥过饱，暴饮暴食，则很容易造成疾病。

凡是人生病，没有不是因感受八种致病邪气而引起。所谓"八邪"，分别是：风邪、寒邪、暑邪、湿邪、过饥、过饱、过劳、过逸。作为子女，在侍奉老人时能不谨慎对待吗？若老人患有疾病，首先应当详细了解饮食治疗的方法，观察辨别他的疾病症状，对应地使用饮食疗法治疗；饮食调护未能治愈，然后才用药物治疗，贵在不损伤老人的五脏六腑之气。凡各种饮食，身为儿女的我们必须要亲自调理安排，不能放手让他人去做，以免怠慢疏忽老人的起居饮食。老人所吃的东西，全都应是温热的全熟软绵的，切忌食用黏腻的或者过硬的性质寒凉的食物。

每日早上，可先用醇酒送服平补肾元的药物一剂。女性则可以服平补肝脏血海的药物一剂。以性平不燥热的药物为佳，接着吃猪羊肾粟米粥一碗压盖药气。五味、葱、薤、鹑臛等煮的粥都可以服食。早上七时至九时，服人参平胃散一剂。然后按次序地食用顺应四时的软绵全熟的食物。吃下后牵引老人行走一百至二百步，令其运动帮助消化食物。晚上临睡时，服用化痰利膈人参半夏丸一剂。

老年人不可以一次性吃得过饱，只能多次进食，使脾胃易于运化食物，则水谷之精气不断化生。如果一次性令他吃得过饱，则容易患积滞之疾。因为老年人肠胃之气虚弱，不能消化受纳过多的食物，因而积成疾病。作为子女，确实应当理解明白，这是调养老年人的关键。每日只可服用上述药物三剂，不可多服。如果没有疾病，也无须服药，只需调节饮食，自然健康无病。

形证脉候第二

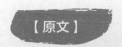

《上古天真论》曰："女子之数七，丈夫之数八。女子七七四十九，任脉[1]虚，冲脉[2]衰，天癸[3]竭，地道不通[4]。丈夫八八六十四，五脏皆衰,筋骨解堕[5],天癸尽,脉弱形枯。"女子过六十之期,丈夫逾七十之年,越天常数,上寿之人。若衣食丰备,子孙勤养,承顺慈亲,参行孝礼,能调其饮食,适其寒温,上合神灵,下契人理。此顺天之道也。

高年之人,形羸[6]气弱,理自当然。其有丈夫女子,年逾七十,面色红润,形气康强,饮食不退,尚多秘热者,此理何哉?且年老之人,痿[7]瘁[8]为常,今反此者,非真阳血海气壮也。但诊左右手脉,须大紧数,此老人延永之兆也。老人真气已衰,此得虚阳气盛,充于肌体,则两手脉大,饮食倍进,双脸常红,精神强健,此皆虚阳气所助也。

须时有烦渴膈热,大腑[9]秘结,但随时以平常汤药微微消解,三五日间,自然平复。常得虚阳气存,自然饮食得进。此天假其寿也。切不得为有小热,频用转泻[10]之药通利,苦冷之药疏解。若虚阳气退,复归真体[11],则形气尫羸[12],脏腑衰弱,多生冷疾,无由补复。若是从来无虚阳之气,一向惫乏之人,全在斟量汤剂,常加温补调停,馔粥[13]以为养治,此养老之先也。

【注释】

　　[1] 任脉:人体中奇经八脉之一。

　　[2] 冲脉:人体中奇经八脉之一。

　　[3] 天癸:指肾气充盛产生促进生殖功能发育、成熟、旺盛的精微物质。

　　[4] 地道不通:指月经停止。

　　[5] 解堕:怠惰无力。解通"懈",堕通"惰"。

　　[6] 羸:衰弱、微弱。

　　[7] 痿:指肢体萎缩或丧失功能的病症。

　　[8] 瘁:困苦,劳累。

　　[9] 大腑:此处指大肠。

　　[10] 转泻:形容矢气频转并泻下。

[11] 真体：原来的体质状态。

[12] 尪羸：瘦弱。

[13] 饘(zhān)粥：稠粥。

【白话解】

《素问·上古天真论》说："女子以七为基数，男子以八为基数。女子到了七七四十九岁时，任脉气虚，冲脉血衰，'天癸'肾气衰竭，月事不来。男子到了八八六十四岁时，五脏六腑都衰弱了，筋骨松弛，'天癸'肾气将尽，脉弱，形体枯槁。"女子过六十岁，男子过七十岁，超过天理常数的限制，可以称得上是长寿的人。若能衣食丰足，后辈子孙能勤于养护，顺承老人的想法，父慈子孝，践行孝道之礼，能调节老人的饮食，照顾他的寒热温凉，做到符合天理自然的要求，契应纲常人理，这就是顺应天道的做法。

高龄老人形体羸弱，精气虚弱，是生理变化的自然规律。但有的老人，年纪超过七十岁，仍然面色红润，形体精气健康强壮，饮食受纳功能不减退，且多便秘热盛的，这是什么原因呢？平常年老之人，多为瘦弱憔悴，现有与此相反的，并非真阳血海之气壮盛。只要切诊其左右手寸关尺脉象，应当是脉大紧数，这是老年人延年益寿的征兆。老年人真阳之气已衰，这是得益于"虚阳"之气充盛，充溢于肢体肌肤，脉象则见两手脉大，饮食胃口倍增，面色常见红润，精神爽朗健康，这都是得助于"虚阳"之气。

只是偶有烦躁口渴，胸膈有热，肠腑秘结，只要在平时常用温和的汤药稍微清消解热，三至五日，自然可以平复至正常。"虚阳"之气长存体内，自然可进饮食。这是天赐其长寿健康。切忌因为有一丝热象就频繁使用动气泻热的药物来开通泄利，或用苦寒的药物来疏散泻气。如果这样做，则"虚阳"之气耗散，而见于原本真阳气衰的体质，则形体精气都衰败，脏腑功能衰弱，多患阳衰阴盛的疾病，可凭借的正气无法补益恢复了。如果是从来没有"虚阳"之气护体，素来易倦疲乏的老年人，全凭斟酌方药汤剂，多加温阳补虚的药物调理得当，然后用粥食调养治理。这是奉养老人的首要之处。

医药扶持第三

常见世人治高年之人疾患，将同年少，乱投汤药，妄行针灸，以攻其疾，务欲速愈。殊不知上寿之人，血气已衰，精神减耗，危若风烛，百疾易攻，至于视听不至聪明，手足举动不随其身体，劳倦，头目昏眩，风气不顺，宿疾时发，或秘，或泄，或冷，或热，此皆老人之常态也。不顺治之，紧用针药，务求瘥瘥，往往因此别致危殆。且攻病之药，或吐[1]，或汗[2]，或解[3]，或利[4]。缘衰老之人，不同年少真气壮盛，虽汗吐转利，未至危困。其老弱之人，若汗之则阳气泄，吐之则胃气逆，泻之则元气脱，立致不虞[5]。此养老之大忌也。

大体老人药饵，止是扶持之法，只可用温平顺气、进食补虚中和之药治之。不可用市肆赎买，他人惠送，不知方味及狼虎之药，与之服饵，切宜审详。若身有宿疾，或时发动，则随其疾状，用中和汤药，顺三朝五日，自然无事。然后调停饮食，依食医之法，随食性变馔治之，此最为良也。

【注释】

[1] 吐：指吐法。

[2] 汗：指汗法。

[3] 解：指疏解法。

[4] 利：指泻下，利尿法。

[5] 不虞：出乎意料的事，死亡的婉词。

【白话解】

常见当世之人治疗老年人的疾病时，将其当作年壮之人一样，乱用汤药,随意施以针灸,攻伐疾病,想要达到快速痊愈的效果。竟然不知年高之人气血虚衰,精气神耗损,犹如风中烛火极易被吹灭一样,非常微弱,百病易侵,身体衰退至视物不清,听觉失敏,手脚的动作不能随心所欲,容易疲劳倦怠,头晕目眩,肝风不平元气不畅,各种旧疾经常发作,或者便秘或者腹泻,或恶寒或发热,这些都是老年人的常见状态。不顺病而治,而是马上施针用药,追求痊愈,往往因此导致其他的危险的情况。而且攻伐疾病的药物,有的是涌吐,有的是发汗,有的是解热,有的是滑利,因为老人与年壮之人不同,年壮之人真气强壮旺盛,即使发汗、涌吐又加上泄利,也不至于出现危险。年老衰弱之人,如果使用发汗则易阳气暴泄,催吐则胃气上逆,泻下则易元气虚脱,可以导致生命危险。这是奉养老人的大忌。

　　一般来说,老年人施用药物,不过是扶助气血精神和脏腑功能的一种方法。因此,只可以用性质温平、顺气、进食、补虚、中和的药物治疗疾病,不可以随便使用街市兜售、他人馈送等不清楚方药组成、性味特点的药物,或者药力峻猛的药物。给老人服用药物,应当谨慎考量。如果老人身患旧疾,时有复发,则应根据疾病的症状,使用性质中和的汤药顺势而治,不出三五日就可以安然无事。接着调整饮食,依照食疗的方法,根据食材的性质改变饮食来治疗,这是最好的养生方法。

性气好嗜第四

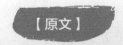
【原文】

　　眉寿[1]之人,形气虽衰,心[2]亦自壮。但不能随时人事,遂其所欲,虽居温给,亦常不足。故多咨煎背执[3],等闲[4]喜怒,性气不定,止如小儿。全在承奉颜色[5]，遂其所欲，严戒婢使子孙，不令违背。若愤怒一作，血气虚弱，中气[6]不顺，因而饮食，便成疾患。深宜体悉。常令人随侍左右，不可令孤坐独寝。缘老人孤僻，易于伤感，才觉孤寂，便生郁闷。

养老之法，凡人平生为性，各有好嗜之事，见即喜之。有好书画者，有好琴棋者，有好赌扑者，有好珍奇者，有好药饵者，有好禽鸟者，有好古物者，有好佛事者，有好丹灶[7]者，人之僻好，不能备举。但以其平生偏嗜之物，时为寻求，择其精绝者，布于左右，使其喜爱玩悦不已。老人衰倦，无所用心，若只令守家孤坐，自成滞闷，今见所好之物，自然用心于物上，日自看承[8]戏玩，自以为乐，虽有劳倦咨煎，性气自然减可。

【注释】

　　[1]眉寿：长寿。

　　[2]心：心思，愿望。

　　[3]咨煎背执：咨，疑当作恣，任性；煎，逼迫；背，违拗；执，固执。

　　[4]等闲：无端，平白无故。

　　[5]承奉颜色：顺着别人脸色行事。

　　[6]中气：即脾胃之气。

　　[7]丹灶：古代道家炼丹用的炉灶。此处指道家炼丹术及道家思想。

　　[8]看承：护持，照顾。

【白话解】

　　年高之人，形体精气虽然衰败，但仍壮心不已。只是不能在什么时候、面对什么人、事都能遂自己的所想，即使做到起居饮食供奉给养，亦常常不能令其满足。因而老人常常任性多怪、违拗固执，喜怒哀乐无常，性格脾气不定，好像孩童。全都应顺承他的喜怒脾气，满足其心中所想，严令告诫奴婢使者及子孙后代，不得违背老人心意。因一旦老人情绪愤怒激动，原本气血虚弱，加之气机不畅，接着再进饮食，就会促成疾病。应当理解体会老人，令人常常陪伴在老人左右，不可以让老人独自坐、睡，因为老人生性孤僻,很容易感伤,一旦感觉孤独寂寞,就会心情郁闷,影响身体。

每个人以往的生活性格都有自己喜好的事情,养老的要法,就是顺应喜好。有钟爱书画的,有喜欢弹琴下棋的,有爱好赌术相扑的,也有偏爱猎奇珍稀的,有好识医术的,有喜爱禽鸟之类的,有钟爱收藏古玩的,有性淡近佛的,也有钟情道家炼丹之术的。人的偏好,不能一一列举。但是根据老人平素偏爱的事物,不时地为他探求,挑选一些精妙绝伦的,放在他身边,让他欢喜开心,把玩赏心。老人精神衰倦,什么事都不关心,如果只让他孤独守候在房子里,肯定会烦闷呆滞。现在见到心里喜好的事物,自然把心思放在事物上,每日游戏把玩,自得其乐。即使有劳倦、不舒适、意见等,脾气性情自然可以释放、减轻。

宴处起居第五

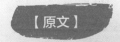
【原文】

凡人衰晚之年,心力倦怠,精神耗短,百事懒于施为,盖气血筋力之使然也。全藉[1]于孙孝养,竭力将护,以免非横之虞。凡行住坐卧,宴处起居,皆须巧立制度,以助娱乐。

栖息之室,必常洁雅,夏则虚敞,冬则温密。其寝寐床榻,不须高广,比常之制,三分减一。低则易于升降,狭则不容漫风。裀褥厚藉,务在软平。三面设屏,以防风冷。其枕宜用夹熟色帛为之,实以菊花;制在低长,低则寝无罅风,长则转不落枕。其所坐椅,宜作矮禅床样,坐可垂足履地,易于兴居,左右置栏,面前设几,缘老人多困,坐则成眠,有所栏围,免闪侧之伤。

其衣服制度,不须宽长,长则多有蹴绊,宽则衣服不着身。缘老人骨肉疏冷,风寒易中。若窄衣贴身,暖气着体,自然血气流利,四肢和畅。虽遇盛夏,亦不可令袒露,其颈连项,常用紫软夹帛自颈后巾帻中垂下着肉,入衣领中至背甲间,以护腠理。尊年人肌肉瘦怯,腠理开疏,若风伤腠中,便成大患,深宜慎之。

【注释】

[1]藉:同"借",凭借。

【白话解】

人到了衰老的年龄,心力疲倦,精神耗损不易坚持,各种事情懒得去做,这是气血筋骨精力衰退的原因。此时全靠子孙尽孝奉养,全心全力守护照顾,避免不必要的伤害。老人的行住坐卧,起居饮食活动,都必须精心制定必要的制度,让老人心情愉快。

老人的卧室必须常常清洁大方,夏天就应该敞开门窗,冬天则要密闭保温,休息的床榻不用太高大宽阔,比平常的规格减小三分之一即可,床榻低矮方便老人上下床,不宽则不会空荡生风,被褥床垫的厚薄,只要松软平实就可以,在床榻的周边三面设置屏风,防止风吹受凉。枕头适宜用柔软的布帛制作,用菊花填充枕芯;制作要低平长形,枕头低平,躺下的时候不会有背下隙风,长形则转身反侧不至于落枕。老人的座椅,应制作成矮禅床样式,坐着的时候垂足可以踩在地面,方便老人起身,座椅左右设置扶栏,在座椅跟前放置几案。因为老人精神易困,坐久就入睡了,有扶栏围着,防止熟睡侧倒受伤。

老人的衣服不需要宽大长摆。过长容易跟跄绊倒,过宽则衣服不贴身保温。老人肌肉骨头疏松易冷,风寒之邪易侵袭。若穿着合体贴身衣服,暖气附着身体,血气运行通利,四肢百骸暖和舒适。即使是盛夏之时,也不可袒胸露背,颈部背部应常用紫软夹帛从颈后巾帻中垂下贴着肌肤,放入衣领中直至到背部肩胛骨之间,来保护背部肌肤腠理不受风。老年人肌肉消瘦,皮肤腠理开泄,若风邪直中腠理肌肉,便会演变成大病,千万要谨慎。

贫富祸福第六

【原文】

《经》曰:"自天子至于庶人[1],孝无终始,而患不及者,未之有也。"人子以纯孝之心,竭力事亲,无终始、不及之理。惟供养之有厚薄,由贫富之有分限。人居富贵,有奉于己而薄于亲者,人所不录,天所不容,虽处富贵而即[2]贫贱也。人虽居贫贱,能约于己而丰于亲者,人所推仰,天所助与,虽处贫贱而即富贵也。作善降之百祥,作不善降之百殃。善莫大于孝,孝感于天,故天与之福,所以虽贫贱而即富贵也。罪莫大于不孝,不孝感于天,故天与之祸,所以虽富贵而即贫贱也。善恶之报,其犹影响,为人子者,可不信乎?

奉亲之道,亦不在日用三牲[3],但能承顺父母颜色,尽其孝心,随其所有,此顺天之理也。其温厚[4]之家,不可慢于老者,尽依养老之方,励力行之。其贫下阙乏之家,养老之法,虽有奉行之心,而无奉行之力者,但随家丰俭,竭力于亲,约礼设具[5],使老者知其馨力事奉而止。将见孝心感格[6],阴灵默佑。如姜诗之跃鲤[7],孟宗之泣笋[8],无非孝感所致。此行孝之明验也!

虑孝子顺孙,有窘乏不能依此法者,意有不足,故立此贫富祸福之说以齐之。

　　[1] 庶人：泛指无官爵的平民、百姓。

　　[2] 即：走向。

　　[3] 日用三牲：每日用猪、牛、羊供奉。

　　[4] 温厚：富足。

　　[5] 约礼设具：生活节约，厚待老人。

　　[6] 感格：谓感于此而达于彼。

　　[7] 姜诗之跃鲤：东汉时姜诗娶庞氏为妻。其家距长江六七里之遥，庞氏常到江边取婆婆喜喝的长江水，并做鱼给她吃。一次庞氏取水晚归，姜诗怀疑她怠慢母亲，将她逐出家门。庞氏寄居在邻居家暗中孝敬婆婆。婆婆令姜诗将其请回。庞氏回家这天，院中喷涌出泉水，口味与长江水相同，每日还有两条鲤鱼跃出。

　　[8] 孟宗之泣笋：三国吴人孟宗的母亲病后初愈。因她喜欢吃竹笋，而当时正是冬天，竹林中没有竹笋。孟宗对着竹林伤心哭泣，于是笋芽纷纷破土而出。

【白话解】

　　《孝经》上说："上至天子，下至普通老百姓，无论尊卑高下，尽孝道是无始无终的，有人担心自己不能做到孝，那是没有的事情。"为人子女，理应以单纯孝顺的心意，竭尽所能侍奉双亲，没有始终不能做到孝的道理。只是供奉侍养有优厚与淡薄的区别，因为有贫贱富贵的区分。若人处于富有权贵之位，重视满足自己的享乐而轻视对双亲的侍奉，是人不能接受，天道不能容忍的，即使身居富裕显赫地位也会变得贫贱低下的；若人处于贫困卑微的环境，却能对自己省俭，而优待丰盛侍奉双亲，这是人们所崇敬景仰的，天道协助扶持的，即使处于贫困卑微的环境也会大富大贵的。行善事上天会降下各种吉祥，行不善事上天会降下各种灾殃。最大的善事莫过于尽孝，孝心感动上天，上天赐降各种福分，因此即使处于贫困卑微的环境也会大富大贵。最大的罪过莫过于不孝，不孝的行为感应于天道，因而上天降下灾祸，由此即使身居富裕显赫地位也会变成贫贱低下。为善为恶的报应如此灵验，身为子辈的我们，能不相信吗？

　　奉养父母至亲的方法，也不在于每日使用猪、牛、羊去奉养他，只要能做到顺应父母的心情，尽心尽责孝顺，根据自己的能力赡养，这就是顺应孝道的。生活富足的家庭，不可以有丝毫怠慢长者，严格依据养老的方法，尽心尽力笃行。贫困窘迫的家庭，奉养老人，即使有万分的优待奉养躬行的孝心，却没有优待奉养的能力，只要根据家庭的生活情况，竭尽所能侍奉双亲，约束自己，遵从礼节，让老人知道倾尽所能侍奉即可。如此将以孝心得上天感应，神灵护佑。如姜诗与其妻的孝行感动天地，报现江水涌泉跃鲤；孟宗哭竹孝感动天，地裂冒笋救母的故事，都是孝心感应天地的缘故，这都是行孝显灵验的明证。

　　考虑到行孝的后代子孙中有贫困窘迫不能依照优待奉养的要求侍奉老人的，担心有所不足，特立这篇"贫富祸福"短文以补充。

戒忌保护第七

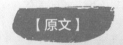

【原文】

　　人，万物中一物也，不能逃天地之数[1]。若天癸数[2]穷，则精血耗竭，神气浮弱，返同小儿，全假将护以助衰晚。若遇水火、兵寇、非横[3]惊怖之事，必先扶侍老人于安稳处避之，不可喧忙惊动。尊年之人，一遭大惊，便致冒昧[4]，因生余疾。

　　凡丧葬凶祸，不可令吊[5]。疾病危困，不可令惊。悲哀忧愁，不可令人预报。秽恶臭败，不可令食。粘硬毒物，不可令餐。敝漏卑湿[6]，不可令居。卒风暴寒，不可令冒。烦暑燠热[7]，不可令中。动作行步，不可令劳。暮夜之食，不可令饱。阴雾晦暝[8]，不可令饥。假借鞍马，不可令乘。偏僻药饵，不可令服。废宅欹宇[9]，不可令入。坟园冢墓，不可令游。危险之地，不可令行。涧渊之水，不可令渡。暗昧[10]之室，不可令孤。凶祸远报，不可令知。轻薄婢使，不可令亲。家缘冗事，不可令管。

若此事类颇多，不克备举。但人子悉意深虑，过为之防，稍不便于老人者，皆宜忌之，以保长年。常宜游息精蓝[11]，崇尚佛事[12]，使神识趣向，一归善道。此养老之奇术也。

【注释】

[1] 天地之数：指自然界赋予人类的寿命大限。

[2] 天癸数：女子七七四十九，男子八八六十四岁之数。

[3] 非横：横祸非灾，犹言横殃飞祸。指意外的，平白无故的灾祸。

[4] 冒昧：冒，恍恍惚惚。昧，视物不清。

[5] 吊：祭奠死者或对遭受丧事的人家给予慰问。

[6] 敝漏卑湿：敝，破旧、坏；卑，地势低下。指环境恶劣的居所。

[7] 燠（yù）热：义同"闷热"。

[8] 晦暝：昏暗、阴沉。

[9] 欹（qī）宇：歪斜将倒之屋。欹，歪斜，倾斜。宇，屋檐，泛指房屋。

[10] 暗昧：昏暗不明。

[11] 精蓝：佛寺、僧舍。

[12] 佛事：佛教念诵等法事。

【白话解】

人只是世间万物中的一种，不能逃脱天地所限定的命数。若天癸充盛的时限完结，则精血损耗干涸，神气外浮微弱，返至如同小儿般弱小，全凭借保护来延迟生命终结。如果不幸遇到水火之灾、战乱、飞来横祸等惊恐的事情，一定要首先扶持侍奉老人到平稳安全的地方躲避，不可以喧嚣匆忙惊扰老人。老年人一旦遭到突然的惊吓，导致神识昏昧，会因此更患其他疾病。

但凡丧葬不吉的场合，不可以让老人去凭吊；有疾病危险困顿，不可以让他受惊；哀伤忧愁的事情不能让他知道；腐酸臭秽的食物不能让他食用；黏腻质硬的无益之品，不可以作为饮食；简陋潮湿的地方不能让老人居住；天气突起大风寒冷，注意不能让老人经受；不可让老人感受烦暑闷热之邪；行走运动，不可以过度劳累；晚餐不能吃得过饱；阴雨大雾天气时，也不可以让老人挨饿；借来的坐骑马鞍，不要让老人乘坐；不知名的药物不要让老人服用；废弃歪倒的房屋不要让他进入；坟地陵墓不要让他独自游历；不能让他到达不安全的地方；不能让他穿渡河渊；不让他独自待在阴暗昏昧的房间；不让他听到远方的凶险灾祸；不让他亲近不端正的奴婢使者；不劳烦老人管理家族的繁杂事务。

这类的事件很多，不能完全列举。只是身为人子的应明白洞悉认真思虑，对于需要预防的隐患都有妥善地准备和安排，稍微有对老人不便的，都应忌讳避免，以达到长寿安康。可以经常游玩和休憩于佛宇寺庙，崇敬奉行佛教法事，使老人的精神意识志趣爱好，全都归于向善的轨道，这也是对养老有奇效的方法。

四时养老总序第八

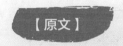

【原文】

《四时调神论》[1]曰："阴阳四时者，万物终始，死生之本也。逆之则灾害生，从之则苛疾不起，是谓得道。"春温以生之，夏热以长之,秋凉以收之,冬寒以藏之。若气反于时,则皆为疾疠,此天之常道也。顺之则生,逆之则病。经[2]曰:"观天之道,执天之行[3],尽矣。"人能执天道生杀之理,法四时运用而行,自然疾病不生,长年可保。其黄发之人[4],五脏气虚,精神耗竭,若稍失节宣,即动成危瘵。盖老人勤惰不能自调,在人资养以延遐算[5],为人子者,深宜察其寒温,审其馐药。依四时摄养之方,顺五行休王[6]之气,恭恪奉亲,慎无懈怠。

今集老人四时通用备疾药法,具陈于后。此方多用寒药,盖北人所宜。凡用药者,宜参处之。

【注释】

[1]《四时调神论》:此指《素问》中的《四气调神大论》。

[2]经:此指《阴符经》。

[3]执天之行:指掌握自然规律。

[4]黄发之人:指年老之人。

[5]遐算:高龄。

[6]王:通"旺"。

【白话解】

《素问·四气调神大论》说:"阴阳四时的变化,是万物的起点与终点,是盛衰存亡的根本。违背了它的变化规律,灾祸就会产生;而适应它的变化规律,就不会发生重病。懂得了这些,就可以说是掌握了养生之道。"春天的温煦使生命生长,夏天的温热使生命壮盛,秋天的凉润使万物生机渐降,冬天寒冷使万物生机潜藏。如果气候违背时令特点,则都会发生流行疾病,这是天道常理。顺应它就有生机,违背它就会患病。《阴符经》说:"观察宇宙自然界的法则,掌握这个自然界法则来行动,那么一切都能解决了。"人能掌握宇宙自然界生长凋亡的法则,效法四时的变化运用来调整阴阳,自然可以避免疾病,保持长寿健康。年长长寿之人,五脏六腑之气虚衰,精神耗损,若节制疏导稍有过失,就会发为严重的疾病。大概老年人精神疲倦,不能自我调理,依靠别人供给赡养,才能得以达到高龄长寿。作为子女,应当细察老人冷热,谨慎思量老人的饮食用药。依据四时调摄长养的方法,顺应五行盈缺衰旺的规律,恭敬恪职侍奉老人,务要慎重,不可怠慢。

如今收集老人四时通用的防治疾病的用药方法,具体陈述于下。这类方剂多为寒凉的药物组成,大概比较适合北方的人群。凡是借鉴使用药物的,应参考判断。

四时通用男女老人方

【原文】

治老人风热上攻,头旋运闷,喜卧,怔悸,起即欲倒,背急身强,旋覆花散。(女人通用。)

旋覆花(半两)　前胡(一两)　麦门冬(一两,去心)　蔓荆子(半两)　白术(二分)　枳壳(二分,去瓤,面炒)　甘菊花(三分)半夏(半两,姜汁煮)　防风(半两)　大黄(虚人者用石膏)　独活(半两)　甘草(半两)

上为末。每服三钱。水一中盏,入姜半分,同煎至六分,去滓温服,不计时候。

老人补壮筋骨,治风走疰疼痛,并风气上攻下疰,羌活丸。

羌活　牛膝(酒浴过,焙干)　川楝子　白附子　舶上茴香　黄

芪（去皮,剉[1]）　青盐　巴戟（去心）　黑附子（炮制,去皮脐）　沙苑白蒺藜

上件等分,一处捣罗[2]为末,酒煮面糊为丸,如梧桐子大。每服十丸,空心[3]临卧盐汤下。看老少加减服。

老人和脾胃气,进饮食,止痰逆,疗腹痛气,调中,木香人参散。（男子女人通用方。）

木香（半两）　人参（去芦头,半两）　茯苓（去黑皮,一分）　白术（半两,微炒）　肉豆蔻（去皮,一分）　枇杷叶（去毛,一分）　厚朴（去粗皮,用姜汁制）　丁香（半两）　藿香叶（一分）　甘草（半两,炙）　干姜（半两,炮）　陈皮（半两,汤浸,去瓤）

上件一十二味修事了,秤分两,捣罗为末。每服二钱。水一盏,入生姜钱一片,枣二枚,同煎至六分,去滓温服。此药老人常服合吃。

老人和脾胃气,治胸膈痓闷[4],心腹刺痛,不思饮食,枳壳木香散。（男子女人通用此方。）

木香（一两）　神曲（杵末,炒,四两）　京三棱（四两,炮）　青橘皮（去瓤,三两）　甘草（三两,炮）　益智（去皮,三两）　白芷（一两）　桂心（三两）　莪术（三两,炮）　白术（微炒,二两）　枳壳（面炒,炮）

上件药捣罗为末,每服二钱,水一盏,入生姜、盐各少许,同煎至七分,并滓热服。

解老人四时伤寒,四顺散。（男子女人同用此方。）
麻黄（去节）　杏仁（去皮）　甘草（炙）　荆芥穗（以上各等分）
上同杵[5]为末。每服一钱,入盐汤点[6],热服。

治老人心脾积热，或流疰[7]，脚膝疼痛，黄芪散。（男子女人通用。）

黄芪　赤芍药　牡丹皮　香白芷　沙参　甘草（炙[8]）　肉桂
（去皮）　柴胡（去苗）　当归（洗后炙）

上件等分，捣罗为末，每服二钱，水一盏，姜三片，煎至五分，日进
三服。春冬每煎时，入蜜蒸瓜蒌煎半匙。忌粘食炙煿[9]等物。

橘皮煮散，益元气，和脾胃，治伤寒。（此名不换金散[10]，但心腹
诸疾，并用疗之。男子女人通用。）

橘皮（去瓤，秤一两用）　人参　茯苓　白术（各一两）　木香
（一分）　干姜（炮）　官桂（半两，去皮秤）　槟榔（一两，鸡心者
用[11]）　草豆蔻（二个，去皮）　半夏（一分，麸炒）　厚朴（半两，入
姜一分，同杵碎，炒干）　枳壳（半两，去瓤，麸炒）　诃黎勒[12]（五个，
煨熟，去核）　甘草（半两，炮）

上件捣罗为末，每服一大钱，水一盏，姜枣同煎至七分，热吃。不
问食前、食后并宜服，忌如常。

治老人脏腑冷热不调，里急后重，阑门[13]不和，香白芷散。（男子
女人通用。）

当归（三钱，洗）　香白芷（三钱，洗）　茯苓（三钱，去皮）　枳壳
（三钱，麸炒）　木香（一钱）

上件为末，每服一钱，水半盏，生姜少许，同煎至四分，温服。

治老人大小便不通，匀气散。（通用。）

生姜（半两）　葱（一茎，和根叶泥用）　盐（一捻）　豉（三十粒）

上件四味，捣烂。安脐中，良久便通。

治老人小便不通，地龙膏。

白项地龙　茴香（用时看多少）

上件杵汁，倾于脐内，自然便通。

治老人脚膝疼痛，不能履地，七圣散。

杜仲　续断　草薢　防风　独活　牛膝（酒浸一宿）　甘草（以上各一两）

上件为末，每服二钱，酒调下。

治老人脾胃一切病，温白丸。兼治脾不承受，吐逆泻痢及宿食不消方。（通用。）

半夏（二两，汤洗，姜汁浸）　白术（一两，炮）　丁香（一分）

上件为末，用生姜自然汁和飞面为糊，搜和前药末为丸，如梧桐子大，浓煎生姜汤下十丸，空心服。如腹疼并呕逆，食后。

藁本散，治妇人血气，丈夫筋骨风，四肢软弱及卒中急风，并寸白虫[14]。但常服，并皆攻治。或要出汗解伤寒，汤使如后。（此方是孟相公进过。）

藁本　牛膝（酒浸一宿，焙干）　当归　麻黄（去节，以上各一两）　羌活　独活　防风　肉桂（去粗皮秤）　芍药　菊花　续断五加皮　芎劳　甘草　赤箭　枳壳（麸炒，去瓤，以上各半两）　黑附子（大者一个，炮制，去皮脐）　细辛（一分，去叶秤）

上件药一十八味并须州土好者，使水洗过，细到焙干，捣罗为末，空心温酒下二钱。如不饮酒，薄荷汤下；发汗解伤寒热，葱白酒下二钱，并服三五服为妙。

治老人风冷，展筋骨，续断散方。

续断（一两）　牛膝（二两）　芎（一两）　木瓜（二两）

上为细末,空心时温酒调下一大钱。

坠痰化涎,和脾胃,人参半夏丸。

半夏(一两,生姜四两取汁,先以汤洗半夏七遍,浸三日后,于日内煎干,切作饼子,焙干) 白矾(一两) 人参(一两) 茯苓(一两,去皮)

上为末,以蒸饼水浸过,却用纸裹煨熟,为丸如绿豆大。每日空心,夜卧用淡生姜汤下十五丸。开胃口,姜、枣汤下。风涎,用皂角一条,姜三片,萝卜三片,同煎汤下。

治老人,暖食药,丁香丸。消食,治一切气闷,止醋心[15],腹胀,利胸膈,逐积滞方。(男子妇人通用。)

大乌梅(一个,须是有裙襕者) 巴豆(一个,新肥者,和皮用)香墨(末,抄半钱) 拣丁香(五个,须是新者用) 胡椒(五粒,须是黑者) 干漆(末,抄半钱,先炒为末) 桂花(末,抄半钱。香墨、干漆、桂花三味研人)

上为末,用马尾罗子[16]罗过,用醋面糊为剂,白中杵令匀,如绿豆大,温酒下五丸至七丸,茶下亦得。或人蜡茶末抄三钱更妙。

香草散,治妇人气羸,肠寒便白,食伤积滞冷结肠不成,温脾肺,活荣生肌,进食,益冲任二经。

蔺茹 桔梗 白芷 当归 地榆 芍药 槟榔 白豆蔻(各半两) 麝香(一钱)

上为末,每服二钱,水一盏,姜、枣同煎至数沸,通口食前,日进三服。

香枳汤,治老人大肠秘涩[17],调风顺气。(男子妇人通用。)

枳壳（去瓤，麸炒） 防风（一两） 甘草（半两，炙）

上为末，每服二钱，百沸汤[18]点服，空心食前各一服。

治妇人男子久积虚败，壮元补血，健胃暖脾，止痰逆，消饮食，北亭[19]丸。

北亭（二两，去除砂石） 阿魏（半两，同硇砂研令细，醋化，去砂石） 川当归（净洗，去苗梢用） 厚朴（去皮，姜汁炙令黄色） 陈橘皮（去瓤用红） 官桂（去皮秤） 干姜（炮） 甘草（炙） 川芎 胡椒（拣好者） 缩砂（去皮用） 大附子（炮去皮脐，以上各秤四两）茯苓（二两） 青盐（二两，与硇砂、阿魏同醋研，去砂土） 白术（米泔水浸一宿，切作片子，焙干） 五味子（一两半，去砂土用之）

上件，依法修事[20]为末，将硇砂、阿魏、醋入面，看多少，同煎稀糊，下药，更炼好蜜，同搜和拌匀，再入臼中杵千百下，丸如酸枣大。每服一丸，空心盐汤、茶酒任下，嚼破。女人一切病患并宜服此。

治老人一切风，乌犀丸。

天麻（二两） 地榆（一两） 玄参（一两） 川乌头（一两，炮制去皮） 龙脑薄荷（四两） 藿香叶（一两） 皂角（三挺，不蛀者，烧红入水中浸之） 龙脑（少许） 麝香（少许）

上为末，炼蜜为膏，如皂子大。每服一丸，嚼吃。小儿半丸以下，薄荷茶酒调下。

镇心丸，养老人心气，令不健忘，聪耳明目方。

辰砂（一两） 桂（一两） 远志（去心） 人参（以上各一两）茯苓（二两） 麦门冬（去心） 石菖蒲 干地黄（各一两半）

以上除辰砂并为末，合匀。

上炼蜜为丸，如桐子大。空心薄荷酒吞下十丸至十五丸。留少朱砂为衣,益心气,养神,宜常服。

治老人脾肺客热,上焦滞痰,凉心润肺消壅,枇杷叶散。(王昉进。男子女人通用。)

枇杷叶(炙,去毛) 人参 茯苓 白术 羌活 黄芪(各一两)甘草(炙) 半夏(汤洗去滑,切破焙干,各半两)

上为末,每服二钱,水一盏,入生姜,薄荷,煎至七分,食后临卧温服。

羌活散,治老人耳聋眼暗,头项腰背疼痛,浑身疮癣。此乃肾脏风所攻也。

羌活 枳壳(麸炒,去瓤) 半夏(汤浸七遍) 甘草(炙) 大腹子 防风 桑白皮(各等分)

上为粗末,每服二钱,水一盏,生姜煎至七分,温服。早辰、日午时、临卧各一服。

搜风顺气,治老人百疾,七圣丸。(男子女人通用。)

槟榔 木香 川芎 羌活 桂心(各一两) 郁李仁(一两,去皮尖,炒令黄色) 大黄(一两一分,炒)

上为末,炼蜜为丸,桐子大。不计时候,温酒下七丸,要利动,即加七丸。淡姜汤下亦得。

【注释】

[1] 剉:斩、砍,在中药炮制里指用各种工具切、砍药材成为碎块。

[2] 罗:用箩筛东西。

[3] 空心:空腹。

[4] 胸膈痓闷:胸膈满闷,走散不定。

[5] 杵:捣。

［6］点:(用开水)冲、泡。

［7］流疰:同 "流注",中医外科病名,指表邪流走不定,注无定处。

［8］炙:中药炮制法之一,药材与液汁辅料同炒,使辅料渗入药材之内。

［9］炙爆(bó):指煎、炒、炸、烤、爆一类的烹调方法。

［10］不换金:即金不换。形容方剂疗效显著,弥足珍贵,万金不换。

［11］鸡心者用:古代医家以形尖,长如鸡心者品质为佳,故又有鸡心槟榔,尖槟榔等称谓。

［12］诃黎勒:即诃子,味苦、性温、无毒。

［13］阑门:七冲门之一,小肠大肠交界处。形如门户之间的门阑,故称。

［14］寸白虫:绦虫的别称,属寄生虫。

［15］醋心:烧心。

［16］马尾罗子:以马尾或马鬃为筛绢的筛子。

［17］大肠秘涩:指大肠气机壅塞,传导涩滞。

［18］百沸汤:久沸的水。

［19］北亭:又作 "北庭",此为 "北庭砂" 的略称,北庭砂,硇砂之别称。

［20］修事:词义同炮制。

【白话解】

治疗老人风热上攻头面,头晕旋转沉重,喜躺卧,心悸心慌,起身则体摇将倒,背部躯体强急,肌肉紧张,用旋覆花散。(女人也可以使用。)

旋覆花(半两) 前胡(一两) 麦门冬(一两,去心) 蔓荆子(半两) 白术(二分) 枳壳(二分,去瓤,面炒) 甘菊花(三分) 半夏(半两,姜汁煮) 防风(半两) 大黄(素体虚弱的改用石膏) 独活(半两) 甘草(半两)

以上药物同研末。每次服用三钱。用一杯水,放入生姜半分,连同药末一起煮到六分,去掉药渣趁热服下,不论何时均可服用。

治疗老年人补强筋壮骨,治疗风疾走窜骨节疼痛,或风气上攻下疰,用羌活丸。

羌活　牛膝(酒泡过,焙干)　川楝子　白附子　舶上茴香　黄芪(去皮,剉)　青盐　巴戟(去心)　黑附子(炮制,去皮脐)　沙苑　白蒺藜

以上药物各用相等分量,一起捣碎为药末,用酒煮熟面糊后裹药做成药丸,如梧桐子一样大小。每次服用十丸,临睡前空腹用盐水送下。根据老年人年龄大小决定加减药量。

调和老年人脾胃之气,增强食欲,化痰降逆,治疗腹痛腹胀,调理中焦,用木香人参散。(男子女子都可以使用。)

木香(半两)　人参(去芦头,半两)　茯苓(去黑皮,一分)　白术(半两,微炒)　肉豆蔻(去皮,一分)　枇杷叶(去毛,一分)　厚朴(去粗皮,用姜汁制)　丁香(半两)　藿香叶(一分)　甘草(半两,炙)　干姜(半两,炮)　陈皮(半两,水浸泡,去瓤)

以上十二味药物,根据上述炮制方法制作后,取上述药量,捣碎为药末。每次服用两钱。用水一大碗,加入生姜如铜钱大小一片,大枣两个,连同药末一起煮成六分,去掉药渣,趁热服下。这个药丸老人可以长期服用。

调和老年人脾胃之气,治疗胸膈烦闷有热,胸前腹部疼痛如刺,食欲减退,用枳壳木香散。(男子女子都可以使用。)

木香(一两)　神曲(杵成药末,炒,四两)　京三棱(四两,炮)　青橘皮(去瓤,三两)　甘草(三两,炮)　益智(去皮,三两)　白芷(一两)　桂心(三两)　莪术(三两,炮)　白术(微炒,二两)　枳壳(面炒,炮)

以上药物,捣碎成末,每次服用两钱,用水一大碗,加入少量生姜和食盐,与药末一起煮成七分,连同药渣一起趁热服下。

治疗老人四季外感伤寒,用四顺散。(男子女子都可以使用。)

麻黄(去节)　杏仁(去皮)　甘草(炙)　荆芥穗(以上药物使用同

等分量）

以上药物一起捣碎为药末。每次服用一钱，加入盐水趁热服下。

治疗老人心脾素有邪热，或邪热流窜下肢，腿脚关节疼痛，用黄芪散。（男子女子都可以使用。）

黄芪　赤芍药　牡丹皮　香白芷　沙参　甘草（炙）　肉桂（去皮）　柴胡（去苗）　当归（洗后炙）

以上药物使用相等分量，捣碎成药末，每次服用两钱，用水一大碗，生姜三片，一同煮成半碗水，每日服用三次。春季、冬季使用时，煮药前加入蜜蒸瓜蒌煎半汤匙。服药后忌食用黏腻煎烤辛热等食物。

橘皮煮散，固益元气，调和脾胃，治伤寒外感热病。（此方又名不换金散。只要是胸前腹部的疾病，都可以用此方治疗。男子女子都可以使用。）

橘皮（去瓤，秤一两用）　人参　茯苓　白术（各一两）　木香（一分）　干姜（炮）　官桂（半两，去皮秤）　槟榔（一两，用形状如鸡心的）　草豆蔻（两个，去皮）　半夏（一分，麸炒）　厚朴（半两，加入生姜一分，一起杵碎，炒干）　枳壳（半两，去瓤，麦麸炒）　诃黎勒（五个，煨熟，去核）　甘草（半两，炮）

以上药物一起捣碎为药末，每次服用一钱，用水一大碗，加入生姜、大枣一同煮成七分，趁热服下。不论饭前饭后，都可以服用。禁忌与平常服药类似。

治疗老人病位在里，冷热交替，腹痛腹泻，腹内急迫疼痛，欲解下为爽，解便时肛门重滞欲下不下，脐上疼痛不适，用香白芷散。（男子女子都可以使用。）

当归（三钱，洗）　香白芷（三钱，洗）　茯苓（三钱，去皮）　枳壳（三钱，麸炒）　木香（一钱）

以上药物捣碎为药末，每次服用一钱，用水半碗，加入生姜少许，一同煮至四分，趁热服下。

治疗老年人大便秘结,小便不通,用匀气散。(不论年龄性别都可以使用。)

生姜(半两) 葱(一茎,连同根、叶、泥用) 盐(一搓) 豉(三十粒)

以上四味药物,一起捣烂。涂敷于肚脐中,不用多久,大小便可以通顺。

治疗老年人小便不通,用地龙膏。

白项地龙 茴香(用时看多少)

以上药物捣汁,倒于肚脐内,自然小便通畅。

治疗老人腿脚膝盖疼痛,不能踩地步行,用七圣散。

杜仲 续断 萆薢 防风 独活 牛膝(酒浸一宿) 甘草(以上各一两)

以上药物研末,每次服用两钱,用酒调和服下。

治疗老年人脾胃系统一切疾病,用温白丸。同时可以治疗脾虚不受纳水谷,呕吐气逆,腹痛泄泻,以及食后不消化,脘腹胀满。(不论男女年龄都可使用。)

半夏(二两,汤洗,姜汁浸) 白术(一两,炮) 丁香(一分)

以上药物捣碎为药末,用生姜捣汁,活细面粉为面糊,包裹前面药末做成药丸,如梧桐子大小,煮浓生姜汤,送下十丸,空腹服下。如果老人腹痛且呕吐呃逆,于进食后服下药丸。

藁本散,治妇女血气病,男子筋骨风疾疼痛,四肢痿软无力,以及中风脑卒中等急症,并能治绦虫病等,只要长期服用,都可以用于攻邪治病。或者用于发汗解表治疗外感热证,汤药使用方法见后。(此方由孟相国进献。)

藁本 牛膝(酒浸一晚,焙干) 当归 麻黄(去节,以上各一两)羌活 独活 防风 肉桂(去粗皮秤) 芍药 菊花 续断 五加皮

芎藭　甘草　赤箭　枳壳（麸炒，去瓤，以上各半两）　黑附子（大者一个，炮制，去皮脐）　细辛（一分，去叶秤）

以上十八味药物，选择道地出产、质量优质的药材，用水清洗后，细细剉碎焙干，捣碎为药末，空腹时用温酒服下，每服两钱。如果老人不喝酒，可用薄荷汤送下。用于发汗解表治疗外感热证，用葱白酒送下药末两钱，连续服用三到五次可以痊愈。

治疗老人风湿冷痛，舒筋活络，强筋健骨，用续断散。

续断（一两）　牛膝（二两）　川芎（一两）　木瓜（二两）

以上药物研为药末，空腹时用温酒调和服下一钱。

降气化痰，温化痰湿，调和脾胃，用人参半夏丸。

半夏（一两，生姜四两，取汁，先以热水洗半夏七遍，浸三日后，于日内煎干，切作饼子，焙干）　白矾（一两）　人参（一两）　茯苓（一两，去皮）

以上药物研末，用蒸饼水浸没，用白纸包裹药末煨熟后做成药丸，如同绿豆大小。每日临睡前，空腹服用，用淡生姜汤送下，每次十五丸。用于增强食欲，用生姜、大枣汤送下。治疗外感风邪，兼痰湿涎多，用皂角一条，生姜三片，萝卜三片，一同煮汤送下药丸。

治疗老人疾病，可温暖脾胃，用丁香丸。消食化滞，治疗一切气机不畅，消除呕吐吞酸、腹胀气满，理气降逆清利胸膈，消积导滞。（男子女子都可以使用。）

大乌梅（一个，必须是有裙襕的）　巴豆（一个，新采而肥者，连皮用）香墨（研末，抄取半钱）　拣丁香（五个，须是新采的）　胡椒（五粒，要用黑色者）　干漆（研末，抄取半钱，先炒为末状）　桂花（研末，抄取半钱。香墨、干漆、桂花三味研匀加入）

以上药物研末，用以马尾或马鬃为筛绢的筛子筛过，用醋、面糊作为丸皮，放在臼中捣杵至均匀，做成绿豆大小药丸，用温酒送下，每次五至七丸，用茶水送下也可。或者加入蜡茶末三钱效果更好。

香草散,治疗妇女气虚羸弱,感受寒邪犯于大肠,大便色白清稀,饮食积聚滞结肠府,冷冻黏腻,大便不成形。温补脾肺之气,活血养血,养气生肌,增强食欲,固益冲任经脉气血。

蒟茹 桔梗 白芷 当归 地榆 芍药 槟榔 白豆蔻(各半两) 麝香(一钱)

以上药物研末,每次服用两钱,用水一大碗,加入生姜、大枣一同烧沸数次,饭前大口服用,每日服用三次。

香枳汤,治老人大肠干涩不通,大便秘结,通调肠府之气。(男子女子都可以使用。)

枳壳(去瓤,麸炒) 防风(一两) 甘草(半两,炙)

以上药物研末,每次服用两钱,用百沸汤点药末服下,空腹服下,三餐饭前各一服。

治疗妇人男子久病身体虚衰羸弱,固护元气,补血生气,健运温化脾胃气机,化痰降逆,消积导滞,用北亭丸。

北亭(二两,去除砂石) 阿魏(半两,同硇砂同研令其研成细末,用醋溶化,筛去砂石) 川当归(净洗去苗梢用) 厚朴(去皮,姜汁炙使其变成黄色) 陈橘皮(去瓤,用红) 官桂(去皮秤) 干姜(炮) 甘草(炙) 川芎 胡椒(拣好者) 缩砂(去皮用) 大附子(炮,去皮脐,以上各秤四两) 茯苓(二两) 青盐(二两,与硇砂、阿魏同用醋研末,滤去砂土) 白术(米泔水浸一宿,切作片子,焙干) 五味子(一两半,去砂土使用)

以上药物按照上述炮制方法制作成药末,将硇砂、阿魏、醋和入面粉内,依据面粉多少决定用量,一同煮成稀糊状,放入药末,再加入上等蜂蜜,搅拌均匀,倒入臼中,杵捣多次,做成药丸,如酸枣大小。每次服用一丸。空腹时服,可用盐水、茶水或酒送下,服用时嚼破药丸。妇科疾病可以服用。

治疗老年人一切风疾,用乌犀丸。

天麻（二两） 地榆（一两） 玄参（一两） 川乌头（一两，炮制去皮） 龙脑薄荷（四两） 藿香叶（一两） 皂角（三挺，选用没蛀虫者，烧红入水中浸） 龙脑（少许） 麝香（少许）

以上药物研末，和上蜂蜜做成药丸，如皂子大小。每次服用一丸，嚼服。用于治疗小儿疾病，每次服用半丸，用薄荷茶酒送下。

镇心丸，调养老人心气神气，令其头脑清晰不忘事，耳聪目明。

辰砂（一两） 桂（一两） 远志（去心） 人参（以上各一两） 茯苓（二两） 麦门冬（去心） 石菖蒲 干地黄（各一两半）

以上除辰砂外，一同研末，再合并辰砂搅拌均匀。

以上药末，调和蜂蜜做成药丸，如梧桐子大小。空腹时用薄荷酒送下十至十五丸。以少量朱砂作为药丸外皮，调摄心气，宁心安神，可以长期服用。

治疗老人邪热伏于肺脾两经，上焦痰凝气滞。清心火滋阴润肺，消导痰壅，用枇杷叶散。（此方由王昉进献。男子女子都可以使用。）

枇杷叶（炙，去毛） 人参 茯苓 白术 羌活 黄芪（各一两） 甘草（炙） 半夏（热水洗去滑汁，切破焙干，各半两）

以上药物研末，每次服用两钱，用水一大碗，加入生姜、薄荷，煮至七分。饭后临卧前趁热服下。

羌活散，用于治疗老人听力下降，视物不清，头颈腰背部疼痛，周身遍长疮疡体癣。这是肾虚生风所致。

羌活 枳壳（麸炒，去瓤） 半夏（汤浸七遍） 甘草（炙） 大腹子 防风 桑白皮（各等分）

以上药物研为粗末，每次服用两钱，用水一大碗，加入生姜煮至七分，趁热服下。早上辰时（7~9时）、日间午时（11~13时）和临睡前各服一次。

祛风通络，通调气机，治疗老人各种疾病，用七圣丸。（男子女子都可以使用。）

　　槟榔　木香　川芎　羌活　桂心（各一两）　郁李仁（一两,去皮、尖,炒成黄色）　大黄（一两一分,炒）

　　以上药物研末,和蜂蜜做成药丸,如梧桐子大小。不论什么时候,用温酒送下七丸。如果用于通利关节,即加服七丸,用淡姜汤送下。

春时摄养第九

【原文】

　　春属木,主发生,宜戒杀,茂于恩惠,以顺生气。春,肝气王,肝属木,其味酸。木能胜土,土属脾,主甘。当春之时,其饮食之味,宜减酸益甘,以养脾气。肝气盛者,调嘘气[1]以利之,顺之则安,逆之则少阳不生,肝气内变。

　　春时阳气初升,万物萌发。正二月间,乍寒乍热[2]。高年之人,多有宿疾。春气所攻,则精神昏倦,宿患发动[3]。又复经冬以来,拥炉熏衾,啖炙[4]饮热,至春成积,多所发泄[5],致体热头昏,膈壅涎嗽,四肢劳倦,腰脚不任,皆冬所发之疾也。常宜体候。若稍利,恐伤脏腑,别主和气凉膈化痰之药消解,或只选食治方中性稍凉、利饮食,调停与进,自然通畅。

　　若别无疾状,不须服药。常择和暖日,引侍尊亲于园亭楼阁虚敞之处,使放意登眺,用摅滞怀[6],以畅生气。时寻花木游赏,以快其意。不令孤坐独眠,自生郁闷。春时,若亲朋请召,老人意欲从欢,任自遨游,常令嫡亲侍从,惟酒不可过饮。春时人家多造冷馔[7]米食等,不令下与。如水团[8]兼粽粘冷、肥僻之物,多伤脾胃,难得消化,大不益老人,切宜看承。

春时遇天气燠暖,不可顿减棉衣,缘老人气弱骨疏,怯风冷,易伤肌体。但多穿夹衣,遇暖之时,一重渐减一重,即不致暴伤也。今具春时汤药如后。

【注释】

[1] 嘘气:运气吐纳功法六字诀中的一种,对应于肝。

[2] 乍寒乍热:忽冷忽热。乍,忽然。

[3] 发动:疾病发作。

[4] 啖(dàn)炙(zhì):吃烤肉。啖,吃。

[5] 发泄:发散宣泄。

[6] 用摅(shū)滞怀:抒发情怀,以消除心中郁闷。摅,义同抒发。滞,滞闷,郁积的烦闷。

[7] 馔(zhuàn):食物。

[8] 水团:以黏高粱粉或糯米粉制成的球形食品。

【白话解】

春季在五行中属木,主生发万物,不要滥行杀伐,要多施予,使万物生长旺盛,以顺应生发之气。春天肝气旺盛,肝五行属木,气味归于酸味。木旺能克土,土属脾,气味归于甘味。在春天的时候,人们饮食的味道,适宜减少酸味,增加甘味,从而保养脾气。肝气旺盛的人,调理呼吸嘘气来使它通利舒畅,顺从春季生发之气就安康,逆春气则足少阳之气不生,厥阴肝气内郁,就会发生病变。

春天时节阳气开始升发,万物开始萌芽生发。农历一二月期间,天气忽冷忽热,老年人很多长年旧疾,受春季时令之气影响,就会精神昏沉疲倦,旧疾重新发作。另外又因为从入冬以来,围炉取暖,厚衣御寒,吃烧烤食物,饮烫热饮品,形成积热,到了春天往外散发,导致身体发热头脑昏沉,膈上胀塞,呼吸不顺,痰多咳嗽,四肢疲劳困倦,腰和腿脚没有力气,不能承受重量,都是冬季积热所发的疾病。对这样生病的老人家,应该经常观察他们的身体。如果稍为用药泄利,恐怕会使脏腑损伤,要用另外的调和气机、凉膈化痰的药来消解症状,或者只是选择食疗方里稍微偏于寒凉而对饮食有利的,安排服用,病人自然就会气息通畅、身体舒适。

如果没有其他的症状,就不需要服药了。作为儿女的,时常选择天气晴朗温暖的日子,引领服侍父母长辈在花园、亭子、楼阁空旷开阔的地方,让他们自由地登高远眺,朗诵抒发心中不痛快的想法,从而使生气顺畅。子女应该不时寻找花木带领他们游览观赏,使得他们的心意快乐。不让他们常常只能孤单地在家里坐着和休息,自己生发郁闷的心情。春天的时节,如果亲朋好友邀请召唤,老人想跟从一起去的,就任由他自己去随性游乐。经常让关系最亲近的亲人在旁边服侍随从,只是注意酒不能过多饮用。春天的时节,家里常做的寒凉的食物、米食制品等,不要让下人给老人。例如水团以及粽子等黏腻生冷肥厚的食物,多为腻损脾胃功能难以消化之物,大多于老人无益,切记要照看好。

春天时分,遇到天气回暖闷热,不可以马上减少厚衣服,因为老人身体气薄筋骨疏松,畏风寒冷,容易侵损身体。反应当多穿保暖衣服,遇到天气转暖,逐渐层层减衣,即可不至于忽寒伤体。现列举春时调养的汤药如后。

春时用药诸方

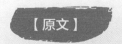

治老人春时多昏倦,细辛散。明目,和脾胃,除风气,去痰涎。(男子女人通用。)

细辛(一两,去土) 川芎(二两) 甘草(半两,炙)

上为末,每服一大钱,以水一盏,煎至六分,热呷[1],可常服。

治老人春时热毒风攻颈项,头痛面肿及风毒眼涩,菊花散。

菊花 前胡 旋覆花 芍药 玄参 苦参 防风(各等分)

上为末,食后,临卧用温酒调下三钱。不饮酒,用米饮调下亦得。

治老人春时头目不利,昏昏如醉,壮热头疼,有似伤寒,惺惺[2]丸。(通用。)

桔梗 细辛 人参 甘草 茯苓 瓜蒌根 白术(各一两)

上为末,炼蜜为丸,如弹子大。每服一丸,温水化破。治头痛腰痛。药入口,当下便惺惺。

治老人春时多偏正头疼[3],神效方。(通用。)

旋覆花(一两,焙) 白僵蚕(一两,炒) 石膏(一分,细研)

上件为末,以葱煨熟,和根同杵为丸,桐子大。急痛用葱茶下二丸,慢痛不过二服。

治老人春时胸膈不利,或时满闷,坠痰饮子。

半夏(不计多少,用汤洗十遍,为末) 生姜(一大块) 枣七枚

上二味,以水二盏,药末二钱,慢火煎至七分。临卧时去生姜频服。

老人春时宜吃延年草,进食顺气,御药院常合进。(通用。)

青橘皮(四两,浸洗去瓤) 甘草(二两,为细末) 盐(二两半,炒)

上三味,先洗浸橘皮去苦水,微焙,入甘草同焙干后,入盐。每早辰嚼三两叶子,通滞气大好。

治老人春时诸般眼疾发动,黄芪散。兼治口鼻生疮。

黄芪　川芎　防风　甘草　白蒺藜(略炒,杵去尖,出火毒,以上各一两)　甘菊花(三分,不得用新菊)

上净洗晒干,勿更近火。捣为末,每服二钱,早辰空心,日、午临卧各一服。干咽或米饮调下。暴赤、风毒、泪昏、涩、痛、痒等眼,只三服,三两日永效。内外障眼,久服方退。忌房室、毒物、火上食。凡患眼,切不得头上针络出血及服皂角、牵牛等药,取一时之快,并大损眼。

治老人春时胸膈不利,痰壅气噎及咽喉诸疾,黍粘汤方。

黍粘子(三两,炒令香熟)　甘草(半两,炙)

上为末,捣罗细末,每服一钱。食后临卧如常点之。

【注释】

[1] 热呷(xiá):趁热小口喝。

[2] 惺惺:清醒貌。

[3] 偏正头疼:泛指头痛、偏头痛,指头痛偏向一侧。

【白话解】

治疗老人春季头昏易倦,用细辛散。功效为明目,调和脾胃,祛除风寒之气,化痰涎湿气。(男子女子都可以使用。)

细辛(一两,筛去土)　川芎(二两)　甘草(半两,炙)

以上药物研末,每次服用一钱,用水一大碗煎煮至六分,趁热小口服下,可以长期饮用。

治疗老人春季受风热时毒所侵，风邪侵袭头颈项背，头痛，面部受风而肿，以及风毒攻目而目涩痛，用菊花散。

菊花　前胡　旋覆花　芍药　玄参　苦参　防风（用同等分量）

以上药物研末，晚饭后临睡前，用温酒调和，服下三钱。若不饮酒，用米汤调和服下亦可。

治疗老人春季头目活动不灵，昏蒙如喝醉的样子，高热头痛，类似于伤寒的证候，用惺惺丸。（通用方。）

桔梗　细辛　人参　甘草　茯苓　瓜蒌根　白术（各一两）

以上药物研末，用蜜糖做成药丸，如弹丸大小。每次服用一丸，用温水化破药丸服下。治疗头痛，腰背疼痛。药物服下，马上清醒了。

治疗老人春季常犯颠顶头痛或偏头痛，用神效方。（通用方。）

旋覆花（一两，焙用）　白僵蚕（一两，炒用）　石膏（一分，细研末）

以上药物研末，用葱一同煨熟，加上葱白，一同杵末做成药丸，如梧桐子大小。急性头痛可以用葱煮茶服下两丸，慢性头痛不过服用两次即可缓解。

治疗老人春季胸膈不舒，或常有痞闷，胀满不舒，用坠痰饮子。

半夏（不计多少，用汤洗十遍，研末）　生姜（一大块）　枣七枚

以上药物，用水两大碗，用药末两钱，慢火煎煮至七分。临睡时，去生姜后多次服下。

老年人春季可以服用的延年草方，功效为开胃顺理胃气，御药院常用。（通用方。）

青橘皮（四两，浸洗去瓤）　甘草（二两，为细末）　盐（二两半炒）

以上三味药物，先用清水浸洗橘皮，倒去苦水，与甘草一同稍微焙干后，加入盐。每日早上辰时（7~9时）嚼服三两橘皮叶子。通便去滞，有益身体。

治疗老人春季所发眼部疾病，用黄芪散。亦可治疗口鼻生疮。

黄芪　川芎　防风　甘草　白蒺藜（略炒，杵去皮尖以出火毒，以上各一两）　甘菊花（三分，不用新采的菊花）

以上药物洗净晒干，不用火烤焙干。捣碎成药末，每次服用两钱，早上辰时（7~9时）空腹时以及中午临睡前各服一剂。干吃药末或者用米汤服下。天行眼赤、风行疫毒、流泪昏花、干涩、疼痛、眼痒等眼疾，只要每日三服，用药两三日，即可治愈。眼生内外翳膜，则要长期服用方见疗效。禁忌房事之劳、伤身之物、火烤热毒的食物。凡是眼部疾患，千万不可以取头上的穴位针刺血络放血治疗，以及服用皂角、牵牛等药物，只能取一时清利之快，且更损害眼睛。

治疗老人春季胸前膈间气机不利，痰湿壅结气机不畅，以及咽喉部各类疾病，用黍粘汤方。

黍粘子（三两，炒令香熟）　甘草（半两，炙用）

以上药物研末，用细箩捣筛出细末，每次服用一钱。饭后临睡前常用点服。

夏时摄养第十

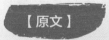

【原文】

夏属火，主于长养。夏，心气王，心主火，味属苦，火能克金。金属肺，肺主辛，其饮食之味，当夏之时，宜减苦增辛，以养肺气。心气盛者,调呵气[1]以疏之。顺之则安,逆之则太阳不长,心气内洞。

盛夏之月,最难治摄。阴气内伏,暑毒外蒸,纵意当风,任性食冷,故人多暴泄[2]之患。惟是老人,尤宜保护。若檐下过道,穿隙破窗,皆不可纳凉,此为贼风[3],中人暴毒。宜居虚堂净室,水次木阴洁净之处,自有清凉。每日凌晨,进温平顺气汤散一服。饮食温软,不令太饱。畏日[4]长永[5],但时复进之。渴宜饮粟米温饮、豆蔻熟水,生冷肥腻,尤宜减之。缘老人气弱,当夏之时,纳阴在内,以阴弱之腹,当冷肥之物,则多成滑泄。一伤正气,卒难补复,切宜慎之。若须要食瓜果之类,量虚实少为进之。缘老人思食之物,若有违阻,意便不乐。但随意与之,才食之际,以方便之言解之,往往知味便休,不逆其意,自无所损。

若是气弱老人,夏至以后,宜服不燥热平补肾气暖药三二十服,以助元气,若苁蓉丸、八味丸之类。宜往洁雅寺院中择虚敞处,以其所好之物悦之。若要寝息,但任其意,不可令久眠。但时时令歇,久则神昏。直召年高相协之人,日陪闲话,论往昔之事,自然喜悦,忘其暑毒。细汤名茶时为进之,晚凉方归。谨选夏时汤药如后。

【注释】

[1] 呵气:运气吐纳功法六字诀中的一种,对应于心。

[2] 暴泄:又称暴注。突然剧烈腹泻,泻痢如水倾注,故名。

[3] 贼风:此处指从孔隙透入的,不易察觉而可能致病的风。

[4] 畏日:《左传·文公七年》:"赵衰,冬日之日也;赵盾,夏日之日也。"杜预注:"冬日可爱,夏日可畏。"后因称夏天的太阳为"畏日",意为炎热可畏。

[5] 长永:长久。

【白话解】

　　夏季五行属火，主长旺万物。夏季心气旺盛，心气主火，气味归于苦味，火能克制金。金属五脏于肺，气味归于辛味，生活饮食味道，正值夏季，应当减少苦味，增加辛味以护养肺气。心气旺盛的人，调节呵气来疏导。顺从夏季生长之气就得以安康，不顺从则手太阳经气不长养，以致心气不足，就会发生病变。

　　盛夏季节，最难调摄护养。时令阴气内伏，暑热之毒熏蒸于外，人们恣意吹风，任意饮寒食冷，所以多患泄泻之类疾病。况且是老年人，更应予以保护。比如屋檐下过道中，矮墙破窗边，都不应让老人在这些地方乘凉。这些都是乘虚隙风，伤人急剧。老人应当居于清净的堂室内，在水边或树木成荫的干净的处所，自然感觉清凉。每日凌晨时，进服气温性平用来调顺气机的汤药或散剂一服。饮食取用温暖软绵的食品，不要吃得过饱。夏天日子长，只要多次进食就可以了。口渴应饮用温热的五谷米汤或豆蔻煮水，生冷滋腻肥厚之物应当少吃。因为老人身体之气不健壮，正值夏天，吃纳阴寒之物于体内，凭阴盛阳弱的胃脘，抵挡生冷肥腻的食物，容易形成滑利泄泻。一旦损伤正气，一时难以调补恢复，千万要谨慎对待。如果必须要食用瓜果之类，要体察老人身体虚实情况，食用少量。由于老人想要吃的东西，若有违抗阻止，他便不开心。只需随其意愿给予他，等他刚吃的时候，就斟酌言语劝解，通常会尝下味道就不吃了。不忤逆他的心意，自然不会有所损伤。

　　如果是阳气虚弱的老人，在夏至以后，应当服用不燥不热、平补肾气温阳的药物二三十剂，可以滋长精神精气，比如苁蓉丸、八味丸之类的药物。适宜到清净雅致的寺院里，处在宽阔开敞的地方，拿老人所喜欢的事物让他开心快乐。如果要就寝休息，尽管随老人意愿，只是不能让他睡眠时间太长。但如果经常歇息，时间长了容易精神昏蒙。大可以呼唤年老志趣相投和洽的朋友每日陪同闲聊，谈论古今之事，老人自然心情愉悦，忘记夏日炎热之毒。时常为其精心准备着汤水和好茶，等到傍晚天气转凉才接回家。谨精选夏季适用的汤药如后。

夏时用药诸方

【原文】

治老人夏多冷气发动,胸膈气滞噎塞,脾胃不和,不思饮食,豆蔻散。

草豆蔻(四两,以姜四两,炒香黄为度,和姜用) 大麦蘖子(十两,炒黄) 神曲(四两,炒黄) 杏仁(四两,去尖,炒熟) 甘草(四两,炙) 干姜(二两,炮制)

上为末,每服一钱,如茶点之,不计时候服。

治老人夏月宜服,平补下元,明目苁蓉丸。

苁蓉(四两) 巴戟(二两) 菊花(二两) 枸杞子(二两)

上为末,炼蜜为丸桐子大。每服盐汤下二十丸。

治老人夏月暴发腹痛及泄泻,木香丸。

轻好全干蝎(二十个,每个擘[1]三两段子,于慢火上炒令黄熟)拣好胡椒(三百粒,生)木香(一分)

上件药同捣为末,湿纸裹烧,粟米饭为丸,如绿豆大。如患腹痛,每服十五丸,煎灯心陈橘皮生姜汤下,大便不调及泄泻,每服十五丸,煎陈橘皮汤下。

治老人夏月脾胃忽生冷气,心腹胀满疼闷,泄泻不止,诃子散。

诃子皮(五个) 大腹(五个,去皮) 甘草(半两,炙) 白术(半两,微炒) 草豆蔻(十四个,用面裹烧,令面熟黄,去面并皮用) 人

参(去芦头,半两)

上为末,每服二钱,水一盏,入生姜少许,枣二个,同煎至六分,去滓温服。

治老人夏月因食冷气积滞,或心腹疼痛等,宜常服。

京三棱(三两,湿纸裹煨熟透,别杵) 蓬莪术(二两,同上) 乌药(二两) 益智(去皮,二两) 甘草(三两,炙) 陈橘皮(二两,如乌药用厚朴亦得)

上为末,每服入盐点之,不计时候,一钱。

治老人,夏月宜服三圣丸,祛逐风冷气,进食和胃,去痰滞、腰膝冷痛。

威灵仙(净洗去土,拣择焙干,秤五两) 干姜(二两,炮制) 乌头(二两,炮制,去皮脐,秤)

上件为末,煮枣肉为丸,如梧子大,每服十五丸至二十丸,温姜汤下。

治老人,夏月宜服平补楮实丸方。驻颜壮筋骨,补益元脏,疗积冷虚乏,一切气疾,暖胃进酒食。久服令人轻健,此神效方。

楮实(半斤,轻杵去白及膜,拣择净,微微炒) 鹿茸(四两,茄子茸[2]为上,其次亦得,净瓦上炙令黄色。如无,则鹿角屑代之,亦妙) 大附子(四两,炮去皮脐,出火毒) 怀州牛膝(四两,去芦头,酒浸二宿,焙) 紫巴戟(四两,洗,去心) 金钗石斛(四两,去根拣净,细细切之) 川干姜(二两,炮制,急于新水内净过) 肉桂(二两,去粗皮)

上件八味为末。楮实子一味用砂盆别研二日,令烂细后,旋入前药末同研,拌令细匀,入煮枣肉同研,拌得所,方入铁臼杵二千下。丸如桐子大。每服三十丸,温酒下。忌牛肉、豉汁。

治老人百疾,常服四顺汤。

神曲(四两,入生姜四两去皮,一处作饼子,焙干) 甘草(一两半,炙黄) 草豆蔻(一两半,先炮熟,去皮,细剉用) 大麦蘖子(二两,炒香熟)

上年件为末,盐点之一钱。

妇人年老,夏月平补血海,活血去风,五倍丸。

五倍子(二两) 川芎(二两剉细) 菊花(二两) 荆芥穗(二两) 旋覆花(二两)

上为末,蜜为丸,如桐子大。每日空心、五更、晚食后,盐汤酒下十五丸,吃至半月,日觉见渐安,手足有力,眼目鲜明,进得饮食,大王[3]血海。请每一日三服。若见大段安乐,一日只吃一服,尤佳。

治老人脾胃弱,不思饮食,吐泻霍乱,理中丸。

人参 甘草 干姜 白术(各等分)

上为末,炼蜜为丸,桐子大。每服十五丸,食前服。

夏月消食和气,橘红散。

陈橘皮(一斤半,汤浸洗五七度,用净巾拭干后,用生姜五两,取自然汁,拌橘皮令匀,淹一宿,焙干,秤一斤) 肉豆蔻(半两) 甘草(五两)

上先将甘草寸截,用白盐五两,一处同炒,候盐红色,甘草赤色为度,一处为末,如茶点之。

夏月平胃,补老人元脏虚弱,腑气不顺,壮筋骨,益颜容,固精髓,八仙丸。

泽泻（三两） 茯苓（二两,去粗皮） 牡丹（三两） 官桂（二两） 附子（三两,炮,去皮脐） 生干地黄（八两,洗干杵） 山茱萸（四两） 干薯药[4]（四两,微炒炙）

上事持了焙干,惟桂不焙,为末,炼蜜为丸,如桐子大。每日空心温酒或盐汤下三十丸。

【注释】

[1] 擘（bó）:分开,剖裂。

[2] 茄子茸:鹿茸中之上品。

[3] 王:同"旺"。

[4] 薯药:即薯蓣,后称山药。

【白话解】

老人夏季多见阴寒内盛,胸膈之中气机不畅,吞咽不利,脾胃不舒,食欲不振,用豆蔻散。

草豆蔻（四两,用姜四两炒至闻香色黄,和姜一起用） 大麦蘖子（十两,炒黄） 神曲（四两,炒黄） 杏仁（四两,去尖,炒熟） 甘草（四两,炙用） 干姜（二两,炮制）

以上药物研末,每次服用一钱,如同品茶一样点末服用,不论任何时候可服用。

用于老人夏季调理身体,性平调补肾气,用明目苁蓉丸。

苁蓉（四两） 巴戟（二两） 菊花（二两） 枸杞子（二两）

以上药物研末,用蜂蜜调和炼成药丸,如梧桐子大小。每次用盐水服下二十丸。

治疗老人夏季急发的腹痛以及泄泻,用木香丸。

干净上等全干蝎（二十个,每个断成两三段,用慢火上炒熟,令其色

黄为度） 用上好的胡椒（三百粒，生） 木香（一分）

以上药物一同捣碎成药末，用湿纸包裹，煮熟粟米饭糊药做成药丸，如绿豆大小。若是腹痛病人，每次服用十五丸，用灯心草、陈皮、生姜煮水服下。若是大便不正常泄泻，每次服用十五丸，煮陈皮汤送下。

治疗老人夏季脾胃阴寒，心下腹中痞胀满闷疼痛，腹泻不止，用诃子散。

诃子皮（五个） 大腹皮（五个，去皮） 甘草（半两，炙用） 白术（半两，微炒） 草豆蔻（十四个，用面粉包裹烧熟，面粉色黄为度，筛除面粉后连皮用） 人参（去芦头，半两）

以上药物研末，每次服用两钱，取水一大碗，用生姜几片、大枣两个，一同煮成六分，去掉药渣趁热服下。

治疗老人夏季由于饮寒食冷，胃气积聚结滞，以及心下脘腹疼痛等，可以经常服用。

京三棱（三两，用湿纸包裹，用火煨熟透，分开杵碎用） 蓬莪术（二两，用法同上） 乌药（二两） 益智（去皮，二两） 甘草（三两，炙用） 陈橘皮（二两，如乌药改用厚朴也可以）

以上药物研末，服用时用盐点服，不论什么时候，每次服用一钱。

老人夏季调理身体，用三圣丸。功效为祛风除冷湿，服用后暖胃和中，化痰消滞，缓解腰腿阴寒疼痛。

威灵仙（净洗去掉杂土，拣择焙干，秤五两用） 干姜（二两，炮制） 乌头（二两，炮制，去皮脐，秤）

以上药物研末，煮大枣肉泥做成药丸，如梧桐子大小，每次服用十五至二十丸，用热姜汤送下。

老人夏季调理身体，用平补楮实方。功效为养颜强筋壮骨，补肾藏精，治疗阴寒积聚体虚乏力等一切气机疾病，能温中暖胃，增进酒量饭量。长期服用可以使人身体轻便健康。这是有神奇功效的药方。

楮实（半斤，轻轻杵去表面白膜，拣择洗净，微微炒干） 鹿茸（四两，茄子茸为上品，其次也可以，放在干净瓦片上炙制，至黄色即可；如果没有，则用鹿角屑替代，亦有同样功效） 大附子（四两，炮，去皮脐，令出火毒） 怀州牛膝（四两，去芦头，酒浸二夜，焙干） 紫巴戟（四两，洗去心） 金钗石斛（四两，去根拣净，切成细片） 川干姜（二两，炮制，急投入新取的水里洗净） 肉桂（二两，去粗皮）

以上八味药物研末。把楮实子用砂盆单独研末两日，研成细末后，加到其他药末中，一同研末，细细研拌令其均匀，加入煮熟的大枣枣肉一同捣拌，到一定程度后，用铁臼杵两千下。做成药丸如同梧桐子大小，每次服用三十丸，用温酒送下。用药禁忌吃牛肉、豆豉汁。

治疗老人各种疾病，用四顺汤。

神曲（四两，加入生姜四两，去皮，一处作饼子，焙干） 甘草（一两半，炙黄） 草豆蔻（一两半，先炮熟，去皮，剉成细片用） 大麦蘖子（二两，炒香熟）

以上药物研末，用盐点服，每次服用一钱。

老妇人夏季平补阴血，活血化瘀祛风，用五倍丸。

五倍子（二两） 川芎（二两剉细） 菊花（二两） 荆芥穗（二两） 旋覆花（二两）

以上药物研末，用蜜糖做成药丸，如梧桐子大小。每日空腹、清晨前以及晚饭后，用盐水、温酒送下十五丸。连续吃了半月，身体每日转见康健，手脚有力，视物明亮，能进饮食，血海充足得旺。开始时每日服用三次。服用后若达到较好的效果，身体康健，每日服用一次，效果更好。

治疗老人脾胃功能虚弱，不想吃东西，呕吐、腹泻、下痢赤白，用理中丸。

人参 甘草 干姜 白术（各等分）

以上药物研末，用蜜糖炼成药丸，如梧桐子大小。每次服用十五丸，饭前空腹服用。

夏季消积导滞理气和胃，用橘红散。

陈橘皮（一斤半，用水浸洗五至七次，用干净毛巾拭干后，用生姜五两，榨取新鲜生姜汁，用姜汁搅拌陈橘皮，腌制一夜后焙干，秤一斤） 肉豆蔻（半两） 甘草（五两）

以上药物先将甘草截成短寸，用白盐五两连同一起炒，直至盐的颜色变成红色，甘草变成红褐色，连同其他药物一同研末，如同茶点服用。

夏季平复胃气，调补老人肾元虚弱、脏腑气机不畅，能强壮筋骨，葆益容颜，固护精髓，用八仙丸。

泽泻（三两） 茯苓（二两，去粗皮） 牡丹（三两） 官桂（二两） 附子（三两，炮用，去皮脐） 生干地黄（八两，洗干，杵碎用） 山茱萸（四两） 干薯药（四两，微炒炙用）

以上药物除去官桂其余均焙干使用，一同研末，用蜂蜜调炼为药丸，如梧桐子大小。每日空腹时用温酒或者盐水送下三十丸。

秋时摄养第十一

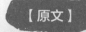
【原文】

秋属金，主于肃杀[1]。秋，肺气王，肺属金，味属辛，金能克木，木属肝，肝主酸。当秋之时，其饮食之味，宜减辛增酸，以养肝气。肺气盛者，调咽气[2]以泄之。顺之则安；逆之则太阴不收，肺气焦满。

秋时，凄风惨雨，草木黄落，高年之人，身虽老弱，心亦如壮。秋时思念往昔亲朋,动多伤感。季秋^[3]之后,水冷草枯,多发宿患,此时人子最宜承奉,晨昏体悉,举止看详。

若颜色不乐,便须多方诱说,使役其心神,则忘其秋思。其新登五谷^[4],不宜与食,易动人宿疾。若素知宿患,秋终多发。或痰涎喘嗽,或风眩^[5]痹癖,或秘泄劳倦,或寒热进退。计其所发之疾,预于未发以前,择其中和应病之药,预与服食,止其欲发。今布秋时汤药如后。

【注释】

[1] 肃杀:形容秋季地气清肃,秋风萧瑟,万物凋零的景象。

[2] 呬(sī)气:运气吐纳功法六字诀中的一种,对应于肺。

[3] 季秋:秋季的最后一个月,农历九月。

[4] 五谷:古代所指五种谷物。

[5] 风眩:病名,因风邪、风痰所致的眩晕。

【白话解】

秋季在五行中属金,主肃降萧条,秋季是肺气当旺,肺五行属金,气味归于辛,金能克制木,木为肝脏所主,肝气味归于酸。正当秋季,人们饮食五味,应当减少辛味而增加酸味,以护养肝木。肺气过盛的,通过调节呬气来使其畅泄通调。顺应四时秋季之气则可以安康,违反规律则手太阴之气不能潜藏,肺气燥热喘满。

秋季天气多有冷风冷雨,天气恶劣,植物枯黄飘落,上了年纪的人,身体虽然衰老羸弱,心力仍然如同壮年一样。秋季容易怀旧思念以前的亲朋好友,常常容易情绪伤感。深秋之后,水温变冷,草木枯萎,容易引发旧患,这个时候身为人子的最应当侍奉在旁,每日早晚体察了解,看护老人的行动。

老人若有神色不喜悦,就要多方面劝解诱导,使他心神转移到其他事情,从而忘记秋景愁思。新收的五谷杂粮,不要给老人吃,容易引动老人旧疾。如果了解老人平素所患疾患,就知道在秋季末时容易复发,有的是痰多涎涌、喘息咳嗽,有的是风疾而致头晕、痹痛,或者是便秘、泄泻等大便不调,饮食劳倦,或者寒热往来。考虑深秋可能发作的旧疾,在其未复发之前加以预防,选择性味平和的对症药物,预先给老人服用,防止疾病的复发。现列举秋季常用的汤药如后。

秋时用药诸方

【原文】

治老人一切泻痢,七宝丹。此药如久患泻痢,诸药疗不差[1]者,服此药无不差。若老人反脾[2]泄滑,大宜服此药。

附子(炮)　当归　陈橘皮　干姜(以上各一两)　吴茱萸　厚朴(以姜汁炙)　南椒[3](以上三味各半两)　舶上硫黄[4](一两)

上件七味,细剉,以慢火焙过,捣罗为末,与硫黄末同拌匀一处,煎米醋和作两剂,却以白面半斤,和令得所。亦令分作两剂,用裹药如烧饼法,用文武火煨,令面熟为度,去却面,于臼中捣三百下,丸如桐子大。如患诸般泻痢,以米汤下二十丸,空心日午服;如患气痛及宿食不消,以姜盐汤下二十丸,空心日午服;如患气痛及宿冷,并无忌。此方如神如圣,其效无及。

治老人乘秋[5],脏腑虚冷,滑泄不定,摄脾丸。

木香　诃子(炮,去核)　厚朴(生姜汁炙)　五倍子　白术(各等分)

上为末,用烧粟米饭为丸,桐子大,每服十丸,米饮送下。

治老人秋肺壅滞,涎嗽间作,胃脘痰滞,塞闷不快,威灵仙丸。

干薄荷(取末,一两) 皂角(一斤,不蛀,肥者,以河水浸洗,去黑皮用银石器内用河水软揉去滓,绢滤去渣,熬成膏) 威灵仙(洗,择去土,焙干为末,四两)

上入前膏搜,丸如桐子大。每服三十丸,临卧生姜汤吞下。

治老人脾脏泄泻,中心气不和,精神倦怠,不思饮食,神授高青丸。

高良姜 青木香(各一两)

上二味为末,煮枣肉为丸,桐子大,干姜汤下十五丸至二十丸。

治老人秋后多发嗽,远年一切嗽疾,并劳嗽痰壅,保救丹。

蛤蚧(一个,如是丈夫患,取腰前一截,雄者用之。女人患,取雌者,腰后一截用之) 不蛀皂角(二挺,涂酥,炙,去黑皮并子) 干地黄(一分,熟蒸如饧) 五味子(一分) 杏仁(一分,去皮尖,用童子小便浸一伏时[6],入蜜炒黄色) 半夏(一分,浆水[7]煮三七遍) 丁香(少许)

上为末,炼蜜为丸,如桐子大,每日食前,一服五丸,姜汤下。

治老人膈滞,肺疾痰嗽,生姜汤。

杏仁(四两,去皮尖) 生姜(六两,去皮,细横切之) 甘草(三分) 桃仁(半两,去皮尖) 盐花(三两)

上以杏仁、桃仁、姜湿纸同裹煨,砂盆内研极细,后入甘草、盐再研,洁器贮之,汤点服。

治诸般腹泻不止及年高久泻,健脾散。

川乌头(炮,去皮脐,三分) 厚朴(去皮,姜汁制) 甘草(炙)
干姜(炮,各一两)

上为末,每服一钱。水三合[8],生姜二片,煎至二合,热服。并进
二服立止。

【注释】

[1]差(chài):病愈。后作"瘥"。

[2]反脾:脾胃受伤因而功能不正常。

[3]南椒:即花椒。名出《雷公炮炙论》。

[4]舶上硫黄:指海外进口的硫黄。

[5]乘秋:乘于秋时,意即当秋之时。乘,趁,因。

[6]一伏时:又称"一复时"。"伏"与"复"可以同声通假。"复"
有来复即周而复始之意。古代以干支纪时,从子时到子时为一周时,从
丑时到丑时亦为一周时,民间叫一个对时。故一复时等于十二个时辰即
二十四小时。

[7]浆水:用包菜或芹菜等蔬菜作原料,在沸水里烫过后,加酵母发
酵而成。

[8]合:古代计量单位,约0.1kg,十合为一升。

【白话解】

治疗老人的各种泻下痢疾,用七宝丹。即使是患上泻下痢疾日久,使
用各种药物治疗不能痊愈的,服用这个药物几乎没有不痊愈的。如果是
老人秋季不见肺脉反见肾脉,出现泄泻滑利,大都可以服用此药。

附子(炮用) 当归 陈橘皮 干姜(以上各一两) 吴茱萸 厚朴
(用姜汁炙用) 南椒(以上三味各半两) 舶上硫黄(一两)

以上七味药细细打碎,用慢火焙干,用捣碎筛出细末,与硫黄末一同
搅拌均匀,煎米醋,和药粉搅和做成两剂药,再用半斤白面,搅和到差不
多的样子。也分成两半,用来包裹药末,用做烧饼的方法,分别用文武火

煨,等白面熟透后,去掉白面,放到臼中捣三百下,做成药丸,如同梧桐子大小。如果患各种泻下痢疾,用米糊送下二十丸,空腹、中午的时候服用;若是患胃气胀痛及食积不能消化,用姜煮盐水送下二十丸,空服、中午的时候服用;如是患胃气胀痛及胃寒冷积也并无大碍。这个药方的功效神奇,其效果他药难及。

治疗老人被秋季之气所伤,五脏六腑空虚寒冷,滑利泄泻,用摄脾丸。

木香　诃子(炮用,去掉果核)　厚朴(用生姜汁炙用)　五倍子　白术(各等分)

以上药物研末,用粟米烧饭做成药丸,如同梧桐子大小,每次服用十丸,用米汤送下。

治疗老人秋季肺气壅滞,涎多咳嗽反复发作,胃脘腹中痰郁气滞,痞闷不利,用威灵仙丸。

干薄荷(取末,一两)　皂角(一斤,用无虫蛀而肉质肥者,用河水浸洗,去黑皮,用银石器装盛,用河水软揉去滓,纱绢滤去渣,熬成膏)　威灵仙(洗干净,择去土,焙干,研末,四两)

把灵仙药末加入以上药膏,一同做成药丸如同梧桐子大小,每次服用三十丸,临睡前用生姜汤送下。

治疗老人脾虚泄泻,腹中心气不舒,精神疲倦困怠,不想吃东西。神授高青丸。

高良姜　青木香(各一两)

以上两味药物研末,煮大枣肉泥做成药丸,如梧桐子大小,干姜汤送下,每次十五至二十丸都可。

治疗老人秋季发作的咳嗽,以及多年所患各种类型的咳嗽,虚劳咳嗽痰湿壅滞,用保救丹。

蛤蚧(一个,如果是男性患病,用雄性蛤蚧腰前一截。若是女性患病,用雌性蛤蚧腰后一截)　不蛀皂角(二挺,涂上酥油,炙用,去黑皮并子） 干地黄（一分,熟蒸如糖稀状） 五味子（一分） 杏仁（一分,去皮尖,用童子小便浸一日一夜,加入蜂蜜炒至黄色） 半夏（一分,用浆水煮二十一遍） 丁香（少许）

以上药物研末,用蜜糖炼制做成药丸,如梧桐子大小,每日饭前吃一剂,每次服用五丸,用姜汤送下。

治疗老人心下膈中壅滞,肺部痰多咳嗽,用生姜汤。

杏仁（四两,去皮尖） 生姜（六两,去皮后细细切丝） 甘草（三分） 桃仁（半两,去皮尖） 盐花（三两）

以上药物杏仁、桃仁、姜一同用湿纸包裹用火煨,放到内研成细末,加入甘草和盐再细细研末,用清洁的器皿贮藏起来,用汤水送服。

治疗各种腹痛泄泻难止,以及老年人体虚久泄,用健脾散。

川乌头（炮用,去皮脐,三分） 厚朴（去皮,姜汁制） 甘草（炙）干姜（炮,各一两）

以上药物研末,每次服用一钱。用水三合,生姜两片,煮成两合,趁热服下。连着服用两剂即可止泻。

冬时摄养第十二

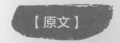
【原文】

冬属水,主于敛藏。冬,肾气旺,属水,味属咸。水克火。火属心,心主苦。当冬之时,其饮食之味,宜减咸而增苦,以养心气。肾气盛者,调吹气[1]以平之。顺之则安;逆之则少阴不藏,肾之水独沉。

三冬之月,最宜居处密室,温暖衾服,调其饮食,适其寒温。大寒之日,山药酒、肉酒时进一杯,以扶衰弱,以御寒气,不可轻出,触冒寒风。缘老人血气虚怯,真阳气少,若感寒邪,便成疾患,多为嗽、吐逆、麻痹、昏眩之疾。冬燥,煎炉之物[2]尤宜少食。冬月阳气在内,阴气在外,池沼之中,冰坚如石,地裂横璺[3],寒从下起,人亦如是。故盛冬月,人多患膈气满急之疾。

老人多有上热下冷之患,如冬月阳气在内,虚阳上攻,若食炙煿[4]燥热之物,故多有壅噎、痰嗽、眼目之疾。亦不宜澡沐,阳气内蕴之时,若加汤火所逼,须出大汗。高年人阳气发泄,骨肉疏薄,易于伤动,多感外疾。惟早眠晚起,以避霜威[5]。晨朝宜饮少醇酒,然后进粥。临卧宜服微凉膈化痰药一服。今列冬时汤药如后。

【注释】
[1]吹气:运气吐纳功法六字诀中的一种,对应于冬。
[2]煎炉之物:经过炉火煎炸炙烤的食物。
[3]地裂横璺(wèn):大地拆裂横纹。此谓天寒地冰之甚。
[4]炙煿(bó):指煎、炒、烤、燥一类的烹调方法。
[5]霜威:冬季寒冷霜雪疾害。

【白话解】

冬季五行属水,主收敛潜藏。冬季肾气旺盛,五行属水,气味归于咸味。水能克制火,火在五行中属于心,心在气味归于苦味。正值冬季,人的饮食五味,应当减少咸味而增加苦味,来护养心气。肾气过盛的,可以调节吹气来平顺它。顺应冬季规律则身体康健;违逆了冬藏之气,足少阴经气就不能潜藏,肾阴寒气沉降独盛。

冬天的三个月,最适合居住在能密风的屋子,穿温暖厚衣,调节饮食,适应气候冷暖。大寒节气，泡好的山药酒、肉酒，经常喝一小杯，可以扶助衰弱的肾气，来抵挡寒气，不可以轻易外出，凛受寒风。因为老人血虚气弱，真阳元气薄弱，如果受寒邪所侵，即可患病。多为咳嗽、呕吐、气逆、寒疾麻木痹痛、头昏目眩等证。冬季各种燥热、煎烤等食物，尤其要少吃。冬季阳气藏于内，阴气行于外，河湖池塘都结冰坚硬如同石头，土地皲裂，寒气从下而起。人也是如此。所以深冬之时，人们多患阴阳拒隔，胸脘痞塞满急的疾病。

老人往往有上热下冷的疾患，比如，冬季阳气藏于内，虚阳上攻，若食用火炙烤或煎炒等燥热的食物，则多患壅滞、噎膈、痰多咳嗽以及头目的疾病。也不适宜洗澡沐浴，阳气内藏的季候，如果用热水沐浴，必定出大汗。老年人阳气开泄，筋骨肌肉疏松薄弱，容易受风触发旧疾，而易感外邪侵袭。应当早睡晚起，避开冬季冷寒侵袭。早上可以喝少许清酒，然后再喝粥。临睡前可以服用微凉膈化痰药一剂。现列举冬季适用的汤药如后。

冬时用药诸方

【原文】

治老人大肠风燥气秘[1]，陈橘丸。（霍大使与冯尚药[2]同定此方。）

陈橘皮（去瓤，一两）　槟榔（细剉，半两）　木香（一分）　羌活（去芦头[3]，半两）　防风（去芦头，半两）　青皮（去瓤，半两）　枳壳（麸炒，去瓤，半两）　不蛀皂角（两挺，去黑皮，酥炙黄）　郁李仁（一两，去皮尖，炒黄）　牵牛（微炒，杵细，罗取末，二两）

上为末，郁李仁、牵牛同研拌匀，炼蜜为丸，桐子大。每服二十

54

丸，食前用姜汤下。未利，渐加三十丸，以利为度。

老人有热，壅滞不快，大肠时秘结，诸热毒生疮，搜风顺气，牵牛丸。

牵牛（二两，饭甑[4]蒸过）　木通（一两）　青橘（一两，去瓤）桑白皮（一两）　赤芍药（一两）　木香（半两）

上为末，炼蜜为丸，如桐子大。每服十五丸至二十丸。丈夫酒下，妇人血气醋汤下。

解老人热秘方

大附子一个，烧留性[5]，研为末，每服一钱，热酒调下。

【注释】

[1] 秘：指便秘。大便秘结不通，或虽有便意，而排便困难。

[2] 霍大使与冯尚药：大使，尚药，皆为官名。

[3] 去芦头：《修事指南》谓羌活"去芦头者免吐"。羌活芦头为羌活的根茎，今已不去。

[4] 甑（zèng）：古代蒸饭的一种瓦器，底部有许多透蒸气的孔格，置于鬲上蒸煮，犹如现代的蒸锅。

[5] 烧留性：即烧存性，中药炮制方法之一。是把药烧至外部焦黑，里面焦黄为度，使药物表面部分炭化，里层部分还能尝出原有的气味，即存性。

【白话解】

治疗老人大肠腑受风干燥气结便秘，用陈橘皮方。（霍大使与冯尚药共同审定此方。）

陈橘皮（去肉瓤，一两）　槟榔（切细，半两）　木香（一分）　羌活（去芦头，半两）　防风（去芦头，半两）　青皮（去瓤，半两）　枳壳（麸炒去瓤，半两）　不蛀皂角（两挺，去黑皮，涂酥油炙用，直至色黄为止）　郁

李仁（一两，去皮尖，炒黄） 牵牛（微炒，杵细，细箩筛取细末，二两）

以上药物研末，郁李仁、牵牛子一同研末搅拌均匀，用蜜糖炼制做成药丸，如梧桐子大小。每次服用二十丸，饭前用姜汤送下。如果大便仍未通解，逐渐加到三十丸，以大便解下为适度。

治疗老人身体有热，腹中壅滞不通，大便秘结难下，以及各种热毒所致疮疡，用以祛风调理气机，用牵牛丸。

牵牛（二两，放在饭上蒸） 木通（一两） 青橘（一两，去瓤） 桑白皮（一两） 赤芍药（一两） 木香（半两）

以上药物研末，用蜜糖炼制做成药丸，如梧桐子大小，每次服用十五至二十丸。若是男子患病，用酒送下，若用于治疗妇女血气疾病，用醋送下。

治疗老人虚热阴寒秘结方

大附子一个，烧制至表面焦黑里面焦黄为度，每次服用一钱，用温酒调服送下。

食治养老序第十三

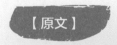
【原文】

昔圣人诠置[1]药石疗诸疾病者，以其五脏本于五行，五行有相生胜之理也。荣卫本于阴阳，阴阳有顺逆之理也。故万物皆禀阴阳五行而生,有五色焉,有五味焉,有寒热焉,有良毒焉。人取其色、味、热、良、毒之性归之五行,处以为药,以治诸疾。顺五行之气者,以相生之物为药以养之;逆五行之气者,以相胜之物为药以攻之,或泻母以利子,或益子以补母,此用药之奇法也。

《经》[2]曰:"天地,万物之盗。""人,万物之盗。"人所以盗万物为资养之法,其水陆之物为饮食者,不啻千品。其五色、五味、冷热、补泻之性,亦皆禀于阴阳五行,与药无殊。大体用药之法,以冷治热,以热治冷,实则泻之,虚则补之。此用药之大要也。人若能知其食性,调而用之,则倍胜于药也。缘老人之性,皆厌于药而喜于食,以食治疾,胜于用药。况是老人之疾,慎于吐利,尤宜用食以治之。凡老人有患,宜先以食治,食治未愈,然后命药,此养老人之大法也。是以善治病者,不如善慎疾[3];善治药者,不如善治食。今以《食医心镜》《食疗本草》《诠食要法》《诸家治馔》,泊《太平圣惠方·食治诸法》类成《养老食治方》。各开门目,用治诸疾,具列于后。为人子者宜留意焉。

【注释】

[1] 诠置:考虑置办。诠,通"铨",考虑、权衡。

[2]《经》:指《阴符经》。所引句原文为:"天地,万物之盗。万物,人之盗。人,万物之盗。三盗既宜,三才相安。"

[3] 慎疾:时刻谨慎疾病的发生及疾病的发展变化。慎,小心谨慎,随时戒备。

【白话解】

古时候圣人考虑置办药物、针石等治疗各种疾病,都根据五脏归属于五行,五行有相生相克的道理。营气卫气根于阴阳二气,阴阳又有顺、逆的法则。所以万物都因阴阳五行而生,分别有五色、五味,有寒有热,有有毒无毒。人们把五色五味、冷热温凉、毒性等性味归入五行,以此作为用药根据,来治疗各种疾病。顺应五行之气,用相生属性的药物来养护;反逆五行之气的,则以相克属性的药物来攻伐它,或者是克制母行来治疗母病及子，或者是补益子行达到补益母行治疗子病及母，这些都是用药的奇妙之法。

《阴符经》说："万物依仗凭借天地阴阳之气而成。"又说："人靠万物得以滋养生长。"人所依靠万物以供养自己的方法，其中用水中、陆地上的物种作为食物的，不止千种。它们的五色、五味、冷热、补泻的性质，都是受禀于阴阳五行，与药物无异。大致上使用药物的方法，就是用寒药治疗热证，用温药治疗寒证，实证则泻邪，虚证就用补益的方法。这是用药的基本要点。人如果能了解食物的性味，恰当地调节使用它，则更有益于用药。因为老人的性情，都厌恶于用药而喜欢接受食物，用食物治疗疾病，会比用药更有效。何况老人的疾病，要谨慎应用涌吐、泄利的方法，更适宜用食物来治疗。大凡老人有疾病，都应当先用食疗，食疗未能痊愈，然后才用药治疗，这是调养老人的要法。所以说善于治病的，不如善于防止疾病发生；善于用药的，不如善于使用食疗的。现在根据《食医心镜》《食疗本草》《诠食要法》《诸家治馔》，加上《太平圣惠方·食治诸法》集成《养老食治方》。分门别类，用于治疗各种疾病，具体列举于下，为人子女应该留心关注。

食治老人诸疾方第十四

食治养老益气方

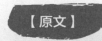
【原文】

食治老人，补虚益气，牛乳方。

牛乳（五升）　荜茇[1]末（一两）

上件药入银器内，以水三升，和乳合煎。取三升后，入瓷合中，每于食前暖一小盏服之。

食治老人，补虚羸乏气力，法制猪肚方。

獖[2]猪肚（一枚，洗，如食法）　人参（半两，去芦头）　干姜（二钱，炮制，剉）　椒（二钱，去目，不开口者[3]，微炒去汗）　葱白（七茎，去须，切）　糯米（三合）

上件捣为末，入米合和相得，入猪肚内，缝合，勿令泄气。以水五升，于铛[4]内微火煮令烂熟，空心服，放温服之，次暖酒一中盏饮之。

老人益气，牛乳方。

牛乳最宜老人，平补血脉，益心，长肌肉，令人身体康强润泽，面目光悦，志不衰，故为人子者，常须供之以为常食。或为乳饼，或作断乳等，恒使恣意充足为度。此物胜肉远矣。

食治老人养老，以药水饮牛，取乳服食方。

钟乳（一斤，上好者，细研）　人参（三两，去芦头）　甘草（五两，炙微赤，剉）　干地黄（三两）　黄芪（二两，剉）　杜仲（三两，去皱皮用）　肉苁蓉（六两）　白茯苓（五两）　麦门冬（四两，去心）　薯蓣（六两）　石斛（二两，去根，剉）

上药为末，以水三斗，先煮粟米七升为粥，放盆内。用药一两，搅令匀，少和冷水，与渴牛饮之令足。不足更饮之一日。饮时患渴，不饮清水。平旦[5]取牛乳服之，生熟任意。牛须三岁以上七岁以下，纯黄色者为上，余色为下。其乳常令犊子饮之。若犊子不饮者，其乳动气，不堪服也。慎蒜、猪、鱼、生、冷、陈、臭。其乳牛清洁养之，洗刷饮饲，须如法用心看之。

食治老人频遭重病,虚羸不可平复,宜服此,枸杞煎方。

生枸杞根（细剉,一斗,以水五斗,煮取一斗五升,澄清） 白羊脊骨（一具,剉碎）

上件药,以微火煎取五升,去滓,取入瓷合中,每服一合。与酒一小盏合暖,每于食前温服。

食治老人,补五劳七伤虚损,法煮羊头方。

白羊头蹄（一付,头蹄须用草火烧令黄色,刮去灰尘） 胡椒（半两） 荜茇（半两） 干姜（半两） 葱白（切,半升） 豉（半斤）

上件药,先以水煮头蹄半熟,内药更煮令烂,去骨,空腹适性食之。日食一具,满七具即止。禁生、冷、醋、滑、五辛[6]、陈、臭、猪、鸡等七日。

治老人大虚羸困极,宜服,煎猪肪方。

猪肪（不中水者,半斤）

上入葱白一茎,于铫[7]内煎,令葱黄即止,候冷暖如身体,空腹频服之令尽,暖盖覆卧至日晡[8],后乃白粥调糜,过三日后宜服羊肝羹。

羊肝羹方。

羊肝（一具,去筋膜,细切） 羊脊膂[9]肉（二条,细切） 曲末（半两） 枸杞根（五斤,剉,以水一斗五升,煮取四升,去滓）

上用枸杞汁煮前羊肝等令烂。入豉一小盏,葱白七茎切,以五味调和作羹,空腹食之,后三日慎食如上法。

食治老人补虚劳,油面馎饦[10]方

生胡麻油（一斤）　浙粳米泔清（一斤）

上二味,以微火煎尽泔清乃止,出贮之,取合盐汤二合,将和面作馎饦,煮令熟,入五味食之。

【注释】

[1] 荜茇:多年生藤本植物。味辛性热,可温中散寒,下气止痛。

[2] 豮(fén):雄性牲畜。

[3] 去目,不开口者:椒种子仁光黑,如人瞳子,故称"椒目"。前人认为花椒闭口者有毒,故去。《本草害利》:"闭口椒有毒,能杀人。"

[4] 铛(chēng):烙饼或做菜用的平底浅锅。

[5] 平旦:清晨。相当于后来的寅时,即每日清晨3~5时。即五更。

[6] 五辛:指五种有辛味之蔬菜。又作五荤。说法不一,道家将韭、薤、蒜、芸苔、胡荽等五辛并列为禁食。

[7] 铫(diào):煮开水熬东西用的器具。

[8] 日晡:即申时。午后3~5时。

[9] 腰(yín):背脊两旁的肉。

[10] 馎(bó)饦(tuō):一种水煮面食,即今之面片汤。

【白话解】

食疗方法医治老人,补虚益气,用牛乳方。

牛乳（五升）　荜茇末（一两）

以上药物放入银质器皿内,用水三升调和牛乳一同煎煮。煮成三升盛于瓷器,每次饭前取一小碗温服。

食疗方法医治老人,补益虚劳羸弱、改善体弱乏力,按方法制作猪肚方。

豮猪肚（一枚,像食用一样清洁干净）　人参（半两,去芦头）　干姜（二钱,炮制,切细块用）　椒（二钱,去目,用不开口者,微炒去汗）　葱白

（七茎,去须切） 糯米（三合）

以上药物捣碎成末,加入糯米拌和后,放入猪肚内,缝合猪肚,不要让药气泻出。用水五升,放到浅锅里用微火煮,煮至猪肚烂熟,放到温度适可,空腹服用。接着用暖酒一中碗,趁热喝下。

老人补益身体之气,用牛乳方。

牛乳最适宜老人食用,能平补血脉,有益于心脏,生肌长肉。令人的身体健康强健,皮肤滋润有光泽,头面眼目明亮,神志精神。所以作为子女,必须常常供养,作为常用食品。或者做成乳饼,或者作为断乳等,让他任意食用满足为度,这个食物比肉类更有好处。

食疗方法医治老人,有助养老,用药汤喂养家牛,取牛乳服食。

钟乳（一斤,选择上好的品种,细细研末） 人参（三两,去芦头） 甘草（五两,炙成微赤,切细用） 干地黄（三两） 黄芪（二两,切细用） 杜仲（三两,去皱皮用） 肉苁蓉（六两） 白茯苓（五两） 麦门冬（四两,去心） 薯蓣（六两） 石斛（二两,去根,切细用）

以上药物研末,用水三斗,先煮粟米粥七升,放到盆内。用药末一两,搅拌均匀,和入少许冷水,给口渴的家牛饮用,令其喝足。若不足,再喂饮多一日。喂饮药水时,牛会口渴,不给饮用清水。清晨取牛乳服用,生用熟用都可以。家牛必须选用三岁以上、七岁以下的,颜色纯黄的为上品,其他颜色为下品。这个牛的乳汁可以常给牛犊食用,如果牛犊不肯饮用,则它的乳汁会破气,不能服用。服药时慎用蒜、猪肉、鱼肉、生冷食物、陈年腐臭的食物。取乳汁的家牛要注意清洁养护,洗刷喂养都要按照以上方法,用心看护。

食疗方法医治老人反复遭受重病,身体虚羸不能平复,适宜服用枸杞煎方。

生枸杞根（细细切片,一斗,用水五升,煮取一斗五升,澄清） 白羊脊骨（一具,剉碎）

以上药物,用微火煎取五升,去掉药渣,取药汁放入瓷器中,每次服用一合。与酒一小杯,和一起暖好后,每次饭前趁热服用。

食疗方法医治老人,调补五劳七伤体虚,用煮羊头方。
白羊头、蹄(一付,头蹄须用草烧火烧至黄色,刮去表面灰尘) 胡椒(半两) 荜茇(半两) 干姜(半两) 葱白(切,半升) 豉(半斤)
以上药物,先用水煮羊头、蹄,直至半熟,加入药物接着煮至头蹄烂熟,去掉骨头,空腹食用适量。每日食用一具,吃满七具即可。禁忌吃生冷、酸、滑利、五辛、陈年腐臭、猪肉鸡肉等七日。

治疗老人,极虚劳困者适宜服用煎猪肪方。
猪肪(不中水者,半斤)
以上加入葱白一根,放到铫里煎煮,令葱白变黄为止,等温度如同身体的温度一样,空腹的时候频频饮用至吃完,用被子覆盖睡下。等到下午三时至五时后,用白粥调成粥糜服下。如此三日后,可以服用羊肝羹。

羊肝羹方。
羊肝(一个,去除筋膜,切成细片) 羊脊膂肉(二条,切成细片) 曲末(半两) 枸杞根(五斤,切细,用水一斗五升,煮成四升,去掉药渣)
以上用枸杞汁煮羊肝等,煮烂即可。加入豆豉一小盏,葱白七根切碎使用,用五味调和做成羹汤,空腹时服食。接着三日谨慎按照前方的方法服食。

食疗方法医治老人,补益虚劳,用油面馎饦方
生胡麻油(一斤) 浙粳米泔清(一斤)
以上二味,以细火煎到泔清挥发完为止,倒出贮存好,加入盐汤二合,拿来和面,制成面片,煮熟后,加入调味料进食。

食治眼目方

食治老人肝脏虚弱,远视无力,补肝,猪肝羹方。

猪肝(一具,细切,去筋膜) 葱白(一握,去须,切) 鸡子(二枚)

上以豉汁中煮作羹,临熟打破鸡子投在内,食之。

又方

青羊肝(一具,细切,水煮熟,漉干)

上以盐、酱、醋和食之,立效。

又方

葱子(半升,炒熟)

上为末,每服一匙。以水二大盏,煎取一盏,去滓,入米煮粥食之。

食治老人,青白翳,明目,除邪气,利大肠,去寒热,马齿实拌葱豉粥方。

马齿实(一升)

上为末,每服一匙。煮葱豉粥,和搅食之,马齿菜作羹粥吃,并明目,极佳。

食治老人,肝脏风虚眼暗,乌鸡肝粥方。

乌鸡肝（一具，细切）

上以豉和米作羹粥食之。

食治老人，目暗不明，苍耳子粥方。

苍耳子（半两） 粳米（三合）

上件捣苍耳子烂，用布绞滤。以水一升，取汁和米煮粥食之。或作散，煎服亦佳。

食治老人，热发眼赤涩痛，栀子仁粥方。

栀子仁（一两）

上为末，分为四服。每服用米三合煮粥，临熟时下栀子末一分，搅令匀，食之。

食治老人，益精气，强志意，聪耳目，鸡头实[1]粥方。

鸡头实（三合）

上煮令熟，去壳，研如膏，入粳米一合煮粥，空腹食。

治老人补中明目，利小便，蔓菁粥方。

蔓菁子（二合） 粳米（三合）

上捣碎，入水二大盏，绞滤取汁，着米煮粥。空心食之。

食治老人，益耳目聪明，补中强志，莲实粥方。

莲实（半两，去皮，细切） 糯米（三合）

上先以水煮莲实令熟，次入糯米作粥，候熟入莲实，搅令匀，热食之。

食治老人，膈上风热，头目赤痛，目赤眒眒，竹叶粥方。

竹叶（五十片，洗净） 石膏（三两） 砂糖（一两） 淅粳米（三合）

上以水三大盏，煎石膏等二味，取二盏，去滓澄清，用煮粥熟，入砂糖食之。

【注释】

[1] 鸡头实：鸡头实，芡实之别名，别称鸡头米，鸡头苞等。

【白话解】

食疗方法医治老人，肝脏虚弱，视远物不清，补益肝脏，用猪肝羹方。

猪肝（一个，去掉筋膜后细细切开） 葱白（一把，去须，切） 鸡子（二枚）

以上除了鸡子（鸡蛋）外，用豆豉汁煮熟做成羹汤，快熟的时候打破鸡蛋，投入在汤内，然后食用。

又一方

青羊肝（一具，细切，水煮熟，漉干）

以上羊肝用盐、酱、醋调和服食，马上见效。

又一方

葱子（半升，炒熟）

以上研成末，每次服用一匙。用水两大盏，煮成一盏，去掉渣滓，加入白米煮成粥服食。

食疗方法医治老人，目生青翳、白翳，清肝明目，祛除邪气，清利大肠，调和寒热，用马齿实拌葱豉粥方。

马齿实（一升）

以上研末，每次服用一匙。煮葱白、豆豉粥，调和搅拌食用，用马齿菜做菜粥吃，又能清肝明目，效果极佳。

食疗方法医治老人,肝虚生风,视物不明,用乌鸡肝粥方。

乌鸡肝(一个,细细切片)

以上用豆豉和米,煮粥食用。

食疗方法医治老人,视物不明,用苍耳子粥方。

苍耳子(半两) 粳米(三合)

把苍耳子捣烂,用纱布包起绞出药汁。用水一升,用汁和米一起煮成药粥食用。或者把苍耳子末做成散剂,煎煮服用也可以。

食疗方法医治老人,内热外发而致目赤、目干目涩、目痛,用栀子仁粥方。

栀子仁(一两)

以上研末,分成四剂。每次服用时用米三合煮成粥,将要煮熟的时候,加入栀子末一分,搅拌均匀后食用。

食疗方法医治老人,补益精气,强健身体精神,明目健听,用鸡头实粥方。

鸡头实(三合)

以上煮熟后去掉壳,研成膏状,加入粳米一合煮粥,空腹服食。

老人补中益气,养肝明目,通调小便,用蔓菁粥方。

蔓菁子(二合) 粳米(三合)

以上捣碎,加入水两大盏,磨绞取药汁,加米煮成粥。空腹食用。

食疗方法医治老人,补益身体,明目聪耳,补中气提神益智,用莲实粥方。

莲实(半两去皮细切) 糯米(三合)

以上先用水把莲实煮熟,把糯米煮成粥,粥快煮熟的时候加入莲实,搅拌均匀,趁热食用。

食疗方法医治老人，上焦风热，目赤头痛，视物昏花，用竹叶粥方。

竹叶（五十片洗净）　石膏（三两）　砂糖（一两）　浙粳米（三合）

以上用水三大盏，煮竹叶、石膏两味，煮成两盏，去掉渣滓澄清药水，用来煮粥，煮熟后加入砂糖食用。

食治耳聋耳鸣诸方

【原文】

食治老人久患耳聋，养肾脏，强骨气，磁石猪肾羹方。

磁石（一斤，杵碎，水淘去赤，用绵裹）　猪肾（一对，去脂膜，细切）

上以水五升，煮磁石，取二升，去磁石，投肾调和，以葱、豉、姜、椒作羹，空腹食之。作粥及入酒并得，磁石常留起，依前法用之。

食治老人肾气虚损耳聋，鹿肾粥方。

鹿肾（一对，去脂膜，切）　粳米（三合）

上于豉汁中相和，煮作粥，入五味，如法调和，空腹食之。作羹及作酒并得。

食治老人五脏气壅耳聋，乌鸡膏粥方。

乌鸡脂（一两）　粳米（三合）

上相和煮粥，入五味调和，空腹食之。乌鸡脂和酒饮亦佳。

食治老人耳聋不差,鲤鱼脑髓粥方。

鲤鱼脑髓(二两) 粳米(三合)

上煮粥,以五味调和,空腹食之。

食治老人肾脏气惫耳聋,猪肾粥方。

猪肾(一两,去膜,细切) 葱白(二茎,去须,切) 人参(一分,去芦头) 防风(一分,去芦) 粳米(二合) 薤白(去茎,去须)

上件药末,并米、葱、薤白着水下锅中煮,候粥临熟,拨开中心下肾,莫搅动,慢火更煮良久,入五味。空腹服之。

【白话解】

食疗方法医治老人患耳聋疾病日久,固养肾气,益髓,用磁石猪肾羹方。

磁石(一斤,杵碎后用水洗去赤色部分,用棉布包裹) 猪肾(一对,去掉脂肪和夹膜,切成细片)

以上用水五升煮磁石,煮成两升,取出磁石放入猪肾,再用葱、豆豉、生姜、椒一起调和做成羹汤,空腹食用。用煮磁石水及猪肾煮成粥或者泡酒都可以,磁石可以留起来,按照前面的方法使用。

食疗方法医治老人肾气虚损而致耳聋,用鹿肾粥方。

鹿肾(一对,去掉脂肪和夹膜,切成细片) 粳米(三合)

以上用豆豉汁混合,煮成粥,加入五味调料调和,空腹食用。用作羹汤以及泡酒也可以。

食疗方法医治老人五脏之气壅滞、耳聋听力下降,用乌鸡膏粥方。

乌鸡脂(一两) 粳米(三合)

以上一同煮成粥,加入五味调料调和,空腹食用。乌鸡脂肪就酒饮用也可以。

食疗方法医治老人久患耳聋之疾难愈，用鲤鱼脑髓粥方。

鲤鱼脑髓（二两） 粳米（三合）

以上煮粥，用五味调料调和，空腹食用。

食疗方法医治老人因肾气衰弱而致耳聋，用猪肾粥方。

猪肾（一两，去膜，切成细片） 葱白（二茎，去须切） 人参（一分，去芦头） 防风（一分，去芦） 粳米（二合） 薤白（去茎，去须）

以上药物研末，连同粳米、葱、薤白一同放到水里煮，等到粥快煮熟的时候，拨开粥的中间放入肾片，不要搅动，用文火慢煮，加入五味调料。空腹食用。

食治五劳七伤诸方

【原文】

食治老人五劳七伤，下焦虚冷，小便遗精，宜食，暖腰壮阳道[11]饼子方。

附子（一两，炮制，去皮脐） 神面曲（三两） 干姜（一两，炮制，剉） 桂心（一两） 五味子（一两） 肉苁蓉（一两半，酒浸一宿，刮去皱皮，炙干） 菟丝子（一两，酒浸三日，曝干为末） 羊髓（二两） 大枣（二十枚，煮去皮核） 酥[2]（二两） 蜜（四两） 白面（一斤） 黄牛乳（一斤半） 汉椒（半两，去目及闭口者，微炒去汗）

上为末，入面，以酥、蜜、髓、乳相和，入枣瓤熟搜，于盆中盖覆，勿令通风。半日久，即将出，更搜令熟，捍作糊饼大面上以筯挑之。即入炉煅中,上下以火煿令熟,每日空腹食五枚。一方入酵和更佳。

食治老人五劳七伤,益下元,壮气海,服经月余,肌肉充盛,老成少年,宜服食雌鸡粥方。

黄雌鸡(一只,去毛,脏腹)　肉苁蓉(酒浸一宿,一两,刮去皱皮,细切)　生薯蓣(一两,切)　阿魏(少许,炼过)　粳米(二合,淘入)

以上先将鸡烂煮,擘[3]骨取汁,下米及鸡、肉苁蓉等都煮粥,入五味,空心食之。

食治五劳七伤,阳气衰弱,腰脚无力,宜食羊肾苁蓉羹方。

羊肾(一对,去筋膜脂,细切)　肉苁蓉(一两,酒浸一宿,刮去皱皮,细切)

上件药,和作羹,着葱白、盐、五味末等,一如常法,空腹服之。

食治老人五劳七伤,阳气衰弱,强益气力,鹿肾粥方。

鹿肾(一对,去脂膜,细切)　肉苁蓉(二两,酒浸一宿,刮去皮,切)　粳米(三合)

上件药,先以水二盏,煮米作粥,欲熟下鹿肾、苁蓉、葱。

【注释】

[1]阳道:指男性生殖功能。

[2]酥:酪类,用牛羊奶制成的食物,又称酥油。

[3]擘(bò):分开,剖裂。

【白话解】

食疗方法医治老人五劳七伤,下焦阳虚寒冷,小便清长,遗精,适宜食用暖腰壮阳道饼子方。

附子(一两,炮制,去皮脐)　神面曲(三两)　干姜(一两,炮制,切细块用） 桂心（一两） 五味子（一两） 肉苁蓉（一两半,用酒浸一夜,刮去皱皮,炙干） 菟丝子（一两,酒浸三日,曝干为末） 羊髓（二两） 大枣（二十枚,煮去皮核） 酥（二两） 蜜（四两） 白面（一斤） 黄牛乳（一斤半） 汉椒（半两,去目及闭口者,微炒去汗）

以上药物研末,面粉用酥油、蜜糖、羊髓、牛乳搅和,加入大枣枣肉,搅拌软熟后,刮净放到盆里密封盖好,不要通风漏气。过半日后拿出,再搅拌软熟,擀成糊饼大小,再用细棍挑成细块。接着放进火炉中,在火中上下翻动烤熟。每日空腹食用五枚。又一方法加入酵母调和效果亦好。

食疗方法医治老人五劳七伤,功效为补益下焦元气,强壮气海,服用一个多月,肌肉结实强壮,老人也像少年一样强壮,可以服食雌鸡粥方。

黄雌鸡（一只,去毛,脏腹） 肉苁蓉（酒浸一夜,一两,刮去皱皮,切） 生薯蓣（一两,切用） 阿魏（少许,炼过） 粳米（二合,淘入）

以上先将黄雌鸡煮烂,掰开骨头取汤汁,放入粳米、肌肉、肉苁蓉等,一并煮粥,加入五味调料,空腹食用。

食疗方法治疗五劳七伤,阳气衰微,腰膝酸软乏力,可以食用羊肾苁蓉羹方。

羊肾（一对,去除筋膜、脂肪,切成细片） 肉苁蓉（一两,酒浸一夜,刮去皱皮,细切）

以上药物一起煮成羹汤,加入葱白、盐、五味调料等,如同平常喝汤的方法,空腹食用。

食疗方法医治老人五劳七伤,阳气衰弱,强壮身体增益气力,用鹿肾粥方。

鹿肾（一对,去除筋膜、脂肪,细切） 肉苁蓉（二两,酒浸一夜,刮去皮,切） 粳米（三合）

以上药物,先用水两盏,把粳米煮成粥,将熟的时候加入鹿肾、肉苁蓉、葱。

食治老人虚损羸瘦诸方

食治老人脏腑虚损羸瘦,阳气乏弱,雀儿粥方。

雀儿(五只,治如食法,细切)　粟米(一合)　葱白(三茎,切)

上先将雀儿炒肉,次入酒一合,煮少时,入水二大盏半,下米煮作粥,欲熟下葱白、五味等候熟,空心服之。

食治老人虚损羸瘦,下焦久冷,眼昏耳聋,骨汁煮饼方。

大羊尾骨(一条,以水五大盏,煮取汁二大盏五分)　葱白(五茎,去须,切)　面(三两)　陈橘皮(一两,汤浸,去白瓤,焙)　羊肉(四两,细切)　荆芥(一握)

上件药,都用骨汁煮五七沸,去滓,用汁少许,后搜面作索饼,却于汁中与羊肉煮,入五味,空腹服之。

食治老人虚损羸瘦,助阳壮筋骨,羊肉粥方。

羊肉(二斤)　黄芪(一两,生,剉)　人参(一两,去芦头)　白茯苓(一两)　枣(五枚)　粳米(三合)

上件药,先将肉去脂皮,取精脊肉[1],留四两细切。余一斤十二两,以水五大盏,并黄芪等煎,取汁三盏,去滓,入米煮粥,临熟下切了生肉更煮,入五味调和,空心食之。

食治老人虚损羸瘦,令人肥白光泽,鸡子索饼方。

白面(四两)　鸡子(四两)　白羊肉(四两,炒作臊[2])

上件,以鸡子清搜面作索饼,于豉汁中煮令熟,入五味和臛,空腹食之。

食治老人肾气损,阴痿,固痹风湿,肢节中痛不可持物,石英水煮粥方。

白石英(二十两) 磁石(三十两,槌碎)

上件药,以水二斗,器中浸,于露地安置,夜即揭盖,令得星月气。每日取水作羹粥及煎茶汤吃皆用之。用却一升,即添一升,如此经年,诸风并差,气力强盛,颜如童子。

【注释】

[1] 膂(lǚ)肉:脊柱两旁的肉。

[2] 臛(huò):肉羹。

【白话解】

食疗方法医治老人脏腑亏虚,形体羸弱瘦小,阳气亏虚,用雀儿粥方。

雀儿(五只,治如食法,切成细片) 粟米(一合) 葱白(三茎,切)

以上先将雀儿肉炒热,接着加入白酒一合,煮一小段时间,加入水两大盏半,放入粟米煮成粥,将熟的时候加入葱白、五味调料等,煮熟后空腹食用。

食疗方法医治老人体虚羸弱瘦小,下焦阳虚寒冷,头目昏花,听力下降,用骨汁煮饼方。

大羊尾骨(一条,用水五大盏,煮骨取汁二大盏五分) 葱白(五茎,去须,切) 面(三两) 陈橘皮(一两,汤浸,去白瓤,焙干) 羊肉(四两,切成细片) 荆芥(一把)

以上药物全部都用骨汁多次煮沸,去掉药渣,用少量汁和面做成面条,再放进骨汁中与羊肉一同煮熟,加入五味调料,空腹食用。

食疗方法医治老人体虚羸弱瘦小,能助长阳气,强筋健骨,用羊肉粥方。

羊肉(二斤) 黄芪(一两,生用,切细) 人参(一两,去芦头) 白茯苓(一两) 枣(五枚) 粳米(三合)

以上药物,先把羊肉去掉脂肪层,选取细嫩的脊骨肉,其中四两切成细片,其余一斤十二两,用水五大盏,连同黄芪等药一同煎煮,煮肉汁三盏,去掉渣滓,加入粳米煮成粥,将熟的时候加入切好的生肉,接着煮熟,加入五味调料调和,空腹食用。

食疗方法医治老人体虚羸弱瘦小,令人体质强壮,皮肤洁白有光泽,用鸡子索饼方。

白面(四两) 鸡子(四两) 白羊肉(四两,炒,做成肉羹)

以上用鸡子清糊面做成面条,放到豆豉汁中煮熟,加入五味调料调和肉羹,空腹食用。

食疗方法医治老人肾气亏损,阴事弱,风湿痹痛,肢体关节肿痛,不能拿东西,用石英水煮粥方。

白石英(二十两) 磁石(三十两,槌碎)

以上药物用水两斗放到容器中浸泡,放置在露天的空地上,夜晚的时候揭开盖子,让它禀受星月灵气。每日取水做汤煮粥,以及泡茶喝,都用这个药水。用完一升,马上添加一升。这样经过长期服用,各种风疾都可以痊愈,体壮气旺,颜面如同童子一样年轻。

食治老人脾胃气弱方

食治老人脾胃气弱不多食，四肢困乏无力，黄瘦，羊肉索饼方。

白羊肉（四两）　白面（六两）　生姜汁（二合）

上以姜汁搜面，肉切作臛头，下五味、椒、葱煮熟。空心食之，日一服，如常作益佳。

食治老人脾胃气弱，食饮不下，虚劣羸瘦及气力衰微，行履不得，鲫鱼熟脍方。

鲫鱼肉（半斤，细作脍[1]）

上投豉汁中煮令熟，下胡椒、荜萝并姜、橘皮等末及五味，空腹食，常服尤佳。

食治老人脾胃气弱，饮食不多，羸乏，藋菜羹方。

藋菜（四两，切之）　鲫鱼肉（五两）

上煮作羹，下五味、椒、姜，并调少面，空心食之。常以三五日服，极补益。

食治老人脾胃气弱，不能饮食，多困无力，酿猪肚方。

猪肚（一个，肥者，净洗之）　人参末（半两）　橘皮末（半两）
猪脾（二枚，细切）　饭（半碗）　葱白（半握）

上总内猪肚中相和，入椒、酱五味讫缝口，合蒸之令烂熟。空心渐食之，能作三两剂，兼补劳。

食治老人脾胃气弱,不多进食,行步无力,黄瘦气微,见食即欲吐,鸡子馎饦方。

鸡子(三枚) 白面(五两) 白羊肉(五两,作臛头)

上件以鸡子白搜面,如常法作之,以五味煮熟。空心食之,日一服。常作极补虚。

食治老人脾胃气弱,食不消化,羸瘦,举动无力,多卧,曲末索饼子方。

曲末(二两,捣为面) 白面(五两) 生姜汁(三两) 白羊肉(二两,作臛头)

上以姜汁搜,曲末和面作之,加羊肉臛头及下酱、椒、五味,煮熟空心食之,日一服。常服尤益。

食治老人脾胃气弱,劳损,不下食,羊脊粥方。

大羊脊骨(一具,肥者,槌碎) 青粱米(四合,净淘)

上以水五升,煎取二升汁,下米煮作粥,空心食之。可下五味常服,其功难及,甚效。

食治老人脾胃气弱,干呕不能下食,羊血方。

羊血(一斤,鲜者,面酱作片) 葱白(一握) 白面(四两,捍切)

上煮血令熟,渐食之三五服,极有验,能补益脏腑。

食治老人脾胃气弱虚,呕吐不下食,渐加羸瘦,粟米粥方。

粟米(四合,净淘) 白面(四两)

上以粟米拌面令匀,煮作粥。空心食之,一日一服。极养肾气和胃。

食治老人饮食不下，或呕逆虚弱，生姜汤方。

生姜（二两，去皮，细切） 浆水（一升）

上和少盐，煎取七合。空心常作，开胃进食。

食治老人脾胃虚弱，恶心，不欲饮食，常呕吐，虎肉炙方。

虎肉（半斤，切作脔） 葱白（半握，细切）

上件以椒、酱、五味调炙之。空心食，冷为佳，不可热食，损齿。

食治老人脾胃气弱不多食，瘦瘦，黄雌鸡馄饨方。

黄雌鸡肉（五两） 白面（七两） 葱白（二合，细切）

上以切肉作馄饨，下椒、酱、五味调和煮熟。空心食之，日一服。皆益脏腑，悦泽颜色。

【注释】

[1] 脍：鱼细切作的肴馔。

【白话解】

食疗方法治疗老人脾胃虚弱，食少，四肢倦怠乏力，形体瘦弱色黄，用羊肉索饼方。

白羊肉（四两） 白面（六两） 生姜汁（二合）

以上用姜汁糊面，把白羊肉切成肉泥，加入五味调料、椒、葱等煮熟。空腹食用，每日吃一次，如果常吃也可以。

食疗方法治疗老人脾胃虚弱，不能吃东西，虚瘦羸弱，气息微弱，乏力，不能行走，用鲫鱼熟脍方。

鲫鱼肉（半斤，细切作脍）

以上加入豉汁煮熟，再放入胡椒、小茴香，以及生姜、橘皮、五味调料等，空腹食用，常吃效果更好。

食疗方法治疗老人脾胃虚弱,食物不多,形体羸瘦困乏,用藿菜羹方。

藿菜(四两,切之) 鲫鱼肉(五两)

以上煮成羹汤,加入五味调料、椒、姜等,用少许面粉调和,空腹食用。常吃三至五日,能大有补益的效果。

食疗方法治疗老人脾胃虚弱,不能消化,疲倦易困乏力,用酿猪肚方。

猪肚(一个,选肉肥厚的,洗干净) 人参末(半两) 橘皮末(半两) 猪脾(二枚,切成细片) 饭(半碗) 葱白(半握)

以上混合放进猪肚里,加入椒、酱、五味调料等,缝合开口放到水里蒸至烂熟。空腹慢慢食用,吃两到三剂,且能补益虚劳。

食疗方法治疗老人脾胃虚弱,食物不多,行走无力,形体瘦弱,色黄,气息微弱,见到食物胃中欲呕,用鸡子馎饦方。

鸡子(三枚) 白面(五两) 白羊肉(五两,做成肉羹)

以上用鸡子白糊面,按照平常的方法做成汤饼,加入五味调料煮熟。空腹食用,每日吃一次。经常服极能补虚。

食疗方法治疗老人脾胃虚弱,食入不能消化,形体瘦弱,行动无力,喜卧,用曲末索饼子方。

曲末(二两,捣成面) 白面(五两) 生姜汁(三两) 白羊肉(二两,做成肉羹)

以上用姜汁和曲末糊面,加上羊肉肉羹,以及酱、椒、五味调料等,一同煮熟。空腹食用,每日吃一次。经常食用更加有益。

食疗方法治疗老人脾胃虚弱,虚劳亏损,吃不下东西,用羊脊粥方。

大羊脊骨(一具,选肥美的,槌碎) 青粱米(四合,用净水淘干净)

以上用水五升,煎取两升汁,加入米煮成粥,空腹食用。可以加入五味调料经常食用。它的功效难以预料,十分神效。

食疗方法治疗老人脾胃虚弱,干呕不能吃下东西,用羊血方。

羊血(一斤,用新鲜的,和面酱作片) 葱白(一把) 白面(四两,擀好切成片)

把以上羊血煮熟,慢慢食用,用三到五次,效果很好,能补益脏腑之气。

食疗方法治疗老人脾胃虚弱,呕吐不能吃饭,逐渐羸弱瘦小,用粟米粥方。

粟米(四合,净水淘洗干净) 白面(四两)

以上粟米搅拌白面均匀,煮成粥。空腹食用,一日吃一次。这个非常护养肾气,兼能和胃止呕。

食疗方法治疗老人不能吃东西,或者呕吐呃逆虚弱,用生姜汤方。

生姜(二两,去皮,切成细片) 浆水(一升)

以上两味加入少许盐,煮成七合。空腹时常喝,可以开胃增加食欲。

食疗方法治疗老人脾胃虚弱,恶心,不想吃东西,常常呕吐,用虎肉炙方。

虎肉(半斤,切作小块的肉) 葱白(半把,切细)

以上用椒、酱、五味调料等炙用。空腹食用,冷食为好,不可以热时食用,会损伤牙齿。

食疗方法治疗老人脾胃虚弱,食用不多,面色萎黄,身体消瘦,用黄雌鸡馄饨方。

黄雌鸡肉(五两) 白面(七两) 葱白(二合,切细)

以上切肉做成馄饨,加入椒、酱、五味调料调和,煮熟。空腹食用,每日吃一次。能补益脏腑,润泽容颜面色。

食治老人泻痢诸方

食治老人脾胃气冷,痢白脓涕,腰脊疼痛,瘦弱无力,鲫鱼熟鲙。

鲫鱼肉(九两,切,作鲙) 豉汁(七合) 干姜(半两) 橘皮末(半两)

上以椒、酱、五味调和,豉汁沸,即下鲙鱼,煮熟,下二味,空心食之。日一服,其效尤益。

食治老人肠胃冷气,痢下不止,赤石脂馎饦方。

赤石脂(五两,碎,筛如面) 白面(七两)

上以赤石脂末和面,搜作之,煮熟,下葱、酱、五味臛头,空心食之三四服皆愈。

食治老人脾胃气冷,肠数痢,黄雌鸡炙方。

黄雌鸡(一只,如常法)

上以五味、椒、酱刷炙之令熟,空心渐食之,亦甚补益脏腑。

食治老人脾胃虚气,频频下痢,瘦乏无力,猪肝煎。

豮猪肝(一具,去膜,切作片,洗去血) 好醋(一升)

上以醋煎肝,微火令泣尽干,即空心常服之,亦明目,温中,除冷气。

食治老人脾胃虚弱,冷痛泄痢无常,不下食,椒面粥方。

蜀椒（一两,熬,捣为末） 白面（四两）

上和椒拌之令匀,即煮,空心食之,日一服,尤佳。

食治老人冷热不调,下痢赤白,腹痛不止,甘草汤方。

甘草（一两,切熬） 生姜（一两,刮去皮,切） 乌豆（一合）

上以水一升,煎取七合,去滓。空心服之,不过三日服,愈。

食治老人赤白痢,刺痛,不多食,瘦瘦,鲫鱼粥方。

鲫鱼肉（七两） 青粱米（四两） 橘皮末（一分）

上相和,煮作粥,下五味、椒、酱、葱调和。空心食之,二服。亦治劳,和脏腑。

食治老人肠胃虚冷泄痢,水谷不分,薤白粥方。

薤白（一握,细切） 粳米（四合） 葱白（三合,细切）

上相和作羹,下五味、椒、酱、姜。空心食,常作取效。

食治老人脾虚气弱,食不消化,泄痢无定,曲末粥方。

神曲（二两,炙,捣罗为末） 青粱米（四合,净淘）

上相和煮粥,空心食之,常三五服,立愈。

食治老人赤白痢,日夜无度,烦热不止,车前子饮。

车前子（五合,绵裹,用水二升,煎取一升半汁） 青粱米（三合）

上取煎汁煮作饮,空心食之,日三服,最除热毒。

食治老人痢不止,日渐黄瘦无力,不多食,黍米粥方。

黍米（四合,净淘） 阿胶（一两,炙,为末）

上煮粥,临熟下胶末,调和,空心食之,一服尤效。

食治老人下痢赤白及水谷不度,腹痛,马齿菜方。

马齿菜(一斤,净,淘洗)

上煮令熟,及热以五味或姜、醋渐食之。其功无比。

【白话解】

食疗方法治疗老人脾胃寒冷,下痢白色脓涕,腰背疼痛,肌肉瘦削乏力,用鲫鱼熟鲙。

鲫鱼肉(九两,切作鲙) 豉汁(七合) 干姜(半两) 橘皮末(半两)

以上用椒、酱、五味调料调和,豉汁煮沸马上放入鲙,煮熟后加入干姜、橘皮末,空腹食用。每日吃一次,有很好的功效。

食疗方法治疗老人胃肠积冷,泻痢不止,用赤石脂馎饦方。

赤石脂(五两,捣碎,用筛子筛过如同面粉) 白面(七两)

以上赤石脂末糊面,搅拌后做成汤饼,煮熟,加入葱、酱、五味调料肉汤,空腹食用。吃三四次就都可以痊愈。

食疗方法治疗老人脾胃积冷,肠寒泻痢,用黄雌鸡炙方。

黄雌鸡(一只,按照平常的方法处理干净)

以上用五味调料、椒、酱刷匀后用火炙熟,空腹慢慢食用,也可以补益脏腑。

食疗方法治疗老人脾胃气虚,反复泻痢,体瘦困乏无力,用猪肝煎。

猏猪肝(一具,去筋膜,切成片,洗去血水) 好醋(一升)

以上用醋煎煮猪肝,用微火慢慢煮汁至微干,空腹的时候常常食用,也可以明目,温暖中焦脾胃,祛除体中寒气。

食疗方法治疗老人脾胃气虚,寒冷疼痛,泄泻下痢不定,不能吃下东西,用椒面粥方。

蜀椒（一两，熬捣为末） 白面（四两）

以上蜀椒和白面搅拌均匀，煮熟后空腹食用，每日吃一剂更好。

食疗方法治疗老人忽冷忽热，下痢赤白脓血，腹痛难止，用甘草汤方。

甘草（一两，切片熬水） 生姜（一两，刮去皮，切片） 乌豆（一合）

以上用水一升，煎成七合，去掉渣滓。空腹食用，不过服用三日，即可痊愈。

食疗方法治疗老人下痢赤白，腹中刺痛，食少，肌肉痿弱瘦削，用鲫鱼粥方。

鲫鱼肉（七两） 青粱米（四两） 橘皮末（一分）

以上一同煮成粥，加入五味调料、椒、酱、葱调和。空腹食用，吃两次。也可治疗虚劳，调和脏腑。

食疗方法治疗老人肠胃虚冷，泄泻下痢，食物不化水谷不分，用薤白粥方。

薤白（一把，切细） 粳米（四合） 葱白（三合，切细）

以上一同做成羹汤，加入五味调料、椒、酱、姜。空腹食用，常常食用可有成效。

食疗方法治疗老人脾胃虚弱，食物不能消化，泄泻下痢难止，用曲末粥方。

神曲（二两，炙用，捣碎，筛罗筛出细末） 青粱米（四合，洗净淘干）

以上一同煮粥，空腹食用，常服三到五次即可痊愈。

食疗方法治疗老人下痢赤白，日夜不定，烦热不止，用车前子饮。

车前子（五合，用棉布包裹，用水两升，煎取一升半汁） 青粱米（三合）

取以上药物煮汁饮，空腹食用，每日吃三次，解除热毒最有效。

食疗方法治疗老人下痢不止,渐见色黄瘦弱乏力,不能食多,用黍米粥。

黍米(四合,净水淘干净）　阿胶(一两,炙成末）

以上煮成粥,将熟的时候加入阿胶末,调和后,空腹食用,吃一次即可见效。

食疗方法用于治疗老人下痢赤白脓血,以及食物不消化,水谷不分,腹痛,用马齿菜方。

马齿菜(一斤,用净水淘干净）

以上煮熟,趁热加入五味调料或者姜、醋等慢慢食用。这个非常有效。

食治老人烦渴热诸方

【原文】

食治老人烦渴口干,骨节烦热,枸杞饮方。

枸杞根白皮(一升）　小麦(一升,净淘）　粳米(三合,研）

上以水一斗,煮二味取七升汁,下米作饮,渴即渐服之。

食治老人烦渴不止,饮水不定[1],转渴舌卷干焦,大麦汤方。

大麦(二升）　赤饧[2](二合）

上以水七升,煎取五升,去滓,下饧调之。渴即服,愈。

食治老人烦渴，小便黄色无度，黄雌鸡羹方。

黄雌鸡（一只，如常法） 粳米（二合，淘净） 葱白（一握）

上切鸡，和煮作羹，下五味，少着盐。空心食之，渐进当效。

食治老人消渴热中，饮水不止，小便无度，烦热，猪肚方。

猪肚（一具，肥者，净洗之） 葱白（一握） 豉（五合，绵裹）

上煮烂熟，下五味调和，空心，切，渐食之，渴即饮汁。亦治劳热，皆差。

食治老人烦渴，脏腑干枯，渴不止，野鸡臛[3]方。

野鸡（一只，如常法） 葱白（一握） 粳米（二合，细研）

上切，作相和羹作臛，下五味、椒、酱，空心食之，常作服佳妙。

食治老人烦渴，饮水不足[4]，日渐羸瘦困弱[5]，兔头饮方。

兔头（一枚，净，洗之） 豉心（五合，绵裹）

上以水七升，煮取五升汁，渴即渐饮之，最效。

食治老人消渴，烦闷常热，身体枯燥黄瘦，牛乳方。

牛乳（一升，真者，微熬）

上空心，分为二服。极补益五脏，令人强健光悦。

食治老人消渴，壮热，燥不安，兼无力，青粱米饮方。

青粱米（一升，净、洗淘之，研令细）

上以水三升，和煮之，渴即渐饮服之。极治热、燥并除。

食治老人消渴热中，饮水无度，常若不足，青豆方。

青豆（二升，净淘）

上煮令烂熟,空心,饥即食之,渴即饮汁,或作粥食之,任性,亦佳。

食治老人消渴,烦热,心神狂乱,躁闷不安,冬瓜羹方。
冬瓜(半斤,去皮) 豉心(二合,绵裹) 葱白(半握)
上以和煮作羹,下五味调和,空心食之。常作粥佳。

食治老人消渴消中,饮水不足,五脏干枯,芦根饮子。
芦根(切,一升,水一斗,煎取七升半) 青粱米(五合)
上以煎煮饮,空心食之,渐进为度,益效。忌醎食、炙肉、熟面等。

食治老人消渴,诸药不差,黄瘦力弱,鹿头方。
鹿头(一枚,炮,去毛,净,洗之)
上煮令烂熟,空心,日以五味食之,并服汁,极效。

【注释】

[1] 不定:不住,不止。

[2] 饧(xíng):用麦芽或谷芽熬成的饴糖。

[3] 臛(huò):肉羹。

[4] 饮水不足:意谓烦渴多饮,饮不解渴。不足,不尽。

[5] 困弱:疲倦虚弱,神疲乏力。

【白话解】

食疗方法治疗老人虚烦口渴,筋骨关节烦疼,用枸杞饮方。
枸杞根白皮(一升) 小麦(一升,净水淘干净) 粳米(三合,研碎)
用水一斗,煮以上两味取七升汁,加入粳米煮饮,口渴的时候慢慢服用。

食疗方法治疗老人虚烦口渴,饮水仍不能解渴,饮下旋即口渴,舌干口焦,用大麦汤方。

大麦（二升） 赤饧（二合）

以上用水七升，煮成五升，去掉渣滓，加入赤糖块调和。口渴的时候服下，即可痊愈。

食疗方法治疗老人烦热口渴，小便色黄，尿少，用黄雌鸡羹方。

黄雌鸡（一只，如常法） 粳米（二合，淘净） 葱白（一握）

把雌鸡切开，和以上一同煮成羹汤，加入五味调料，少许盐。空腹食用，慢慢食用即可有效。

食疗方法治疗老人消渴病中消，饮水过度，小便量少，心中烦热，用猪肚方。

猪肚（一具，选肥美的，清洁干净） 葱白（一把） 豉（五合，用棉布包裹）

以上煮至烂熟，加入五味调料调和，空腹的时候切块慢慢食用，口渴的时候饮用这个肉汁。也可以治疗虚劳发热，都可以痊愈。

食疗方法治疗老人心烦口渴，脏腑精气干涸，喝水渴不能改，用野鸡臛方。

野鸡（一只，按照往常一样清洁干净） 葱白（一把） 粳米（二合，研细）

以上切开拌和做成肉羹，加入五味调料、椒、酱等。空腹食用，常做来服食效果非常好。

食疗方法治疗老人心烦口渴，却不能饮水，身体逐渐羸弱瘦小，困倦，用兔头饮方。

兔头（一个，净水洗干净） 豉心（五合，用棉布包裹）

以上用水七升，煮取五升汤汁，口渴的时候慢慢饮下，最有效果。

食疗方法治疗老人消渴病心中烦闷，时常发热，身体枯燥，色黄瘦小，用牛乳方。

牛乳（一升，用真牛乳，微火熬熟）

以上空腹分成两次服用。十分能补益五脏，令人强身健骨，神采光泽。

食疗方法治疗老人消渴病，高热，烦躁不安，以及体软无力，用青粱米饮方。

青粱米（一升，净水淘洗干净，研细）

以上用水三升一同煮熟，口渴的时候慢慢饮下。服下后高热烦躁都能治愈。

食疗方法治疗老人消渴病中消，饮水过量，仍觉得不满足，用青豆方。

青豆（二升，用净水淘洗）

以上煮至烂熟。空腹饥饿的时候食用，口渴的时候饮用豆汁，或者煮粥食用，任老人食量食用也可以。

食疗方法治疗老人消渴病心中烦热，心神狂越躁乱，烦闷不安，用冬瓜羹方。

冬瓜（半斤，去皮）　豉心（二合，用棉布包裹）　葱白（半把）

以上一同煮成羹汤，加入五味调料调和，空腹食用，时常煮粥也很好。

食疗方法治疗老人消渴病中消，却不能饮水，五脏津亏，用芦根饮子。

芦根（切，一升，用水一斗，煮成七升半）　青粱米（五合）

以上煮成米饮。空腹食用，慢慢饮用为好，更能增益效果。忌食加酰的食物、炙烤肉食和不能发酵的熟面。

食疗方法治疗老人消渴病，用各种药物不能治愈，萎黄瘦弱，气力微弱，用鹿头方。

鹿头（一颗，炮制，去掉毛，清洗干净）

以上煮至烂熟。空腹时，每日用五味调料就着吃下，并且饮下肉汁，有非常好的效果。

食治老人水气诸方

食治老人水气病，身体肿，闷满气急，不能食，皮肤欲裂，四肢常疼，不可屈伸，鲤鱼臛方。

鲤鱼肉（十两） 葱白（一握） 麻子（一升，熬，细研）

上以水滤麻子汁，和煮作臛，下五味、椒、姜调和，空心时渐食之，常服尤佳。

食治老人水气病，四肢肿闷沉重，喘息不安，水牛肉方。

水牛肉（一斤，鲜）

上蒸令烂熟，空心，切，以五味、姜、醋渐食之，任性为佳。

食治老人水气浮肿，身皮肤燥痒，气急，不能下食，心腹胀满，气欲绝，貒肉[1]羹方。

貒肉（一斤，细切） 葱白（半握，切） 粳米（三合，淅）

上和煮作羹，下五味、椒、姜，空心常食之，最验。

食治老人水气肿满，身体疼痛，不能食，麻子粥方。

冬麻子（一升，研取汁） 鲤鱼肉（七两，切）

上取麻子汁，下米四合，和鱼煮作粥，以五味、葱、椒。空心食，日一服，频作皆愈。

食治老人水气胀闷，手足浮肿，气急烦满，赤豆方。

赤小豆(三升,淘净) 樟柳根^[2](好者,切,一升)

上和豆煮烂熟,空心,常食豆,渴即饮汁,勿别杂食,服三二服立效。

食治老人水气,面肿腹胀,喘乏不安,转动不得,手足不仁,身体重困,或疼痛,郁李仁粥方。

郁李仁(二两,研,以水滤取汁) 薏苡仁(五合,淘)

上以煎汁作粥,空心食之,日二服,常立效。

食治老人水气,面目手足浮肿,腹胀风急,桑白皮饮。

桑白皮(四两,切) 青粱米(四合,研)

上以桑汁煮作饮,空心渐食,常服尤佳益。

食治老人水气疾,心腹胀满,四肢烦疼无力,白煮鲤鱼方。

鲤鱼(一头,重二斤者,如常法) 橘皮(二两)

上和煮令烂熟。空心,以二味少着盐食之,常服并饮少许汁,将理^[3]为验。

食治水气胀满,手足俱肿,心烦闷无力,大豆方。

大豆(二升) 白术(二两) 鲤鱼(一斤)

上以水和煮,令豆烂熟,空心常食之鱼豆,饮其汁尤佳。

食治老人水气,身体虚肿,面目虚胀,水牛皮方。

水牛皮(二斤,刮去毛,净洗) 橘皮(一两)

上相和,煮令烂熟,切,以生姜醋五味渐食之,常作尤益。

【注释】

[1]貒肉：貒（tuān），獾的别称。貒肉，为鼬科动物猪獾的肉。甘、酸、咸，平。补中，利水。治虚劳，水肿，痢疾，疳积。

[2]樟柳根：中药名。药材又称樟柳头，樟柳头根。为姜科植物闭鞘姜的根茎。

[3]将理：修养调理。

【白话解】

食疗方法治疗老人水气病，身体浮肿，满闷气急，不能进食，皮肤胀满几欲开裂，四肢经常疼痛，屈伸不利，用鲤鱼臛方。

鲤鱼肉（十两） 葱白（一把） 麻子（一升，熬过，研细）

以上用水滤过麻子汁，一同煮成肉羹，加入五味调料、椒、姜调和，空腹的时候慢慢食用，经常服食更加有益。

食疗方法治疗老人水气病，四肢浮肿沉闷重着，喘息不能平复，用水牛肉方。

水牛肉（一斤，选用新鲜的）

以上蒸至熟烂，切开，用五味调料、姜、醋调和，空腹时慢慢食用，随食量任意食用为好。

食疗方法治疗老人水气病身体浮肿，身体皮肤干燥胀痒，气急攻心不能吃下东西，心下腹中气胀满闷，呼吸困难，用貒肉羹方。

貒肉（一斤，切成细片） 葱白（半把，切碎） 粳米（三合，淘洗）

以上一同煮成羹汤，加入五味调料、椒、姜等，空腹时常食用，最为有效。

食疗方法治疗老人水气病身体肿胀气满，身体疼痛，不能进食，用麻子粥方。

冬麻子（一升，研制取汁） 鲤鱼肉（七两，切成肉片）

用麻子汁加入粳米四合，连同鱼肉煮粥，加入五味调料、葱、椒等。空腹食用,每日吃一次,连续食用即可痊愈。

食疗方法治疗老人水气病身体肿胀满闷,四肢末端浮肿,喘气,烦闷不安,用赤豆方。

赤小豆(三升,净水洗干净) 樟柳根(选好的,切一升)

以上樟柳根和赤小豆一同煮至烂熟,空腹时常食用赤小豆,口渴就喝豆汁,不要混合其他食物,吃两三次即可见效。

食疗方法治疗老人水气病,头面浮肿,肚腹肿胀,呼吸困难气喘乏力,不能转身,手脚麻木行动不便,身体重着倦怠,或者身体疼痛,用郁李仁粥方。

郁李仁(二两,研碎,用水浸泡过滤取汁) 薏苡仁(五合,净水淘洗干净)

用郁李仁汁和薏苡仁煮成粥,空腹食用,每日吃两次,常常服食可以见效。

食疗方法治疗老人水气病,头面以及手脚浮肿,肚腹鼓胀,风气牵动,呼吸风动,用桑白皮饮。

桑白皮(四两,切细) 青粱米(四合,研碎)

以上用桑白皮煮汁,以青粱米煮成饮,空腹慢慢服下,经常服用更加有益。

食疗方法治疗老人水气病,心下肚腹水肿胀,手足四肢酸楚疼痛无力,用白煮鲤鱼方。

鲤鱼(一头,选择两斤重的,按照平常的方法洗净) 橘皮(二两)

以上一同煮至烂熟。用以上两味加入少许盐空腹的时候食用,经常食用,并饮用少许肉汁,这样肯定非常有效。

食疗方法治疗老人水气病肿胀气满,四肢手足水肿,心中烦躁,乏力,用大豆方。

大豆（二升） 白术（二两） 鲤鱼（一斤）

以上用水一同煮至大豆烂熟。空腹时常食用鱼和豆,饮用汁水,更加有益。

食疗方法治疗老人水气病,身体浮肿,头面眼目浮肿,用水牛皮方。

水牛皮（二斤,刮去皮上毛,洗干净） 橘皮（一两）

以上拌和一同煮至烂熟,切开,用生姜、醋、五味调料等调和,慢慢食用,经常服食更加有效。

食治喘嗽诸方

【原文】

食治老人上气急,喘息不得,坐卧不安,猪颐酒方。

猪颐[1]（三具,细切） 青州枣[2]（三十枚）

上以酒三升浸之,若秋冬三五日,春夏一二日,密封头。以布绞去滓空心温,任性渐服之,极验。切忌咸、热。

食治老人上气咳嗽,胸中妨满急喘,桃仁粥方。

桃仁（三两,去皮尖,研） 青粱米（二合,净淘）

上调桃仁和米,煮作粥,空心食之,日一服,尤益。

食治老人上气咳嗽,烦热干燥,不能食,饧煎方。

寒食饧[3]（四两） 干地黄（生者汁,一升） 白蜜（三合）

上相和,微火煎之令稠。即空心每日含半匙,细咽汁。食后亦服。除热最效。

食治老人上喘,咳嗽,身体壮热,口干渴燥,猪脂方。

猪肪脂(一斤,切作䐑)

上于沸汤中投煮之,空心以五味渐食之。其效不可比,补劳治百病。

食治老人上喘,咳嗽气急,面目浮肿,坐卧不得,苏煎方。

土苏^[4](四两)　鹿髓(三合)　生地黄汁(一升)

上相和,微火煎之,如饧即止。空心及食后常含半匙,细咽汁,三两日即差。

食治老人气急,胸胁逆满,食饮不下,枣煎方。

青州枣(三十枚,大者,去核)　土苏(三两)　饧(二合)

上相和,微火温令消,即下枣,搅之相和,以微火煎,令苏饧泣尽即止,每食止即唉一二枚,渐渐咽汁为佳。忌咸、热、炙肉。

食治老人咳嗽,胸胁引痛,即多见唾涕,煨梨方。

黄梨(一大颗,刺作五十孔)　蜀椒(五十粒)　面(二两)

上以蜀椒每孔内一颗,软面软裹,放于塘[5]灰火中,候煨令熟,去面,冷。空心切食,用三二服尤佳。不当及热食之,益甚[6],须羊肚肝羹治之。

食治老人上气,咳嗽喘急,烦热,不下食,食即吐逆,腹胀满,姜糖煎方。

姜汁(五合)　砂糖(四两)

上相和,微火温之一二十沸即止。每度含半匙,渐渐下汁。

食治老人咳嗽,虚热,口舌干燥,涕唾浓粘,甘蔗粥方。

甘蔗汁(一升半)　青粱米(四合,净淘)

上以蔗汁煮粥。空心渐食之,日一二服,极润心肺。

食治老人上气,热,咳嗽,引心腹痛满闷,桃仁煎方。

桃仁(二两,去皮尖,熬,末)　赤饧(四合)

上相和,微煎三五沸即止,空心,每度含少许,渐渐咽汁,尤益。

食治老人咳嗽,烦热,或唾血,气急,不能食,地黄饮方。

生地黄(半斤,研如水,取汁)

上以地黄汁煎作膏,空心渐食之,日一服,极效。

【注释】

[1] 颐:即胰。

[2] 青州枣:大枣中的上品,出自山东青州。

[3] 寒食饧(xíng):寒食节制的饴糖。

[4] 土苏:又写作"土酥",指酥油。此外萝卜又名土酥,王祯《农书》载,北方人将秋天生的叫萝卜,冬天生的叫土酥。但本书提到的"土苏"多为液体。

[5] 塘:屋内生火取暖用的坑。

[6] 益甚:指病情加重。

【白话解】

食疗方法治疗老人气冲上逆,气喘呼吸困难,坐卧不能,用猪颐酒方。

猪颐(三个,切细)　青州枣(三十枚)

以上用酒三升浸泡,如果是秋冬季节浸三至五日,春夏季节则浸一两日，密封好浸泡。用布包好绞榨出汁，去掉渣滓。温热后，空腹时任由老人的食量慢慢食用，极有效果。切忌食用咸腥热气的东西。

食疗方法治疗老人气冲上逆，咳嗽，胸中满闷喘气，用桃仁粥方。

桃仁（三两，去皮尖，研碎）　青粱米（二合，净水淘洗干净）

以上用桃仁和米一同煮成粥，空腹食用，每日吃一次非常有益。

食疗方法治疗老人气冲上逆，咳嗽，心烦虚热身体干燥，不能饮食，用饧煎方。

寒食饧（四两）　干地黄（生者绞榨取汁，一升）　白蜜（三合）

以上拌和，用文火煎煮直至浓稠。空腹的时候每日含服半汤匙，慢慢咽下津液。吃饭后也可服食。清除虚热最有奇效。

食疗方法治疗老人喘气咳嗽，身体高热，口干舌燥，口渴，用猪脂方。

猪肪脂（一斤，切成小块的肉）

以上放进沸水中煮熟，空腹时用五味调料调和慢慢食用。这个效果无可比拟，可以补益虚劳治疗各种疾病。

食疗方法治疗老人喘气咳嗽，气急上冲，头面眼目浮肿，坐卧不能，用苏煎方。

酥油（四两）　鹿髓（三合）　生地黄汁（一升）

以上搅和，用文火煎煮，煮成如同糖块样为止。空腹以及饭后常常含服半汤匙，慢慢咽下津液，两三日即可痊愈。

食疗方法治疗老人气急上冲，胸胁胀满，不能吃东西喝水，用枣煎方。

青州枣（三十枚，选用大的，去核）　酥油（三两）　饧（二合）

以上两味搅和，用文火温热去除腥气，然后加入枣肉搅拌均匀，用文火煎煮，到酥油、糖浆即将煮干为止。每次饭后马上吃一两枚，慢慢咽下津液为好。禁忌吃过咸、过热以及烤肉等。

食疗方法治疗老人咳嗽,咳嗽时胸胁引痛,多唾涎和流涕,用燠梨方。

黄梨(一大颗,刺五十个孔) 蜀椒(五十粒) 面(二两)

黄梨的每个孔放入一颗蜀椒,用软面包裹,放进塘泥热灰中煨熟,去除面皮,待其冷却。空腹时切来食用,服用两三次更好。不应当在热的时候服食,会加重病情,必须用羊肚肝羹治疗。

食疗方法治疗老人咳嗽上气,喘息气急,烦热不能吃下东西,食入及吐,腹中胀满,用姜糖煎方。

生姜汁(五合) 砂糖(四两)

以上搅和,用文火煮,煮至十到二十次沸腾为止。每次含服半汤匙,慢慢咽下津液。

食疗方法治疗老人咳嗽虚热,口干舌燥,鼻涕唾液浓稠黏腻,用甘蔗粥方。

甘蔗汁(一升半) 青粱米(四合,净水淘洗干净)

以上用蔗汁煮成粥。空腹慢慢食用,每日吃一两次,非常能滋润心肺之阴。

食疗方法治疗老人咳嗽上气有热,咳嗽牵引心下腹中疼痛,气满闷痛,用桃仁煎方。

桃仁(二两,去皮尖,熬末) 赤饧(四合)

以上搅和,文火煎煮三到五次沸腾为止。空腹每次含服少许,慢慢咽下津液,非常有益。

食疗方法治疗老人咳嗽烦热,或者咳血,气促,不能进食,用地黄饮方。

生地黄(半斤,研磨,取汁)

以上用生地黄汁煎煮成膏状。空腹慢慢食用,每日吃一次非常有效。

食治脚气诸方

食治老人脚气[1]烦热,流肿入膝,满闷,猪肚生方。

猪肚(一具,肥者,细切作生)

上以水洗,布绞令干,好蒜、醋、椒、酱、五味。空心常食之。亦治热劳,补益效。

食治老人脚气毒闷,身体不任[2],行履不能,紫苏粥方。

紫苏子(五合,熬,研细,以水投取汁) 粳米(四合,净淘)

上煮作粥,临熟下苏汁调之,空心而食之,日一服,亦温中。

食治老人脚气逆闷,呕吐冲心,不能下食,猪肾生方。

猪肾(二只,去膜,细切作生)

上以蒜、醋、五味,空心食之,日一服佳极。

食治老人脚气冲逆[3],身肿脚肿,大小便秘涩不通,气息喘急,食饮不下,郁李仁饮方。

郁李仁(二两,细研,以水滤取汁) 薏苡仁(四合,淘,研破)

上以相和煮饮,空心食之一二服,极验。

食治老人脚气逆,心闷烦躁,心神狂误,鲤鱼臛方。

鲤鱼(一斤,取肉) 莼菜[4](四两) 粳米(三合,研)

上切,以葱白一握,相和煮臛,下五味、椒、姜调和,空心食之。常服。亦治水气。

食治老人脚气烦闷，或吐逆不下食，痹弱，麻子粥方。

麻子（一斤，熬研，水滤取汁）　粳米（四合，净淘）

上以麻子汁作粥，空心食之。日一服尤益。亦中治冷气。

食治老人脚气烦躁，或逆心，间愦呕逆，水牛头方。

水牛头（一枚，炮去毛，洗之）

上煮令烂熟，切以姜、醋、五味，空心渐渐食之，皆效。

食治老人脚气毒冲心，身面浮肿，气急，熊肉腌方。

熊肉（二斤，肥者，切作块）

上切以五味作腌腊，空心日炙食之。亦可作羹粥，任性食之，
极效。

食治老人脚气攻心，烦闷，胸腹胀满，乌鸡[5]羹方。

乌鸡（一只，治如常法）　葱白（一握，细切）　米（二合，研）

上煮令熟，空心，切，以五味作羹，常食之为佳。

食治老人脚气，肾虚气损，脚膝无力困乏，生栗方。

生栗（一斤，以蒸熟，透风处悬令干）

上以每日空心常食十颗。极治脚气不测有功。

食治老人脚气烦痹，缓弱不随，行履不能，猪肾粥方。

猪肾（二只，去膜，切细）　粳米（四合，淘）　葱白（半握）

上和煮作粥，下五味、椒、姜，空心食之，日一服，最验。

食治老人脚气痹弱,五缓六急,烦躁不安,豉心[6]酒方。

豉心(三升,九蒸九曝为佳) 酒(五升)

上以酒浸一二日,空心任意温服三盏,极效。

【注释】

[1]脚气:病名,古称缓风,壅痰,又称脚弱。因病从脚气,故称脚气,得此病后腿脚软弱无力,故又称"脚弱""软脚病"。

[2]不任:不堪,不能忍受。任,堪,承当,禁受。

[3]脚气冲逆:即脚气冲心。以心悸气喘,而唇青紫,神志恍惚,恶心呕吐等为主要表现。

[4]莼菜:又名尊菜、马蹄菜、湖菜等。多年生宿根水生草本植物。鲜美滑嫩,为珍贵蔬菜之一。

[5]乌鸡:又称武山鸡、乌骨鸡,是一种杂食家养鸟。它源自中国江西的泰和武山。

[6]豉心:指发酵时居于中心位置的豆豉。

【白话解】

食疗方法治疗老人脚气病烦热,水气流注入膝,胀满重闷,用猪肚生方。

猪肚(一具,选肥美的,细细切成肉生)

以上用水洗干净,用布绞榨干水,用蒜、醋、椒、酱、五味调料等调和。空腹食用,也可以治疗虚热劳伤,极有补益功效。

食疗方法治疗老人脚气病湿毒气盛,身体不能自主行动,行走困难,用紫苏粥方。

紫苏子(五合,熬,研细,用水浸泡绞取汁液) 粳米(四合,净水淘洗干净)

以上煮成粥,将熟的时候加入紫苏汁调匀,空腹食用,每日吃一次,也能温中补虚。

食疗方法治疗老人脚气病水寒气逆攻心,喘满,呕吐,不能进食,用猪肾生方。

猪肾(二只,去除筋膜,切细做成肉生)

以上用蒜、醋、五味调料调和,空腹食用,每日食用一次效果极好。

食疗方法治疗老人脚气上冲,身体足胫肿大,大小便秘结不通,气逆喘满,不能吃喝,用郁李仁饮方。

郁李仁(二两,研碎,用水过滤取用药汁) 薏苡仁(四合,淘洗干净,研碎)

以上一同煮成饮,空腹食用,服用一两次即可见效。

食疗方法治疗老人脚气冲心,心悸烦热,神志昏蒙,躁乱狂越,用鲤鱼臛方。

鲤鱼(一斤,取肉) 莼菜(四两) 粳米(三合,研)

以上用一把葱白,搅和煮成肉羹,加入五味调料、椒、姜调和,空腹食用。经常服食也可以治疗水气凌心。

食疗方法治疗老人脚气心烦气闷,或者呕吐呃逆吃不下食物,四肢酸重顽麻,痿弱乏力,用麻子粥方。

麻子(一斤,熬研,用水过滤取用药汁) 粳米(四合,净水淘洗干净)

以上用麻子汁煮成粥,空腹食用。每日食用一次非常有益。也可治中焦寒冷。

食疗方法治疗老人脚气心烦气躁,或者上气冲心,间犯昏乱,呕吐呃逆,用水牛头方。

水牛头(一枚,炮去皮毛,洗干净)

以上煮至烂熟,切开,加入姜、醋、五味调料等,空腹慢慢食用,都有功效。

食疗方法治疗老人脚气攻心,身体头面浮肿,气喘,用熊肉腌方。

熊肉(二斤,选肥美的,切成肉块)

以上切片用五味调料腌制成腊肉,空腹每日炙熟食用。也可以做成肉羹或粥,任由老人食量食用,极有效果。

食疗方法治疗老人脚气上冲,心烦气闷,胸腹肿胀,用乌鸡羹方。

乌鸡(一只,按平常方法洗干净) 葱白(一把,切细) 米(二合,研碎)

以上煮熟,切片用五味调料做成羹汤,空腹食用。时常食用为好。

食疗方法治疗老人脚气病,肾气亏虚,腿脚关节乏力倦怠,用生栗方。

生栗(一斤,蒸熟,在透风的地方悬挂起来风干)

以上每日空腹食用十颗。对于治疗脚气病极有作用,有不可思议的功效。

食疗方法治疗老人脚气病冷麻痹痛,形神痿弱,行步艰难,用猪肾粥方。

猪肾(二只,去掉筋膜,细细切碎) 粳米(四合,淘洗干净) 葱白(半把)

以上一同煮成粥,加入五味调料、椒、姜调和,空腹食用,每日服食一次,卓有成效。

食疗方法治疗老人脚气病麻痹疼痛,肌肉痿弱,五脏六腑邪气缓急,烦躁不安,用豉心酒方。

豉心(三升,九蒸九曝为佳) 酒(五升)

以上用酒浸泡一两日,空腹时任由老人食量温热后服用三盏,效果极好。

食治诸淋方

食治老人五淋[1],小便涩痛,常频不利,烦热,麻子粥方。

麻子(五合,熬,研水,滤取汁)　青粱米(四合,淘之)

上以麻子汁煮作粥,空心渐食之,一日二服,常益佳。

食治老人淋病,小便不通利,秘涩[2]少痛,榆皮索饼方。

榆皮(二两,切,用水三升,煮取一升半汁)　白面(六两)

上搜面作之,于榆汁拌煮,下五味、葱、椒,空心食之,常三五服,极利水道。

食治老人五淋病,身体烦热,小便痛不利,浆水饮。

浆水[3](三升,酸美者)　青粱米(三合,研)

上煮作饮,空心渐饮之,日二三服,亦宣利[4],效。

食治老人淋,小便秘涩,烦热燥痛,四肢寒栗[5],葵菜羹方。

葵菜(四两,切)　青粱米(三合,研)　葱白(一握)

上煮作羹,下五味、椒、酱,空心食之,极治小便不通。

食治老人淋,烦热,小便茎中痛,涩少不快利[6],青豆[7]方。

青豆(二升)　橘皮(二两)　麻子汁(一升)

上煮豆,临熟即下麻子汁,空心渐食之,并服其汁,皆验。

食治老人五淋久不止，身体壮热，小便满闷，小麦汤方。

小麦（一升）　通草（二两）

上以水煮取三升，去滓，渐渐食之，须臾当差[8]。

食治老人淋病，小便长涩不利，痛闷之极，苏蜜煎方。

藕汁（五合）　白蜜（五合）　生地黄汁（一升）

上相和，微火煎之，令如饧。空心含半匙，渐渐下，饮食了亦服。
忌热食、炙肉。

食治老人五淋燥痛，小便不多，秘涩不通，苏粥方。

土苏（二两）　青粱米（四合，淘净）　浆水（二升）

上煮作粥，临熟下苏搅之，空心食之，日一服尤佳。

食治老人淋病，小便下血，身体热盛，车前子饮。

车前子（五合，绵裹，水煮取汁）　青粱米（四合，淘研）

上煮，煎汁作饮，空心食之，常服，亦明目，去热毒。

食治老人五淋秘涩，小便禁痛[9]，膈闷不利，蒲桃[10]浆方。

蒲桃汁（一升）　白蜜（三合）　藕汁（一升）

上相和，微火温，三沸即止，空心服五合，食后服五合，常以服之，
殊效。

【注释】

　　[1]五淋：五种淋证。指石淋、气淋、膏淋、劳淋、热淋。

　　[2]秘涩：小便闭塞难通。

　　[3]浆水：即酸浆水。

　　[4]宣利：即宣泄通利小便。宣，疏导，疏通。

　　[5]寒栗：因寒冷而战栗。

［6］涩少不快利：小便短少而不畅快。

［7］青豆：比指青小豆，即绿豆。

［8］差：病除，病愈，后作"瘥"。

［9］小便禁痛：小便时疼痛不堪。禁，折磨，使受苦。

［10］蒲桃：即葡萄。

【白话解】

　　食疗方法治疗老人各种淋证，尿涩尿痛，尿频，小便不利，烦躁闷热，用麻子粥方。

　　麻子（五合，熬研，用水过滤取药汁）　青粱米（四合，淘洗干净）

　　以上用麻子汁煮成粥，空腹慢慢食用，每日食用两次，常服更好。

　　食疗方法治疗老人各种淋证，小便不通，尿急尿少尿痛，用榆皮索饼方。

　　榆皮（二两，切细，用水三升煮成一升半的药汁）　白面（六两）

　　以上糊面做成面条，用榆汁搅拌煮熟，加入五味调料、葱、椒调和，空腹食用，食用三到五次，能通调水道利小便。

　　食疗方法治疗老人各种淋证，身体烦躁有热，尿痛，小便不通，用浆水饮。

　　浆水（三升，选味酸上好的）　青粱米（三合，研碎）

　　以上煮成饮，空腹慢慢饮用，每日饮用两到三次，也可以宣气利尿。

　　食疗方法治疗老人各种淋证，小便艰难，尿涩，烦躁有热，尿痛，四肢寒战，用葵菜羹方。

　　葵菜（四两，切碎）　青粱米（三合，研碎）　葱白（一把）

　　以上煮成羹汤，加入五味调料、椒、酱调和，空腹食用，能治疗小便不通。

　　食疗方法治疗老人各种淋证，烦躁闷热，小便时尿道疼痛，尿涩，尿少,小便不利,用青豆方。

青豆（二升） 橘皮（二两） 麻子汁（一升）

橘皮、豆子一起煮熟,将熟的时候加入麻子汁,空腹的时候慢慢食用,并且饮下汤汁,都能有所收效。

食疗方法治疗老人各种淋证,久患不能治愈,身体高热,小便潴留,用小麦汤方。

小麦（一升） 通草（二两）

以上用水煮成三升,去掉渣滓,慢慢食用,不久就能痊愈。

食疗方法治疗老人各种淋证,小便点滴绵长,尿涩,尿痛非常,用苏蜜煎方。

藕汁（五合） 白蜜（五合） 生地黄汁（一升）

以上搅和,用文火煎煮,直至如同糖块。空腹时含服半汤匙,慢慢咽下。饭后也可以服用。注意禁忌炙烤热毒肉类。

食疗方法治疗老人各种淋证,燥热,尿痛,尿少,小便不通,用苏粥方。

酥油（二两） 青粱米（四合,淘洗干净） 浆水（二升）

以上煮成粥,将熟的时候加入酥油搅拌均匀,空腹食用,每日服用一次更好。

食疗方法用于治疗老人各种淋证,尿血,高热,用车前子饮。

车前子（五合,用棉布包裹,水煮后滤出药汁） 青粱米（四合,淘研）

用以上药汁煮米做饮,空腹食用,经常服用也可以明目,去除热毒邪气。

食疗方法治疗老人各种淋证,小便困难,尿涩痛,胸膈满闷不舒,用蒲桃浆方。

蒲桃汁（一升） 白蜜（三合） 藕汁（一升）

以上搅和,用文火温热,煮沸三次即可。空腹服用五合,饭后也服食五合,经常服用,有特别的效果。

食治噎塞诸方

食治老人胸膈妨塞[1]，食饮不下，渐黄瘦，行履无气软弱，羊肉索饼方。

羊肉（白者四两，切作臛头） 白面（六两） 橘皮末（一分）

上捣，姜汁搜面，作之如常肉，下五味、葱、椒、橘皮末等炒熟煮，空心食之，日一服。极肥健，温脏腑。

食治老人噎病，心痛闷，膈气结，饮食不下，桂心粥方。

桂心末（一两） 粳米（四合，淘，研）

上以煮作粥，半熟次下桂末调和，空心日一服。亦破冷气，殊效。

食治老人噎病，食不通，胸膈满闷，黄雌鸡馎饦方。

黄雌鸡（四两，切作臛头） 白面（六两） 茯苓末（二两）

上和茯苓末搜面，作豉汁[2]中煮，空心食之，常作三五服，极除冷气噎。

食治老人噎病，食饮不下，气塞不通，蜜浆方。

白蜜（一两） 熟汤[3]（一升）

上汤令熟，即下蜜调之，分二服，皆愈。

食治老人噎病气塞，食不通，吐逆，苏蜜煎方。

土苏（二两） 白蜜（五合） 生姜汁（五合）

上相和,微火煎之令沸,空心服半匙,细细下汁,尤效。

食治老人噎病,胸满塞闷,饮食不下,姜橘汤方。

生姜(二两,切) 陈橘皮(一两)

上以水二升,煎取一升,去滓,空心渐服之,常益。

食治老人噎,脏腑虚弱,胸胁逆满,饮食不下,椒面粥方。

蜀椒(一两,杵令碎) 白面(五两)

上以苦酒^[4]浸椒一宿,明旦取出,以拌面中令匀,煮熟。空心食之,日二服,常验。

食治老人噎,冷气壅塞,虚弱,食不下,苏煎饼子方。

土苏(二两) 白面(六两,以生姜汁五合调之)

上如常法作之,空心常食,润脏腑,和中。

食治老人咽食,入口即塞涩不下,气壅,白米饮方。

白米(四合,研) 春头糠末(一两)

上煮饮熟,下糠米调之,空心服食,尤益。

食治老人噎塞,水食不通,黄瘦羸弱,馄饨方。

雌鸡肉(五两,细切) 白面(六两) 葱白(半握)

上如常法,下五味、椒、姜向鸡汁中,煮熟,空心食之,日一服,极补益。

【注释】

[1] 妨塞:阻塞。妨,阻碍。

[2] 豉汁:为淡豆豉加入椒、姜、盐等的加工制成品。

[3]熟汤:煮沸的水。

[4]苦酒:即醋,又称作酢酒、醯。

【白话解】

食疗方法治疗老人胸腹满闷,不能吃下食物,逐渐萎黄瘦弱,行步艰难,用羊肉索饼方。

羊肉(白者四两,切成肉泥做成肉羹) 白面(六两) 橘皮末(一分)

以上捣绞生姜汁一同糊面,按照如常煮肉,加入五味调料、葱、椒、橘皮末等调和,炒熟。空腹食用,每日服用一次。肥美健体,温补脏腑。

食疗方法治疗老人吞咽不顺,胸中疼痛痞闷,饮食梗塞难下,用桂心粥方。

桂心末(一两) 粳米(四合,淘洗干净研碎)

以上煮成粥,煮至半熟加入桂心末调和,空腹食用,每日服用一次。也能破除胃中寒冷积气,有特别的功效。

食疗方法治疗老人吞咽不顺,饮食梗塞难下,胸腹痞满闷,用黄雌鸡馎饦方。

黄雌鸡(四两,切成肉泥做成肉羹) 白面(六两) 茯苓末(二两)

以上用茯苓末糊面,放到豆豉汁里面煮熟。空腹食用,经常服食三到五次,能祛除寒冷积气。

食疗方法治疗老人吞咽不顺,饮食梗塞难下,气机阻塞不通畅,用蜜浆方。

白蜜(一两) 熟汤(一升)

把汤煮熟,加入白蜜调和,分成两次服用,就能痊愈。

食疗方法治疗老人吞咽不顺,气机痞塞,饮食不通,呕吐呃逆,用苏蜜煎方。

酥油（二两）　白蜜（五合）　生姜汁（五合）

以上搅拌，用文火煎煮令其沸腾，空腹食用半汤匙，慢慢咽下津液，尤有效果。

食疗方法治疗老人吞咽不顺，胸中满闷痞塞，饮食梗塞难下，用姜橘汤方。

生姜（二两，切开）　陈橘皮（一两）

以上用两升煮成一升，去掉渣滓，空腹慢慢食用，非常有益。

食疗方法治疗老人吞咽不顺，脏腑精气虚弱，胸胁气逆痞满，饮食梗塞难下，用椒面粥方。

蜀椒（一两，杵碎）　白面（五两）

以上用苦酒浸泡蜀椒一夜，第二日早上取出，加入白面中搅拌均匀，煮熟。空腹食用，每日两次，极有效。

食疗方法治疗老人吞咽不顺，寒气壅滞胸中，身体虚弱，饮食梗塞难下，用苏煎饼子方。

酥油（二两）　白面（六两，用生姜汁五合调和）

以上用平常方法做成煎饼，空腹食用，滋润脏腑精气，调和中气。

食疗方法治疗老人吞咽困难，饮食入口，蹇涩难以吞下，气滞壅结，用白米饮方。

白米（四合，研碎）　春头糠末（一两）

以上煮熟，加入糠米调和，空腹食用，非常有益。

食疗方法治疗老人吞咽困难，不能进食，不能喝水，身体萎黄羸弱，用馄饨方。

雌鸡肉（五两，切细）　白面（六两）　葱白（半把）

以上按照平常的方法做成馄饨，加入五味调料、椒、姜，放入鸡汁里煮熟。空腹食用，每日服用一次，极能补益。

食治冷气诸方

食治老人冷气,心痛[1]无时,往往发动,不能食,桃仁粥方。

桃仁(二两,去皮尖,研,水淘取) 青粱米(四合,淘,研)

上以桃仁汁煮作粥,空心食之,常服,除冷温中。

食治老人冷气,心痛不止,腹胁胀满,坐卧不得,茱萸饮方。

茱萸末(二分) 青粱米(二合,研细)

上以水二升,煎茱萸末,取一升,便下米,煮作饮,空心食之一二服,尤佳。

食治老人冷气,心痛缴[2]结气闷,桂心酒方。

桂心末(一两) 清酒(六合)

上温酒令热,即下桂心末调之频服。一二服效。

食治老人冷气,心痛牵引背脊,不能下食,紫苏粥方。

紫苏子(三合,熬,细研) 青粱米(四合,淘)

上煮作粥,临熟下苏子末调之,空心服为佳。

食心老人冷气,卒心痛闷涩,气不来,手足冷,盐汤方。

盐末(一合) 沸汤(一升)

上以盐末内汤中调,频令服尽,须臾当吐,吐即差。

食治老人冷气心痛，呕，不多下食，烦闷，椒面馎饦方。

蜀椒（一两，去目及闭口者，焙干为末，筛） 白面（五两） 葱白（三茎，切）

上以椒末和面搜作之，水煮，下五味调和食之。常三五服，极效尤佳。

食治老人冷气心痛，姜橘皮汤方。

生姜（一两，切） 陈橘皮（一两，炙，为末）

上以水一升煎取七合，去滓，空心食之，日三两服，尤益。

食治老人冷气，心痛郁结，两胁胀满，高良姜粥方。

高良姜（二两，切，以水二升，煎取一升半汁） 青粱米（四合，研，淘）

上以姜汁煮粥，空心食之，日一服，极益效。

食治老人冷气，心痛发动时，遇冷风即痛，荜茇粥方。

荜茇末（二合） 胡椒末（一分） 青粱末（四合，淘）

上以煮作粥熟，下二味调之，空心食，常服尤效。

食治老人冷气逆心痛结，举动不得，干姜酒方。

干姜末（半两） 清酒[3]（六合）

上温酒热，即下姜末投酒中，顿服之，立愈。

【注释】

[1] 心痛：病症名，是胸脘部疼痛的统称。一指心前区或心窝部疼痛，二是指胃脘痛。

[2] 缴（jiǎo）：缠绕，搅动。

[3] 清酒：一种糯米酒，度数较低。

【白话解】

食疗方法治疗老人寒冷积气,不定时心下疼痛,经常发作,发作时不能饮食,用桃仁粥方。

桃仁(二两,去皮尖,研碎,净水淘洗干净) 青粱米(四合,淘洗干净研碎)

以上用桃仁汁煮成粥,空腹食用,经常服用能祛除寒冷之气,温中补虚。

食疗方法治疗老人寒冷积气,心下疼痛绵绵,腹中胁下气胀积聚,不能端坐卧下,用茱萸饮方。

茱萸末(二分) 青粱米(二合,研碎)

以上用水两升煎煮茱萸末,煮成一升,放入青粱米煮成粥饮,空腹食用,服用一两次更好。

食疗方法治疗老人寒冷积气,心下绞痛,气结满闷,用桂心酒方。

桂心末(一两) 清酒(六合)

以上把酒温热,加入桂心末调和后多次服用。饮用一两次即可有效。

食疗方法治疗老人寒冷积气,心下疼痛放射到脊背,不能吃下食物,用紫苏粥方。

紫苏子(三合,熬,研细) 青粱米(四合,淘洗干净)

以上煮成粥,将熟的时候加入紫苏子末调和,空腹服用为好。

食疗方法治疗老人寒冷积气,突然心痛,气闷涩痛,难以呼吸,手足冰冷,用盐汤方。

盐末(一合) 沸汤(一升)

把盐末放到沸水中调匀,多次给老人饮尽,不多时就会呕吐,吐后即可痊愈。

食疗方法治疗老人寒冷积气,心中疼痛,呕吐,食少,烦闷不安,用椒面馎饦方。

蜀椒(一两,去目及闭口,焙干研碎,筛出细末) 白面(五两) 葱白(三茎,切细)

以上用蜀椒末糊面做成面饼,用水煮熟,加入五味调料调和食用。经常服食,有极好的效果。

食疗方法治疗老人寒冷积气,心中疼痛,用姜橘皮汤方。

生姜(一两,切片) 陈橘皮(一两,炙用,研末)

以上用水一升煎成七合,去掉渣滓,空腹食用,每日服用两到三次,更加有益。

食疗方法治疗老人寒冷积气,心中疼痛,气机不畅,胸胁胀满,用高良姜粥方。

高良姜(二两,切细,用水两升煎成一升半药汁) 青粱米(四合,淘洗干净,研碎)

以上用姜汁煮粥,空腹食用,每日服食一次,效果极好。

食疗方法治疗老人寒冷积气,心中疼痛,遇到冷风则发作,用荜茇粥方。

荜茇末(二合) 胡椒末(一分) 青粱末(四合,淘洗干净)

用青粱米煮成粥,加入荜茇末及胡椒末调和,空腹食用。经常服食更有效。

食疗方法治疗老人寒冷积气,气逆上冲,心中疼痛郁结不舒,不能行动,用干姜酒方。

干姜末(半两) 清酒(六合)

以上把酒温热后加入干姜末,大口饮下,马上能缓解。

食治诸痔方

食治老人痔病,下血不止,肛门肿,豭狸羹方。

豭狸(一两,如常法治)

上细切,以面及葱、椒、五味拌作片,炙熟,空心渐食之。亦可作羹粥,任性,尤佳。

食治老人痔,下血久不差,渐加黄瘦无力,鲤鱼鲙方。

鲤鱼肉(十两,切,作鲙如常法)

上以蒜、醋、五味,空心常食之,日一服,差。忌鲊、甜食。

食治老人痔,常下血,身体壮热,不多食,苍耳粥方。

苍耳子(五合,熟,作水二升煎取一升半汁)　粳米(四合,淘)

上以前件煮作粥,空心食之。日常服,亦可煎汤服之,极效,破气明目。

食治老人痔病久不愈,肛门肿痛,鳗鲡鱼臛方。

鳗鲡鱼肉(一斤,切,作臛)　葱白(半握,细切)

上煮作臛,下五味、椒、姜,空心渐食之,杀虫尤佳。

食治老人痔病,下血不止,日加羸瘦无力,鸲鹆[1]散方。

鸲鹆(五只,治洗令净,曝令干)

上捣为散,空心以白粥饮服二方寸匕,日二服,最验。亦可炙食,任性。

食治老人五痔[2]，泄血不绝，四肢衰弱，不能下食，杏仁饮方。

杏仁（二两，去皮尖，细研，以水浸之） 粳米（四合，淘之）

上以杏仁汁相和，煮作饮，空心食之，日一服，效。

食治老人五痔久不愈，生疮疼痛，野猪肉羹方。

野猪肉（一斤，细切） 葱白（一握） 米（二合，细研）

上煮作羹，五味调和椒、姜，空心渐食之，常作极效。

食治老人五痔下血，常烦热，羸瘦，桑耳粥方。

桑耳（二两，水三升，煎取二升汁） 粳米（四合，淘之）

上以桑耳汁煮作粥，空心食之，日一二服，皆效。

食治老人五痔，泄血不止，积日困劣无气[3]，鸳鸯法炙方。

鸳鸯（一枚，如常法）

上以五味、椒、酱腌，火炙之令熟。空心渐食之。亦疗久瘘疮[4]，绝验。

食治老人五痔，血下不差，肛门肿痛，渐瘦，鲇鱼方。

鲇鱼肉（一斤） 葱白（半把）

上以白煮令熟，空心以蒜、醋、五味渐渐食之，常作尤佳。

【注释】

[1] 鸲鹆（qú yù）：雀形目，椋鸟。俗称八哥儿。

[2] 五痔：唐代孙思邈《千金要方·五痔》："夫五痔者，一曰牡痔，二曰牝痔，三曰脉痔，四曰肠痔，五曰血痔。"

[3] 困劣无气：困乏虚弱，没有气力。劣，虚弱。

[4] 瘘疮：此处指痔疮经久成瘘者。

【白话解】

食疗方法治疗老人痔病,出血不能止住,肛周肿大,用猯狸羹方。

猯狸(一两,按照平常的方法清洁)

以上切细,放到面中加入葱、椒、五味调料搅拌做成片,炙熟。空腹慢慢食用,也可以做成羹汤或者粥,任由老人的食量食用即可。

食疗方法治疗老人痔病,痔疮慢性出血,长期不能痊愈,日渐萎黄瘦弱,身体乏力,用鲤鱼鲙方。

鲤鱼肉(十两,按照平常的方法切作鲙)

以上用蒜、醋、五味调料等调和煮熟,空腹食用,每日食用一次可以痊愈。禁忌食用鲊鱼以及甜的食物。

食疗方法治疗老人痔病,常见便血,身体高热,食少,用苍耳粥方。

苍耳子(五合,选熟的,用水两升煎取一升半汁) 粳米(四合,淘洗干净)

以上煮成粥,空腹食用。每日经常服食,也可以煮汤饮用,非常有效果,能破气消积,清热明目。

食疗方法治疗老人痔病长期不愈,肛门肿胀疼痛,用鳗鲡鱼臛方。

鳗鲡鱼肉(一斤,切肉泥) 葱白(半把,切细)

以上煮成肉羹,加入五味调料、椒、姜调和,空腹慢慢食用,也有极好的杀虫功效。

食疗方法治疗老人痔病长期不愈,便血不能止,日渐羸弱瘦小,乏力,用鸲鹆散方。

鸲鹆(五只,净水清洗干净,晒干)

以上捣成散状,空腹时用白粥饮服下两方寸匕(注:古量具名,多用于量药)。每日服食两次,最有效果。也可烤来吃,多少随意。

食疗方法治疗老人各种痔病,痔疮大量出血不止,形体四肢衰弱,不能进食,用杏仁饮方。

杏仁(二两,去皮尖,研细,用水浸泡成药汁) 粳米(四合,淘洗干净)

以上用杏仁汁搅和,煮成粥饮,空腹饮用,每日一次可见效。

食疗方法治疗老人各种痔病长期不能痊愈,痔疮疼痛难忍,用野猪肉羹方。

野猪肉(一斤,切细) 葱白(一把) 米(二合,研细)

以上煮成羹汤,五味调料、椒、姜调和,空腹慢慢食用。常服十分有益。

食疗方法治疗老人各种痔病便血,时常虚烦发热,形体羸弱瘦小,用桑耳粥方。

桑耳(二两,用水三升煎取二升药汁) 粳米(四合,淘洗干净)

以上用桑耳汁煮成粥,空腹食用,每日服食一两次,可见效。

食疗方法治疗老人各种痔病,大量便血不止,长期如此,身体困倦,气随血虚,用鸳鸯法炙方。

鸳鸯(一枚,按照平常的方法清洁)

以上用五味调料、椒、酱腌制,用火炙熟。空腹时慢慢食用,也可以治疗久患肠瘘肠疮,非常有效果。

食疗方法治疗老人各种痔病,便血不能痊愈,肛周肿胀疼痛,身体日渐消瘦,用鲇鱼方。

鲇鱼肉(一斤) 葱(半把)

以上鲇鱼肉用葱白一同煮熟,用蒜、醋、五味调料调和,空腹时慢慢食用。常常服食更好。

食治诸风方

食治老人中风,言语謇涩[1],精神昏愦,手足不仁,缓弱不遂方。

葛粉(五两) 荆芥(一握) 豉(五合)

上以搜葛粉,如常作之,煎二味,取汁煮之,下葱、椒、五味臛头,空心食之一二服,将息为效。忌猪肉、荞面。

食治老人中风,口面㖞偏[2],大小便秘涩,烦热,荆芥粥方。

荆芥(一把,切) 青粱米(四合,淘) 薄荷叶(半握,切) 豉(五合,绵裹)

上以水煮取荆芥汁,下米及诸味,煮作粥,入少盐、醋,空心食之,常服佳。

食治老人中风,缓弱不仁,四肢摇动无气力,炙熊肉方。

熊肉(一斤,切) 葱白(半握,切) 酱椒等

上以五味腌之,炙熟。空心冷食之,恒服为佳。亦可作羹粥,任性食之尤佳。

食治老人中风汗出,四肢顽痹,言语不利,麻子饮方。

麻子(五合,熬,细研,水淹取汁) 粳米(四合,净淘,研之)

上以麻子煮作饮,空心渐食之。频作,极补益。

食治老人中风,口目瞤动[3],烦闷不安,牛蒡馎饦方。

牛蒡根（切，一升，去皮曝干，杵为面） 白米（四合，净淘，研之）

上以牛蒡粉和面作之，向豉汁中煮，加葱、椒、五味臛头，空心食之，恒服极效。

食治老人卒中风，口噤[4]，身体反张，不语，大豆酒方。

大豆（二升，熬之） 清酒（二升）

上熬豆令声绝，即下酒投之，煮一二沸，去滓，顿服之，覆卧汗，差。口禁拗[5]灌之。

食治老人中风，头旋目眩，身体厥强[6]，筋骨疼痛，手足烦热，心神不安，乌驴头方。

乌驴头（一枚，炮去毛，净治之）

上以煮令烂熟，细切。空心以姜、醋、五味食之，渐进为佳，极除风热。其汁如酽酒，亦医前患，尤效。

食治老人中风，四肢不仁，筋骨顽强[7]，苍耳叶羹方。

苍耳叶（五两，切，好嫩者） 豉心（二两，别煎）

上和煮作羹，下五味、椒、姜调和，空心食之尤佳。

食治老人中风热毒，心闷气壅昏倒，甘草豆方。

甘草（一两） 乌豆（三合） 生姜（半两，切）

上以水二升煎，取一升，去滓，冷渐食服之，极治热毒。

食治老人中风烦热，言语涩闷，手足热，乌鸡臛方。

乌鸡（半斤，细切） 麻子汁（五合） 葱白（一把）

上煮作臛，次下麻子汁、五味、椒、姜令熟空心渐食之，补益。

食治老人中风,心神愦昧[8],行即欲倒、呕吐,白羊头方。

白羊头(一具,治如常法)

上以空心用姜、醋。渐食之,为佳。

食治老人中风邪毒,脏腑壅塞,手足缓弱,蒜煎。

大蒜(一升,去皮,细切)　大豆黄(炒,二升)

上以水一升,和二味,微火煎之,似稠即止。空心每服食唻三二匙。亦补肾气。

食治老人久风湿痹,筋挛骨痛。润皮毛,益气力,补虚,止毒,除面䵟[9],宜服补肾地黄酒方。

生地黄(一升,切)　大豆(二升,熬之)　生牛蒡根(一升,切)

上以绢袋盛之,以酒一斗,浸之五六日,任性空心温服三二盏,恒作之尤佳。

食治老人风热烦毒,顽痹不仁,五缓六急,驼脂酒方。

野驼脂(五两,炼之为上)

上空心温酒五合,下半匙以上,调脂令消,顿服之,日二服,极效。

食治老人风挛拘急偏枯[10],不通利,雁脂酒方。

雁脂(五两,消之令散)

上每日空心温酒一盏,下脂半合许调,顿服之。

食治老人风虚痹弱,四肢无力,腰膝疼痛,巨胜酒方。

巨胜子[11](二升,熬)　薏苡仁(二升)　干地黄(半斤,切)

上以绢袋贮,无灰酒[12]一斗渍之,勿令泄气,满五六日,任性空心温服一二盏,尤益。

食治老人风冷痹，筋脉缓急，苍耳茶方。

苍耳子（二升，熟杵为末）

上每日煎服之代茶，常服治风热，明目。

食治老人热风下血，明目益气，除邪，治齿疼，利脏腑，顺气，槐茶方。

槐叶（嫩者五斤，蒸令熟，为片曝干，作茶，捣罗为末）

上每日煎，如茶法服之，恒益除风，尤佳。

【注释】

[1] 謇（jiǎn）涩：言语艰涩不流利。謇，通"謇"，口吃，言辞不顺利。

[2] 口面㖞（wāi）偏：口眼歪斜，面部偏瘫。俗称"面瘫"，"吊线风"。

[3] 瞤（shùn）动：肌肉瘈动。

[4] 口噤：指牙关紧闭，口不能张开的症状。

[5] 拗（ào）：撬，板。

[6] 身体厥强（jué jiàng）：身体僵直。

[7] 筋骨顽强：筋骨顽痛，僵直拘挛。

[8] 心神愔昧：神识不清。愔，古用"昏"。迷乱，糊涂。

[9] 面皯（gǎn）：面色黧黑枯槁。

[10] 偏枯：又称偏风，亦称半身不遂。多由营卫俱虚，真气不能充于全身或兼邪气侵袭于半身偏虚之处所致。

[11] 巨胜子：即黑芝麻，又称胡麻。

[12] 无灰酒：指不放石灰的酒。古代酿酒时加石灰，用意有三种说法。一是为了澄清。二是为了防酒酸。三是为了增味。在现代酿酒配方中无须加入石灰，所有的酒都是无灰酒。

【白话解】

食疗方法治疗老人中风病，口齿不利，言语艰难，精神昏蒙，手足活动不灵,用缓弱不遂方。

葛粉(五两) 荆芥(一把) 豉(五合)

葛粉按平常方法搅和,荆芥、豉煮汁,加入葱、椒、五味调料等一同做成浓汤,空腹食用,服用一两次可有所缓解。为达到效果应禁忌食用猪肉荞面。

食疗方法治疗老人中风病,口唇头面偏瘫,大小便不通,烦躁发热,用荆芥粥方。

荆芥(一把,切细) 青粱米(四合,淘洗干净) 薄荷叶(半把,切细) 豉(五合,用棉布包裹)

用水煮荆芥汁,取汁加入青粱米及以上诸味煮成粥,放入少许盐和醋,空腹食用。经常服食更好。

食疗方法治疗老人中风病,脉缓弱,肌肉麻木,四肢乏力不能活动,用炙熊肉方。

熊肉(一斤,切片) 葱白(半把,切细) 酱椒等

以上用五味调料腌制,用火炙熟。晾凉了空腹食用,坚持服食为好。也可以做成羹汤或粥,任由老人的食量食用更好。

食疗方法治疗老人中风病汗出,四肢顽麻痹痛,言语不清,用麻子饮方。

麻子(五合,熬,研细,用水浸泡滤出药汁) 粳米(四合,净水淘洗干净,研碎)

以上连同麻子煮成粥饮,空腹慢慢食用。反复经常食用极能补益身体。

食疗方法治疗老人中风病,口唇眼目抽搐跳动,烦躁气闷,用牛蒡馎饦方。

牛蒡根(切,一升,去皮,晒干,捣杵成粉) 白米(四合,净水淘洗干净,研碎)

以上用牛蒡粉做成面,放到豉汁煮熟,加入葱、椒、五味调料,空腹食用。坚持服食极有益。

食疗方法治疗老人急发中风,牙关紧闭,身体反弓,不能言语,用大豆酒方。

大豆(二升,熬煮) 清酒(二升)

熬煮大豆至软绵,再倒入清酒,煮至沸腾一两次,去除渣滓。一次性服食后,躺卧用被子覆盖,汗出即可痊愈。牙关紧闭不能张口的可以灌入豆酒汁。

食疗方法治疗老人中风病,头昏目眩,身体僵硬强直,筋骨关节疼痛,手足心烦热,心神烦躁不宁,用乌驴头方。

乌驴头(一枚,炮制去毛,清洗干净)

以上煮至烂熟,切成细片。用姜、醋、五味调料调和空腹食用,慢慢进食为好,能祛风除热。这个肉汁味道如同醇酒,也能治疗以上所说的中风急性发作,尤有效果。

食疗方法治疗老人中风病,四肢麻木,筋骨强硬,用苍耳叶羹方。

苍耳叶(五两,切好嫩者) 豉心(二两,别煎)

以上一同煮成羹汤,加入五味调料、椒、姜调和。空腹食用更好。

食疗方法治疗老人中风病,热毒之邪攻心,心中闷满,气郁昏蒙仆倒,用甘草豆方。

甘草(一两) 乌豆(三合) 生姜(半两,切片)

以上用水两升,煎煮成一升,去掉渣滓,冷却后慢慢饮用,治疗热毒之疾极有效果。

食疗方法治疗老人中风病烦躁发热,口齿不灵,言语不利,手足心发热,用乌鸡臛方。

乌鸡(半斤,切成细片) 麻子汁(五合) 葱白(一把)

以上煮成肉羹,依次加入麻子汁、五味调料、椒、姜等,煮熟。空腹慢慢食用,有补益的功效。

食疗方法治疗老人中风病,心神昏蒙,神志不清,行走时几欲倒地、呕吐,用白羊头方。

白羊头(一个,按照平常的方法清洁煮熟)

以上用姜、醋调,空腹食用,慢慢食用为好。

食疗方法治疗老人中风病,邪毒壅滞脏腑,手足无力,肌肉萎缩,用蒜煎。

大蒜(一升,去皮,切细) 大豆黄(炒,二升)

用水一升,加入以上两味,用文火煎煮,直至如同稠汁为止。空腹食用,每次服用两至三汤匙。也可以调补肾气。

食疗方法治疗老人风湿痹痛日久,筋骨疼痛,肌肉痉挛。能润泽皮肤毛发,补益精气体力,补虚祛邪,去除面上鼾黑枯槁斑纹,适宜服用补肾地黄酒方。

生地黄(一升,切开) 大豆(二升,熬煮) 生牛蒡根(一升,切片)

以上用绢袋装好,用酒一斗浸泡五六日。任由老人食量,空腹时温热后服用两三盏。坚持饮用效果更好。

食疗方法治疗老人感受风热之邪,疫毒烦扰,肢体顽麻痹痛不行,五脏气缓,六腑气急,用驼脂酒方。

野驼脂(五两,调炼过为好)

用温酒五合,加入半汤匙野驼脂调和,令其消除腥气,大口服下,每日服用两次,效果极好。

食疗方法治疗老人风疾肌肉拘紧挛急,肢体偏侧痿弱,脉道筋骨不舒,用雁脂酒方。

雁脂(五两,消散成小块)

以上每日用温酒一盏,加入雁脂半合调和,空腹时一次性服下。

食疗方法治疗老人体虚受风,肢体痹痛痿弱,四肢乏力,腰背膝腿疼痛,用巨胜酒方。

巨胜子(二升,熬) 薏苡仁(二升) 干地黄(半斤,切片)

以上用绢袋贮藏,用无灰酒一斗微微浸泡,不要漏气。五六日后取出,任由老人食量空腹温服一两盏,非常有益。

食疗方法治疗老人风寒积冷痹痛,筋脉拘急,用苍耳茶方。

苍耳子(二升,炒熟杵成末)

以上每日煎煮当茶饮用,经常服用可以治疗风热之疾,清肝明目。

食疗方法治疗老人受风发热动血,能明目,益气,祛除外邪,治疗牙齿疼痛,清利脏腑浊气,调顺气机,用槐茶方。

槐叶(选择嫩叶,五斤,蒸熟,切丝,晒干作茶,捣成茶末)

以上每日煎煮当茶饮用,坚持服用效果佳。对于祛风大有妙用。

简妙老人备急方第十五

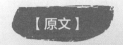
【原文】

治一切伤损血出,消肿毒,秦王背指散。

宣连[1] 槟榔(各等分)

上为末,伤扑[2]干贴消肿,冷水调,鸡翎扫,妙。

治失音,回声饮子。

皂角(一挺,刮去黑皮并子) 萝卜(二个,切作片)

上以水二碗,同煎至半碗以下,服之,不过三服便语。吃却萝卜更妙。

治鼻衄,醍醐[3]酒。

上以萝卜自然汁半盏,热酒半盏,相和令匀,再用汤温过,服之立验。

补下元,乌髭须,壮脚膝,进食,悦颜色,治腰疼,杜仲丸。

杜仲(一两,炙令黄为度) 补骨脂(一两,炒令香熟,为末) 胡桃仁(一两,汤浸去皮,细研)

上件三味研令匀,炼蜜为丸如梧桐子大,空心温酒下三十丸。

治一切眼疾,洗眼药。

胆矾(一两,煅令白,去火毒用) 滑石(一两,研) 秦皮(半两)腻粉[4](二钱匕[5])

上每用一字[6],汤泡,候温,闭目洗两眦头[7],以冷为度。

补益,疗眼有黑花,明目川椒丸。

川椒(一斤,每用盐一斤,拌淹一宿,三度换盐,淹三夜,取出晒干,去盐用) 黑参[8](半斤,剉)

上二味为末,炼蜜为丸如梧桐子大。每日盐汤下三十丸,食后临卧服之。

治肾脏虚冷,肝膈浮热上冲,两目生翳,黑花风毒,久不治者。

青盐（一两，生研） 苍术（一两，先用米泔水浸洗三日，焙干，切）木贼草（一两，小便浸三日，焙干）

上为末，空心熟水调下一钱。如大段青白不见物者，不过十服。小可只三二服。

治眼有冷泪，木贼散。

木贼（一两，为末） 木耳（一两，烧为黑灰）

上件二味同研令匀，每用二钱，以清米泔煎熟，放温调下。食后临卧，各一服。

治肠风[9]泻血，当日止方。

附子（一两，炮去皮脐，为末） 绿矾（四两，用瓶子盛之，火煅食顷，候冷，取入盐一合，硫黄一两，同矾研，依前入瓶子内烧食久[10]，候冷取出，研细用之）

上二味，一处研令匀，粟米粥为丸，如桐子大。空心用生地黄汁下三十丸，当日止，一月除根。亦可久服，助下元，除风气，补益脏腑。

治泻痢，乳香散。和气，止脏毒[11]泻血，腹内疗痛[12]等。

乳香（少许） 诃子皮（一分） 当归（半两） 木香（半分）

上细剉，与乳香微炒，候当归干为度，杵为末。每服二钱，用陈米第三度泔六分一盏，煎至五分，空心午前服。此方最妙，患及百余日者，服之皆愈。

芸香丸，治风血留滞下，成肠风痔疾。

鹿角（一两，烧令红，候冷研） 芸苔子（半两，微炒）

上二味为末，醋煮面糊为丸，如桐子大。每服十丸，饭饮下，温酒下亦得，空心食前服。

白香散,治一切恶疮,疼痛不可忍者。

枫香(一分,纸衬于地上,食顷令脆,细研) 腻粉(一分)

上二味同细研,令匀。每有患者,先用口内含浆水令暖,吐出洗疮令净后,以药末干傅之,疼痛立止,贴至差为度。

治金疮,水毒[13]及木签刺、痈疽、热毒等,刻圣散方。金疮此药最妙。

糯米三升(拣去粳米,入瓷盆内,于端午日前四十九日,以冷水浸之,以一日两度换水,时轻以手淘,转,碎去水,勿令搅碎,浸至端午日取出。用干生绢裹,挂于通风处收之。)

上旋取少许,炒令焦黑,碾为末,冷水调如膏药大小,裹定疮口外,以绢帛包定,更不要动着,候疮愈。若金疮误犯生水,疮口作脓,烘渐甚者,急以药膏裹定三食久,肿处已消,更不作脓,直至疮合。若痈疽、毒疮初发,才觉焮肿赤热,急以膏药贴之,一宿便消。喉闭及咽喉肿痛,吒腮,并用药贴项下及肿处。若竹木签刺入肉者,临卧贴之,明日揭看,其刺出在药内。若贴肿毒,干即换之,常令湿为妙。惟金疮水毒不可换,恐伤疮口。

【注释】

[1] 宣连:亦称宣黄连。宋代,黄连以产于宣城者品质为佳,特称宣连。

[2] 伤扑:指跌打损伤。扑,击打,扑跌。

[3] 醍醐(tí hú):本指从酥酪中提制的油。后借喻美酒。

[4] 腻粉:亦名汞粉、轻粉、峭粉。由水银、白矾、食盐合炼而成,有毒。

[5] 钱匕:一钱匕约合今五分六厘,合2g多。

[6] 一字:开元通宝钱币(币上有开元通宝四字),抄取药末,填去一

字之量。一字药末的分量,约合一分,相当于 0.3g。

[7] 两眦(zì)头:内外眼角处。眦,眼角。上下眼睑的接洽处,近鼻处称内眦,近两鬓处称"外眦"。

[8] 黑参:即玄参。该药状似人参而色黑。故名。清代因避康熙帝玄烨讳,改玄为"元",故又称元参。

[9] 肠风:此处泛指因脏腑劳损,气血不调,以及风冷或热毒搏于大肠所致的便血。

[10] 食久:与前"食顷",指吃一顿饭的时间。久,指经过的时间长短。

[11] 脏毒:病名。指脏中积毒所致的痢疾。

[12] 疞(jiǎo):同"疗"。腹中急痛。

[13] 水毒:指患疮疡,水入疮中,局部疼痛、水肿,甚或全身发肿。

【白话解】

治疗一切外伤出血,消肿排毒,用秦王背指散。

宣连　槟榔(各等分)

以上研末,外伤跌仆则用干药散贴敷;用于消肿排毒则用冷水调和药末,用鸡毛上药,功效神奇。

治疗声音嘶哑,甚至不能发声,用回声饮子。

皂角(一挺,刮去黑皮及籽)　萝卜(两个,切成片)

以上用水两碗,一同煎煮成半碗左右。饮用不过三次,便可以发音。把萝卜吃掉更好。

治疗鼻出血,用醒醐酒。

用生萝卜汁半盏,热酒半盏,搅拌均匀,再用热水温热,服用后马上可以见效。

补益下焦肾元,乌黑发须,强壮腿脚,利关节,增加食欲,养颜润色,治疗腰痛,用杜仲丸。

杜仲（一两,炙用,色黄为好） 补骨脂（一两,炒至香熟,研末） 胡桃仁（一两,水浸软,去皮,研细）

以上三味,研末搅拌均匀,用蜜糖炼制做成药丸,如梧桐子大小。空腹用温酒送下三十丸。

治疗一切眼疾,用洗眼药。

胆矾（一两,煅成白色,去除火毒使用） 滑石（一两,研末） 秦皮（半两） 腻粉（二钱匕）

以上每次使用一分,用热水浸泡,待水温合适,闭上眼睛,清洗患眼的内外眼角,直至药水变凉。

功效能补益,治疗视物有黑影,用明目川椒丸。

川椒（一斤,每次用盐一斤搅拌浸泡一夜,换三次盐,浸泡三夜后取出,晒干去除盐巴使用） 黑参（半斤,切片）

以上两味研末,用蜜糖炼制做成药丸,如梧桐子大小。每日用盐水送下三十丸。饭后、睡前服用。

治疗老人肾阳虚,肝胁浮火虚热上冲,目生翳障,视物昏花,虚风火毒,日久不能痊愈。

青盐（一两,生用,研碎） 苍术（一两,先用米泔水浸洗三日,焙干,切片） 木贼草（一两,用童尿浸三日,焙干）

以上研末,用煮熟的水调和,空腹服下一钱。若是眼中有大片青白肉翳,视物不明的,只需服用十次即可痊愈。病情轻的只需服用两三次即可。

治疗老人双眼常流泪水,用木贼散。

木贼（一两,研末） 木耳（一两,烧成黑炭）

以上两味一同细细研成细末。每次使用两钱,用澄清米泔水煮熟,放置适合温度服下。饭后及临睡前各服用一次。

治疗肠腑受风,便血,可当日止血的药方。

附子(一两,炮制,去皮脐,研末) 绿矾(四两,用瓶子装好,火煅制,冷却后加入盐一合,硫黄一两,一同研末,再放进瓶子内烧制,冷却后取出,研末使用)

以上两味一同细细研碎,用粟米粥糊成药丸,如梧桐子大小。用生地黄汁空腹送下三十丸,服下当天即可止血,服用一个月余,可祛除病根。也可以长期服用,能补益下焦元气,祛风,补益脏腑精气。

治疗泻下痢疾,用乳香散,能理气和中,清除肠毒,治疗便血,腹中绞痛等。

乳香(少许) 诃子皮(一分) 当归(半两) 木香(半分)

以上药物切打成细块,一同用文火慢炒,直至当归炒干,杵碎成药末。每次服用两钱,用积年的旧米的第三遍淘米水六分一盏煎煮成五分。正午前空腹服用,这个方子有很好的效果,患有此疾过百日的,服用都能痊愈。

芸香丸,用于治疗受风动血,迁延而成的肠风泄泻,痔疮疾病。

鹿角(一两,火灼至红色,冷却后研末) 芸苔子(半两,微炒)

以上两味研末,用醋煮面糊做成药丸,如梧桐子大小。每次服用十丸,粥饮送下,用温酒送下也可以,饭前空腹食用。

白香散,治疗一切恶毒疮疡,疼痛不能忍受的疾病。

枫香(一分,用纸承药铺在地上,待其变脆后,细细研碎) 腻粉(一分)

以上两味一同细细研末。遇到患有此病的,先用含一口浆水直至浆水变暖,吐出浆水清洗疮疡,再用以上药末干敷于疮疡处,疼痛可以马上缓解,如此贴敷直至痊愈为止。

治疗刀剑等金属器械造成的伤口,水毒,以及木签刺伤、痈疽、温毒等,用刻圣散方。治刀剑伤此药更好。

糯米三升（拣出掺杂的粳米，放入瓷盆里，在端午节前四十九日用冷水浸泡，每日换水两次，换水时轻轻用手淘洗，转动浸泡的糯米，沥去旧水，注意不要搅碎米粒，浸泡直至端午节取出糯米。用干净的未漂煮过的绢包裹，挂在通风的地方晾干）

以上取用少许，炒至米粒焦黑，再碾碎成粉，用冷水调制做成膏药大小，包裹在疮疡溃烂的地方，用绢布包扎稳定，不能再松动药膏及伤口。如果是用于治疗金属器械造成的伤口，不小心碰到未经煮沸的水，伤口化脓，疮口发热肿大加剧的，应及时用药膏覆盖包裹一日，肿痛的地方就会消退，更不会继续化脓，直至愈合。如果是痈疽、恶毒疮疡刚刚起病，才发觉皮肤红肿热痛，及时用膏药贴敷，一夜便可以消退。喉道闭阻，咽喉肿痛，痄腮等，都可以用药膏贴敷在颈部以及肿大的地方。若是竹刺、木刺刺入肉中，在临睡前贴敷在被签刺的地方，第二日揭开药膏查看，可以看到竹刺、木刺已引出在药膏内。若是治疗疮疡肿毒的，膏药变干就应更换，令伤处及膏药常常湿润为好。只是治疗金疮水毒之疾，不可以时常更换膏药，防止更加损伤疮口。

【原文】

治手臂疼痛，冷重无力，虎骨散。

虎骨（为粗末，炒黄，二钱）　羚羊角屑（二两）　芍药（二两）

上一处酒浸一宿，焙，杵为末。每服二钱，食前暖酒调下。

治上焦风热毒疮肿，黄芪散。并治发背[1]热毒。

黄芪（二两）　防风（一两半）　甘草（一两，炙）

上为末，如茶点服一钱。

治风气^[2],神白散。

白芷(二两) 甘草(一两)

上剉成骰子大,慢火一处炒令深紫色,勿令焦黑,放地上出火毒,杵为末。每服一钱半,水八分一盏,姜二片,枣二个,同煎至六分,通口服,如患伤寒时疾,去枣、姜,却入葱白三寸,豉五十粒,依前服。如人行五七里以来更服,汗出为妙。

治一切心腹剌痛,应痛丸。

乳香(一两) 五灵脂(一两) 没药(一两) 川乌头(二两,去皮脐)

上以末,面糊为丸,如桐子大。每服熟水吞下二十丸。

治赤白痢方。

黄连(半两) 汉椒(一两)

上同炒令黄色,去火毒,为末。以多年水梅肉^[3]丸如绿豆大。每服二十丸,盐汤下。小儿加减用之。

【注释】

[1] 发背:痈疽之生于脊背部位的,统称"发背",属督脉及足太阳膀胱经,系火毒内蕴所致。

[2] 风气:此指虚邪贼风。

[3] 水梅肉:盐水浸制的乌梅肉。

【白话解】

治疗手臂疼痛,肌肉寒冷重着无力,用虎骨散。

虎骨(研成粗末,炒黄,二钱) 羚羊角屑(二两) 芍药(二两)

以上一同用酒浸泡一夜,焙干,杵成细末。每次服用两钱,饭前用暖酒送下。

治疗上焦受风热火毒之邪而致疮疡肿毒,用黄芪散。并能治疗发背属风热火毒之证。

黄芪(二两) 防风(一两半) 甘草(一两,炙用)

以上研末,如同平时用茶,冲服一钱。

治疗外感风气。神白散。

白芷(二两) 甘草(一两)

以上药物切成骰子大小,一同用文火慢炒成深紫色,注意不要炒成焦黑。放在地上晾去火热之气,杵成药末。每次服用一钱半,用水八分一盏,加入生姜两片,大枣两个,一同煎煮成六分。一次性地大口服下。如果感受伤寒时邪,去掉大枣、生姜,加入葱白三寸,淡豆豉五十粒,按照前面的方法服用。过相当于行走五至七里路的时间,再次服用,令其出汗效果更好。

治疗一切心下腹中刺痛,用应痛丸。

乳香(一两) 五灵脂(一两) 没药(一两) 川乌头(二两,去皮脐)

以上药物研末,用面粉糊成药丸,如梧桐子大小。每次用煮熟的水服用二十丸。

治疗赤白痢药方。

黄连(半两) 汉椒(一两)

以上药物一同炒至黄色,晾去火热之气,研末。用陈年的水浸乌梅肉一同做成药丸,如绿豆大小,每次服用二十丸,用盐水送下。小儿用药当酌情减量使用。

续添

年老丰肥之人，承暑冒热[1]，腹内火烧，遍身汗流，心中焦渴，忽遇冰雪冷浆，尽力而饮，承凉而睡，久而停滞，秋来不疟则痢。

年老丰肥之人，不可骑马，恐有坠堕。宜别置乘座，器具稳当无失。

老人目暗耳聋，肾水衰而心火盛也。若峻补[2]之，则肾水弥涸，心火弥茂。

老人肾虚无力，夜多小溲。肾主足，肾水虚而火不下，故足痿。心火上乘肺而不入腌囊[3]，故夜多小溲。若峻补之，则火益上行，腌囊亦寒矣。

老人喘嗽，火乘肺也。若温补之则甚，峻补之则危。

老人脏腑结燥，大便秘涩，可频服猪羊血，或葵菜血脏羹，皆能疏利。

老人可常服杏汤。杏仁板儿[4]炒熟，麻子、芝麻作汤服之，亦能通利。

上第一卷备抄陈令尹元编《养老奉亲书》

《寿亲养老新书》卷之一

【注释】

[1] 承暑冒热：感受暑热之邪。承，承受。冒，蒙受，承受。

[2] 峻补：用强力或大剂补益药治疗大虚或阴阳暴脱的方法。

［3］脬（pāo）囊：即膀胱，俗称尿脬。

［4］杏仁板儿：杏仁片儿。板，泛指板状的扁平之物。

【白话解】

身体肥胖的老年人，夏季感受暑热之邪，腹中热盛灼热，全身汗出，自觉干焦口渴，忽然遇到冰冷的食物或冷水，肆意饮用，又趁此饮食后的凉爽而入眠，久而久之，中气受寒不运。等到秋季不是患疟疾就是患泄泻下痢。

身体肥胖的老年人，不可以骑马出行，怕有跌落堕伤。应当另外安置座椅器具，保证平稳妥当无闪失。

老年人视物不明，耳聋不聪，肾精亏虚，心火旺盛。若用峻猛补益之剂，则肾精更加干涸，心火也更虚旺。

老年人肾虚，腰膝乏力，夜间尿频尿多。肾主足，肾精亏虚而相火不下行，因而下肢痿废软弱，行走困难。心火上炎灼肺，肺不行气，膀胱津不化气，因而夜间尿多。若用峻猛补益之剂，则虚火更妄冲上行，膀胱更加虚寒。

老年人咳嗽喘息，为火热犯肺。如果用温热补益之剂则症状更加严重，用峻猛补益的方法则危险。

老年人脏腑热结津枯，大便秘结，可以多次服食猪血或羊血，或者葵菜血脏羹，都有疏利脏腑热结，滋润滑肠以通便的功效。

老年人可以经常服用杏汤。杏仁板儿炒熟，加入麻仁、芝麻煮汤。服食，能有通利肠腑的功效。

以上第一卷，抄录陈直编《养老奉亲书》
作为《寿亲养老新书》卷一

卷之二

（元）邹铉续编

《颜氏家训》曰：夫所以读书学问，本欲开心[1]明目利于行耳。未知养亲者，欲其观古人之先意承颜，怡声下气[2]，不惮劬劳[3]，以致甘腴[4]，惕然惭惧，起而行之也。经、史、传记述孝子顺孙，嘉言懿行，联篇累牍，不胜其纪。今略举数十条，以激发夫人孝爱之心，必有目之、心之而兴起者。

文公《家礼》曰：凡子事父母，妇事舅姑，天欲明，咸起盥漱，栉总具冠带。昧爽[5]，适父母舅姑之所省问。父母舅姑起，子供汤药，妇具晨羞。供具毕，乃退，各从其事。

按《内则》曰：子事父母，妇事舅姑。鸡初鸣，适父母舅姑之所。及所，下气怡声，问衣寒燠，疾痛苛痒，而敬抑搔之。（怡，悦也；苛，疴也；抑，按也；搔，摩也。温公曰：丈夫唱喏，妇人道万福，问侍者：夜来安否何如？侍者曰安，乃退。其或不安节，则侍者以告。此即《礼》之晨省也。）出入则或先或后而敬扶持之。（先后随时便也。）进盥，少者奉槃[6]，长者奉水，请沃盥，盥卒授巾。（槃承盥水者，巾以拭手。）问所欲而敬进之，（所欲，如下文馈酏之类。）柔色以温之。（温，藉[7]也。承尊者必和颜色也。）馐酏（粥也，稠者为馐，稀者为酏），酒醴（厚者为酒，薄者为醴），芼[8]羹（鱼肉为羹，芼之以菜），菽、麦、蕡、稻、黍、粱、秫（菽，大豆也。蕡，麻也。稻、黍、粱、秫，皆米也），惟所欲（随所爱）。枣栗饴蜜以甘之（饴，饧也。四者味皆甘）。堇、荁、粉、榆、免、薧[9]、滫[10]、瀡[11]以滑之（堇与荁相类；粉与榆相类。四物，新者曰免；干者曰薧。滫，溲也；瀡，滑也。数者性皆滑）。脂膏以膏之

（脂、膏亦类也，角者曰脂，无角曰膏。二者皆肥而泽）。父母舅姑必尝之而后退。（尊长举箸，子妇乃各退就食。温公曰：药物乃关身之切务。人子当亲自检数，调煮供进。不可但委婢仆，脱若有误，即其祸不测。晨羞，俗谓点心。《易》曰：在中馈[12]。《诗》曰：惟酒食是议[13]。凡烹调饮膳，妇人之职也。近年妇女骄倨，皆不肯入庖厨。今纵不亲执刀匕，亦当检校监视，务令精洁。刘氏曰：问其意之所欲食者，则敬顺其心以进之，和柔其色以温之，芬芳其意以奉之，庶其亲喜而不厌也。孝子之事其亲，必养其志，常使欢欣，乐其子之能养。）

【注释】

[1] 开心：开启人的心智。

[2] 怡声下气：语气和悦态度柔顺。

[3] 劬劳：劳苦，特指父母为子女的操劳。

[4] 腝（ér）：同“胹”，煮熟。甘腝，甜美和烂熟的食物。

[5] 昧爽：拂晓。

[6] 奉槃：《说文解字》：“槃，承槃也。”注：“承槃者，承水器也。”

[7] 籍：即温籍，又作温藉，宽容有涵养。

[8] 芼（mào）：水草或野菜，又指杂在肉汤里的菜。

[9] 薧（kǎo）：干的食物。

[10] 滫（xiǔ）：臭泔水。

[11] 瀡（suǐ）：古代调料的米汤。

[12] 中馈：在家中煮饭。《周易·家人》：“六二，无攸遂，在中馈，贞吉。”意为妇人遇事不专断，职责在于料理家中饮食一类的事务。

[13] 唯酒食是议：《诗经·斯干》：“乃生女子……唯酒食是议。”意为女子主要在家中煮饭。

【白话解】

《颜氏家训》说：读书学习的目的，本在于开启心智，拓宽眼界，有利于发展。希望那些不知道侍奉赡养亲人的人，看到古代的孝子怎样揣测父母心意行孝道，声音柔和，态度恭顺，不怕劳苦地罗致适合老年人的甘美软熟食物，反思自己而感到羞愧惶恐，于是起身去仿效。各种经籍、史书和传记中记载的孝顺子孙的美好言行，连篇累牍，难以尽述。现在大致列举十几条，用来激发人的孝敬爱重之心，一定有看后心里向往，从而跟随效仿的人。

文公《家礼》说：凡是子女侍奉父母，媳妇侍奉公婆，应在天快亮的时候，起来洗漱，梳头穿衣打扮。拂晓，到父母公婆那里探望问候。父母公婆起床，儿子准备应饮的汤药，妇人提供早餐。供应完后才离开，各自做自己的事情。

据《礼记·内则》说：儿子侍奉父母，妇人侍奉公婆。在鸡刚开始打鸣的时候，就前往父母公婆的住处。到了地方，声音柔和，态度恭顺，询问穿衣冷暖，如有病痛疮痒，就恭敬地为其抓挠按摩。（原文中怡是悦的意思；苛是疮的意思；抑是按的意思；搔是摩的意思。司马光说：男子行唱诺礼，妻子行礼说万福，询问父母随身女侍：晚上睡觉怎么样？侍者说安好，就离开。其中有睡眠不安的，侍者就会告之。这就是《礼记》中的早晨向父母问安的礼节。）进出时或在前或在后恭敬地扶持老人。（在前在后看情况方便。）洗漱时，年龄小的奉上盘子，年龄大的奉上水，请父母洗漱，洗完后送上毛巾。（盘子是用来盛洗漱水的，毛巾用来擦手。）询问他们想吃什么然后恭敬地供奉上。（想吃的，像下文说的粥一类。）和颜悦色地来慰藉他们。（温是温藉的意思。侍奉长辈必须和颜悦色。）馔酏（粥一类，稠的是馔，稀的是酏），酒醴（浓的是酒，淡的是醴），芼羹（鱼肉作羹，杂入芼菜），菽、麦、蕡、稻、黍、粱、秫（菽，是大豆。蕡，是麻。稻、黍、粱、秫，都是米），随其喜好（随其所爱好）。搭配大枣、板栗、饴糖、蜂蜜令他们口中甘甜（饴，是糖稀。四者味道都是甜的）。加入堇、荁、枌、榆、免、薧、滫、瀡之类令食物润滑（堇和荁相类似；枌与榆相类似。四种植物，新鲜的叫免，干的称薧。滫指米泔水溲，瀡指稠滑的米汤。这些东西都很润滑）。加动物脂膏让食物肥润（脂、膏也是同一类物质，有角动物的叫脂，无角动物的叫膏，二者都是脂肪甘肥）。一定要等父母公婆品尝后才离开。（长辈拿起筷子，儿子媳妇就各自退下准备吃饭。司马光说：药物是关乎身体健康的当务之急。孩子侍奉亲人应当亲自检验,调配煮后进献供奉。不能只是委任给身边的奴婢仆人,如果有遗漏和失误,会有难以预料的灾祸。早餐,俗称为点心。《易经》中提到女人适合在家中做饭。《诗经》中提到:女人主要考虑煮饭就行了。烧煮调治饮食,是妇人的职责。近年来妇女傲慢不恭,都不肯下厨房。如今放任她们不亲自掌勺做饭,也应该让她们认真监督视察,务必使下人制作的饮食精巧洁净。刘氏说:询问老人的心意想吃什么,恭敬地顺从他的意愿来提供饭菜,和颜悦色抚慰,多夸奖他们的意见来侍奉,这样至亲就会高兴而不厌烦。孝顺的孩子侍奉他的亲人,一定顺从亲人的意向,常常让他们开心,让他们高兴地看到孩子能奉养他们。)

【原文】

《曲礼》曰:"凡为人子之礼,冬温而夏清,昏定而晨省。"(定,安其床衽也。省,问其安否如何。温公曰:父母舅姑将寝,则安置而退。丈夫唱喏,妇人道安置。此即《礼》之昏定也。)

老莱子少以孝行养亲。年七十,父母俱存。着五色斑斓之衣,为婴儿戏于亲侧。言不称老,为亲取食,上堂足跌而偃,因卧地为婴儿啼,或弄雏于亲侧,欲亲之喜。身老寿而双亲俱庆,亘古今鲜俪[1]者也。

东汉黄香,事父竭力致养,暑则扇床枕,寒则以身温席。晋王延,事亲色养,夏则扇枕席,冬则以身温被,隆冬盛寒,体常无全衣,而亲极滋味。二人孝行甚相类也。

陈太邱诣荀朗陵,贫俭无仆役,乃使元方将车,季方持杖从后,长文尚少,载着车中。既至,荀使叔慈应门,慈明行酒,余六龙下食。文若亦小,坐着膝前。于时奏《真人东行》,两家父子会聚之乐,至矣哉!(陈寔,字仲弓,为太邱长。荀淑举方正,补朗陵侯相。纪,字元方,实长子,至德绝俗,与实高名并著,而弟谌又配之。每宰府辟召[2],羔雁成群,世号三君。谌,字季方。淑有八子,俭、绲、靖、焘、汪、爽、肃、敷,居西豪里。县令曰:"高阳氏有才子八人。"署其里为高阳里。时人号曰"八龙"。于时德星聚,太史奏:"五百里贤人聚。")

【注释】

　　[1] 俪:并列的。

　　[2] 辟召:征召。

【白话解】

　　《曲礼》说:"作为子女该尽的礼节,冬天为父母保暖,夏天令父母凉爽,晚间服侍就寝,早上省视问安。"(定,服侍就寝的意思。省,指询问是否安然无恙。司马光说:父母公婆将要就寝,安顿好了就告退。丈夫行唱喏礼,妇人行礼说安好。这就是《礼记》中所说的侍奉父母的晚间礼节。)

　　老莱子在年幼的时候就尽孝侍奉父母。到七十岁时,父母都还在世。他穿着各种颜色的灿烂多彩的衣服,像个婴儿在父母身边玩耍。言谈从不说老字。给父母取吃的,去厅堂失足跌倒,于是躺在地上像婴儿那样啼哭。有时在父母身边逗小孩玩,想要让父母开心。年纪大寿命长,父母都健在,从古到今很少能兼得。

　　东汉的黄香,竭尽全力地服侍奉养父亲,暑天就在床边扇扇子,冬天就用自己的身子给父母暖席子。晋朝的王延,颜悦色奉养父母,夏天就在床边扇扇子,冬天就用自己的身子温暖衣被,深冬严寒,身上经常没有完好的衣服,而亲人能得到最待遇。两个人的孝顺行为非常类似。

　　陈寔去拜访荀淑,由于贫穷俭约没有仆人,于是让儿子元方驾驭马车,季方拿着拐杖跟在后面,孙子长文还年幼,也坐在车里。到了之后,荀淑让儿子叔慈在门口接待,慈明斟酒,其余号"六龙"的六个儿子煮饭菜招待。孙子陈文若也年幼,坐在父亲膝上。这时演奏《真人东行》,两家父亲和儿子聚会的快乐,太好了!(陈寔,字仲弓,担任太丘长。荀淑以举止端正被荐举,做了朗陵的侯相。陈纪,字元方,是陈寔的长子,其高尚的品德远离世俗,和陈寔的盛名一并著称,弟弟陈谌也与他们相衬。每次宰相府里征召,应征者很多,世称三君。陈谌,字季方。荀淑有八个儿子,分别名为俭、绲、靖、焘、汪、爽、肃、敷,都住在西豪里。县令说:"高阳氏有才德兼备的八个儿子。"署其里的名称为高阳里。当时的人称之"八龙。"当时德星聚集,太史上书:"五百里之内有贤人聚集。")

【原文】

朱文公《聚星亭画屏赞》云:猗欤[1]陈子,神岳钟英。文渊懿范,道广心平。愿言怀人,曰我同志。故朗陵君,荀季和氏。连峰对起,丽泽潜滋。爱而不见,有黯其思。簿言造之,顾无仆役。独呼二儿,驾予以出。青乌黄犊[2],布帏[3]柴车。策纪前卫,杖谌后趋。所造伊何?高阳之里。维时荀君,闻至而喜。顾谓汝靖,往应于门。七龙矫矫,布席开尊。靖肃而前,翁拜其辱[4]。何误斯晨,得见清穆[5]。命爽行觞,旅馈次陈。献酬交错,礼度情亲。载笑载言,罔非德义。益迈乃猷,以辅斯世。髧髦[6]两稚[7],亦置膝前。源深本固,莫出匪贤。崇台回极,于以占天。犹曰兹野,德星萃焉。高山景行,好德所同。课忠责孝,独概余衷。

[１]猗歟:叹词,表示赞颂。

[２]青耳黄犊:马和牛。

[３]幰(xiǎn):车的帷幔。

[４]拜其辱:承蒙来访。辱,谦词,承蒙之意。

[５]清穆:清和的风貌。

[６]髫髦:幼童发下垂貌。

[７]两稚:两个小孩子。

【白话解】

朱熹《聚星亭画屏赞》说:陈寔先生啊,是神山英华灵气结聚而生的吧。文采渊博,风貌俊美,道义高远,心地平和。我恳切地思念他,他与我志同道合。昔日朗陵君子荀季和氏,与他仿佛双峰对立,又仿佛两个池泽底中相通。互相仰慕而久不见面,情思都觉黯然。急急忙忙前去拜访,但是没有仆人役使,就叫来两个儿子,驾车送出门,青马和黄牛拉着用布作幔的简陋车子。一个赶车前,持杖的陈谌在后追随。要去哪里呢? 去高阳里。当时荀淑君听闻朋友来到,很是高兴。回头叫靖儿你前往门口接应,其余七个龙精虎猛的儿子,摆设宴席打开酒樽。荀靖、荀肃上前,拜见陈寔说承蒙来访,真是耽误您这个早晨,使我们得见您清和的风貌。又叫荀爽敬酒,一排排的佳肴依次陈列。大家互相敬酒,既有礼节,感情又很亲密。说笑谈天,说的都是道德仁义之事,更加谈论起如何济世的谋略。两个黄毛小儿,也抱在膝前。两个家族根基深厚,出来的没有不是贤才的。高台上官员占候天象,说这个地区有德星汇萃。他们的德行令人仰慕,对仁德的喜好完全相同。对儿女以忠孝严格要求,完全概括了我的想法。

有客诣陈太邱,谈锋甚敏。太邱乃令元方、季方炊饭。太邱问炊何迟留,元方长跪,曰:"君与客语,乃具窃听。炊忘着箪[1],今皆成糜。"太邱曰:"尔颇有所识否?"二子长跪,俱说,言无遗失。太邱曰:"如此俱成糜自可,何必饭邪!"

王长豫为人谨顺,事亲尽色养之孝。丞相见长豫辄喜,敬豫辄嗔。长豫与丞相语,常以谨密为端。观其亲之喜温,则其子之为人可知矣。(悦,字长豫,导长子。恬,字敬豫,导次子。丞相,导也。)

王羲之牵诸子,抱弱孙。一味之甘,割而分之,以娱目前。羲之生七子,羲之又有之。(长,凝之,字子直。第二子徽之,字子猷。最幼子献之,字子敬。孙祯之,徽之之子。)

后周李迁哲除真州[2]刺史,其本州也。男女六十九人。缘汉十余里,第宅相次。姬滕之有子者,分处其中。迁哲鸣笳导从,往来其间,纵酒欢宴。子孙参见,或忘其年名,披薄以审之。汉陆贾五男,常乘安车驷马,从歌鼓瑟,侍者十人,约其子曰:"过汝,汝给人马酒食。"其往来击鲜[3]之乐,未得如迁哲之子孙众多。唐郭子仪诸孙数十人,每群孙问安,不尽辨,颔之而已。此可以为盛也。(子仪中书令,二十四考,寿八十五。)

【注释】

　[1]炊忘着箪:箪,蒸饭时置于蒸饭器中与水相隔的用具。指做饭时忘记放置该种用具。

　[2]真州:当作直州。真州为今江苏仪征。直州为今陕西安康。李迁哲为安康人。

　[3]击鲜:宰杀活的牲畜禽鱼,充作美食。

【白话解】

有客人拜访太丘长陈寔先生，谈锋非常机敏。陈寔于是让元方、季方做饭。随后陈寔询问做饭为何那么迟，元方直身而跪回答说："您和客人说话，就偷偷地听了全部。做饭忘记放蒸锅中的竹屉，现在都变成粥了。"陈寔说："你们确实听懂了吗？"两个孩子直身跪着，一一说来，言语没有遗漏。陈寔说："像这样的话，饭都成了粥也没关系，何必非得吃饭呢！"

王长豫为人谨慎逊顺，奉养父母特别和颜悦色顺从心意。当丞相的父亲王导见到长豫就很高兴，见到另一个儿子敬豫就生气。长豫和父亲交谈，常谨慎细密态度端正。观察当父亲的喜欢和关心谁，那么这个孩子的为人就可以了解了。（王悦，字长豫，王导的长子。王恬，字敬豫，王导的次子。丞相，指王导。）

王羲之拉着各个孩子，抱着弱小的孙子。有一点好东西，都要割舍分给大家，让眼前一片欢乐。王羲之生了七个儿子，像"羲之"一样都带有"之"字。（长子凝之，字子直。第二子徽之，字子猷。最小的孩子献之，字子敬。孙子祯之，是徽之的儿子。）

后周的李迁哲被任命为直州刺史，他本身就是直州人。家里男女总共六十九人。沿着汉水十多里，其家族的宅第依次排列。其妻妾所生的孩子，分别住在里面。迁哲鸣着笳号让人带路，来往于这些宅第中，纵情饮酒设宴。子孙拜见时，有时忘记了他们的年龄和名字，要翻阅簿籍来查看。汉朝陆贾有五个儿子，他经常坐着驾四匹马拉的高大马车，有唱歌奏乐的侍从者十人，跟儿子约定说："我来你这，你提供人和马的饮食。"他这种往来寻找美食的乐趣，没能像迁哲子孙那样多那么丰富。唐朝的郭子仪的孙子有数十人，每当所有的孙子一起问候的时候，不能全部都认识，只是点点头罢了。这可以算作盛事了。（郭子仪担任中书令，经历过二十四次考核，寿命达到八十五岁。）

唐河东节度使柳公绰,在公卿间最名有家法。中门东有小斋,自非朝谒之日,每平旦辄出至小斋。诸子仲郢皆束带晨省于中门之北。公绰决私事,接宾客,与公权及群从弟再会食。自旦至暮,不离小斋。烛至,则命一人子弟,执经史躬读一过讫,乃讲议居官治家之法,或论文,或听琴,至人定[1]钟,然后归寝,诸子复昏定于中门之北。凡二十余年,未尝一日变易。(公绰、公权、公谅兄弟三人。公器,公度其从兄弟也。公绰一子四孙:子仲郢,孙璞、珪、璧、玭。公权,字诚悬。子仲宪,孙玭,字直清。)

公绰子仲郢,事公权如事公绰,见公权未尝不束带[2]。为京兆尹,出遇公权于通衢,必下马端笏立候,公权过,乃上马。公权莫[3]归,必束带迎候于马首。公权屡以为言,仲郢终不以官达有小改。公绰妻韩氏,相国休之曾孙,家法严肃俭约,为缙绅家楷范。常命粉苦参、黄连、熊胆和为丸赐诸子,每永夜习学,含之以资勤苦。仲郢以礼律身,居家无事,常端坐拱手,出内斋[4]亦肃容束带。三为大镇,厩无良马,衣不薰香;公退必读书,手不释卷。事事皆可法也。

【注释】

[1]人定:相当于亥时,约21~23时。

[2]束带:指整饬衣冠。

[3]莫:即"暮"之古字。

[4]内斋:隋唐时,皇帝每年降圣节召名僧入宫赐饭,称为内斋。

【白话解】

唐朝河东节度使柳公绰,在高官中的家法最有名。中门东侧有小屋,如果不是上朝拜见的日子,他每日早上就出门到小房子里去。儿子仲郢等都整饰衣冠在中门的北面给父母问候早安。公绰处理私人事务,接待宾客,再和高官以及所有的兄弟一起吃饭。从早到晚,不离开小屋。天晚点起蜡烛时,就命令一个子侄,拿着经史书恭敬诵读一遍,接着讲解讨论做官治家的方法,有时谈论文章,有时听琴。等到亥时,就去睡觉,所有子侄站在中门北面道晚安。前后二十多年,未尝一日有变化。(公绰、公权、公谅是兄弟三人,公器、公度是他们的堂兄弟。公绰有一个儿子和四个孙子:儿子仲郢,孙子璞、珪、璧、玭。公权,字诚悬,他儿子叫仲宪,孙子叫玭,字直清。)

公绰的儿子仲郢,侍奉公权像侍奉公绰一样,每次见到公权都是衣冠整齐。他担任京师的地方长官,出门在大道上遇到公权,一定下马拿着牌子站立恭候,等公权过去,才上马。公权傍晚回来,一定衣冠整洁在马前面欢迎等候。公权多次说不必这样,仲郢始终不因为官高位重有少许改变。公绰的妻子韩氏,是相国韩休之的曾孙女,家法严肃俭朴节约,是官宦家庭的楷模典范。她经常把苦参、黄连、熊胆打粉混在一起做成药丸赐给各个孩子,每当长夜里学习,让含着提神以助勤奋苦学。仲郢严格用礼法要求自己,在家里没有事情做时,经常端正坐着两手抱在胸前。参加朝廷的内斋佛事也是仪容严肃庄重衣冠整洁。曾三次担任重要边镇官员,但马棚里没有名贵马匹,衣服不熏名贵香料。退朝后一定看书,手里不离书卷。这些事情都值得效法。

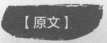
柳玭曰:"崔山南[1]昆弟[2]子孙之盛,乡族罕比。"山南曾祖王母长孙夫人年高无齿,祖母唐夫人,事姑孝,每旦栉缞笄[3]拜于阶下,即升堂乳其姑。长孙夫人不粒食,数年而康宁。一日疾病,长幼咸萃,宣言无以报新妇,有子有孙皆得如新妇孝敬,则崔之门安得不昌乎!

（崔山南昆弟，唐世系博陵。第二房崔颋，八子，世比荀氏八龙。琯，字从律，为山南西道节度。）

张苍，口中无齿，饮乳寿百余岁。秽城[4]有人年一百四十岁，不复能食谷，饮曾孙妇乳。（见《南史·梁须萧印传》）

东汉姜诗，事母至孝，妻奉顺尤笃。母好饮江水，水去舍六七里，妻常沂流而汲。姑嗜鱼脍，又不能独食。夫妇常力作供脍，呼邻母共之。舍侧忽有涌泉，味如江水，每旦辄出双鲤鱼，常以供二母之膳。子妇同心竭力，以致其养，不易得也。

【注释】

[1] 崔山南：唐代崔琯，曾任山南西道节度使，故称崔山南。

[2] 昆弟：兄弟。

[3] 栉縰笄：《礼记·内则》："子事父母，鸡初鸣，咸盥漱，栉縰笄总。"栉，梳发；縰，用缯束发髻。后因以"栉縰"泛指侍奉父母起居。

[4] 秽城：古代扶余国的一个城市。

【白话解】

柳玭说："崔琯的兄弟、子孙之多，同乡氏族很少比得上。"崔琯曾祖王母长孙夫人年纪大没有牙齿，他祖母唐夫人侍奉婆婆非常孝顺，每日早上侍奉其起居，在台阶下行叩拜之礼，再进入大厅里给婆婆喂乳食。长孙夫人不进硬食，几年来身体都健康安宁。一日生病，家里长幼都聚集在一旁，婆婆对大家宣称无以回报儿媳，如果子孙都能像儿媳这样都顺尊敬，崔家怎么能不昌盛呢！（崔琯兄弟是唐王室世系，博陵人。第二房崔颋，有八个儿子，世人认为可以和荀氏八龙相比。崔琯，字从律，是山南西道节度使。）

张苍嘴里没有牙齿，喝乳食活到一百多岁。秽城里有人活到一百四十岁，不能再吃粮食，喝曾孙媳妇的乳汁。（见《南史·梁须萧印传》）

东汉的姜诗，侍奉母亲十分孝顺，他妻子伺候母亲更加诚心。姜诗母亲喜欢喝江里的水，江水离住的地方六七里路，妻子经常到上游去取水。婆婆喜欢吃生鱼片，又不能单独吃。夫妇经常一起勤力工作供应生鲙鱼，并邀请邻居母亲一起吃。他家旁突然涌出泉水，味道和江水很像，每日早上跳出两条鲤鱼，经常取来供给两位母亲食用。儿子媳妇齐心协力，侍奉母亲，很难得。

【原文】

节孝徐先生，事母谨严，非有大故，未尝去其侧。日具太夫人所嗜，或不获，即奔走阛市，若有所亡。人或慕其纯孝，损直以售之。亲戚故人或致甘毳[1]，诚不至，礼不恭，弗受也。所奉馔皆手自调味。太夫人饮食时，先生率家人在左右为儿嬉，或讴歌以说[2]之。故太夫人虽在穷巷，而奉养与富贵家等，无须臾不快也。先生名积，字仲车。自儿童不为嬉戏，寡言笑，庄毅如成人。事母太夫人笃孝，朝夕冠带问起居。一日幞头[3]晨省，外氏诸妇大笑之。翌日复如是，笑不已，被笑旬日弥恪，自是至老不废。《童蒙训》云："先生因具公裳见贵官。"忽自思云："见贵官尚必用公裳，岂有朝夕见母而不具公裳者乎。"遂晨夕具公裳，揖其母。先生应举，贡礼部，不忍一日去其亲，遂徒步载母，西入京师。中进士第，同榜第一人许安世，率同年数十人拜太夫人于堂上，仍以百千为太夫人寿，数往返，先生终拒之。先生年过壮未娶，或勉之，答曰："娶非其人，必为母病。予非敢忘嗣，固有待也。"初从安定胡先生学，潜心力行，不复仕进。其学以至诚为本。积思《六经》，而喜为文词。老而不衰。政和六年，谥节孝处士。

【注释】

[1] 甘毳：同"甘脆"。汉桓宽《盐铁论·孝养》："衣轻暖，食甘毳。"

[2] 说：通"悦"。

[3] 幞头：男子戴的头巾。宋代发展为参加礼仪活动时的穿戴。

【白话解】

　　获得朝廷表彰为"节孝"的徐先生，侍奉母亲非常谨慎和认真。如果没有大事，不曾离开母亲身边。每日都准备好太夫人喜欢的食物，有时买不到，就在整个市场里奔走寻找，好像有什么丢失了一样。有的人仰慕他纯真的孝心，亏本地卖给他。亲戚朋友有时送来美味食物，如果诚意不够，或礼节不恭敬，就不接受。所有用来侍奉的食物都由他自己亲手调制。太夫人吃饭的时候，先生和家里的人陪在身边像小孩一样嬉戏，有时唱歌让她开心。所以太夫人虽然生活在贫苦的巷子里，但是所得到的供奉和赡养和富贵人家一样，没有一刻不开心的。徐先生名积，字仲车。从儿童的时候就不喜欢嬉戏，很少谈笑，端庄坚强得像成人一样。侍奉母亲太夫人十分孝顺，早晚都穿戴整齐询问起居饮食。有一日戴着礼仪专用的头巾去问早安，母亲那边的亲戚妇女见了哈哈大笑。第二日他还是这样，妇女们大笑不能停止。连续被取笑十日，他更加恭敬，从此到老都不改变。《童蒙训》里说："先生穿着办公事的衣服见尊贵的官员。"他读了忽然反思："见尊贵官员尚且必须用公事的衣服，哪有早晚见母亲不穿公事衣服的道理啊。"于是早晚都穿着办公事的衣服去问候自己的母亲。徐先生参加科举考试，中举被选拔参加礼部考试，他一日都不愿意离开母亲，于是自己步行用车载着母亲，往西到达京师。考中进士，同榜的状元许安世带着同年中举的十几个人来家里拜见太夫人，照例拿千百文钱给太夫人作贺礼，经多次坚持，先生最终还是不接受。先生过了成年也没有结婚，有人劝他，他回答："娶亲娶得不对，一定会给母亲带来麻烦。我并不敢忘记自己延续后嗣的责任，要等待合适的人。"以前曾跟胡安定先生学习，用心专一，身体力行，不再做官。他的所学以真挚诚恳为根本。专心思考《六经》，喜欢写文章。年纪大了身体不觉衰老。政和六年（1116年），朝廷赐他谥号为"节孝处士"。

任元受事母尽孝。母老多疾病，未尝离左右。元受自言：老母有疾，其得疾之由，或以饮食，或以燥湿，或以语话稍多，或以忧喜稍过。尽言[1]皆朝暮候之，无毫发不尽。五脏六腑中事，皆洞见曲折，不待切脉而后知。故用药必效，虽名医不逮也。张魏公作都督，欲辟之入幕。元受力辞曰："尽言方养亲，使得一神丹可以长年，必持以遗母，不以献公也。况能舍母而与公军事邪！"魏公太息而许之。程明道先生曰："事亲者，不可以不知医。"

陆放翁曰：先公守南都时，有直秘阁张山者，开封人，判留司御史台事，年八十余矣，视听步履饮食悉如少壮。或问何术至此？曰：吾无他术，但顷尝遇异人授一药，服之数十年未尝一日辍耳。其法：用香附子、姜黄、甘草三物，同末之，沸汤点。晨起空心服三四钱，名降气汤。以为人所以多疾病者，多由气不降，故下虚而上实。此药能导之使归下耳。乡人有效之者，或返致虚弱。盖香附子、姜黄泻气太甚然。而不知山何以独能取效如此。意其别有它术，特托此药以罔人。及渡江，见一武官王升者，亦七十余矣，康强无病。问何所服药？则与山正同。而后知人之于药，各有所宜，不可强也。

祖光禄少孤贫，性至孝，常自为母炊爨[2]作食。王平北闻其佳名，以两婢饷之。因取为中郎。（祖讷，字士言，能清言。温峤荐为光禄大夫，王又字叔元，为平北将军。）

吴隐之，事母孝谨。与太常韩康伯邻居。康伯母，贤明妇人也。谓康伯曰：汝若居铨衡，当举如此辈人。及康伯为吏部，隐之遂阶清级。古人以孝行取人，贤明之妇亦知此义。

【注释】

[1] 尽言：任元受的字。

［2］爨：烧火做饭。

【白话解】

任元受侍奉母亲竭尽孝心。母亲年老多病，他不曾离开她身边。任元受自己说：老母亲身体有病，她患病的原因，或者是因为饮食，或者是因为燥湿，或是因为话语稍微多，或是因为忧虑喜乐稍微过了。于是他从早到晚在母亲身边侍候，没有丝毫不注意的地方。五脏六腑的问题，都能观察到变化之处，不用等到切脉后就能知道。所以开药就有效果，即使是名医也比不上。曾受封魏国公的张浚任都督时，想要征召他来做幕僚。任元受竭力推辞说："我正在侍奉母亲，假如得到一颗神丹可以长生不老，我一定拿去给母亲，不会来奉献给您。何况要舍弃母亲而参与您的军务这种事呢！"张浚叹息着允许他了。正如程明道先生所说："侍奉父母，不可以不懂医。"

陆游说：亡父镇守南都的时候，有任官直秘阁叫张山的人，是开封人，外派洛阳留司管理御史台事务，年纪八十多岁了，视力、听力、走路、吃饭都和年轻的时候一样，有人问用了什么方法能做到这样？他说：我没有其他特别的方法，只是曾经遇到一位奇人送给我一个药方，服用了几十年没有一日停止过。方法：用香附子、姜黄、甘草三种药，一起研末，用煮沸的水服用，早上起来空腹服用三四钱，名字是降气汤。这是认为人得很多疾病的原因，多数是气机不能下降，所以下虚上实而导致。这药能引导元气使它下降。同乡的人有仿效这个方法的，有的反而变得身体虚弱起来，是香附子、姜黄降气太厉害的原因。不知道张山为什么能获得如此好的效果。我猜测他一定有别的方法，只是拿这个药方来欺骗他人。到了南渡的时候，看见一个武官王升，也七十多岁了，身体强健没有疾病。询问服用了什么药？结果却和张山一样。然后才知道人的体质对于药物，各有所适宜的，不能勉强。

祖讷年少的时候孤苦贫寒，但本性十分孝顺，经常自己为母亲烧火煮饭。平北将军王乂听闻他的良好名声，送给他两个婢女，随即封他为中郎。（祖讷，字士言，善于清谈，温峤举荐他为光禄大夫；王乂字叔元，为平北将军。）

吴隐之侍奉母亲孝顺严谨，和太常韩康伯是邻居。康伯的母亲，是有才能有见识的妇人，对康伯说：你如果考察选拔人才，应当举荐像吴隐之这样的人。等到康伯做了吏部官员，吴隐之很快就有了显赫的官位。古人凭借孝心选拔人才，有才能有见识的妇人也知道其中的含义。

吕侍讲（希哲）言：孝子事亲须事事躬亲，不可委之使令也。尝说：《谷梁》言天子亲耕，以供粢盛[1]；王后亲蚕，以供祭服。国非无良农工女也，以为人之所尽事其祖祢，不若以己所自亲者也。此说最尽事亲之道。又说：为人子者，听于无声，视于无形，未尝顷刻离亲也。事亲如天。顷刻离亲，则有时而违天。天不可得而违也。吕侍讲，字原明，申国正献公[2]（公著）之长子。正献公居家简重寡黙，不以事物经心。而申国夫人性严有法度，虽甚爱公，然教公事事循蹈规矩。甫十岁，祁寒暑雨，侍立终日，不命之坐不敢坐也。日必冠带以见长者，平居虽甚热，在父母长者之侧，不得去巾袜缚袴，衣服唯谨。行步出入，无得入茶肆酒肆。市井里巷之语，郑卫之音，未尝一经于耳。不正之书、非礼之色，未尝一接于目。内则正献公与申国夫人教训之严；外则焦先生千之（字伯强）化导之笃。故公德器成就，大异众人。公尝言："人生内无贤父兄，外无严师友，而能有成者少矣。"

【注释】

[1] 粢盛：放入祭器内以供祭祀用的谷类。《孟子·滕文公下》："诸侯耕助，以供粢盛。"

[2] 申国正献公：指范公著，受封申国公，谥"正献"。

　　曾任侍讲学士的吕希哲说：孝顺的孩子侍奉父母应当每件事情亲自去做，不能委派下人去做。他曾经说：《谷梁传》提到皇上亲自耕种，以提供祭祀的谷物；皇后自己养蚕，以提供祭祀时穿的衣服。国家并非没有好的农民和巧手女工，只是与其拿所有的一切侍奉祖先，不如自己亲自去做。这些话把侍奉父母的道理说得最清楚了。又说：作为子女，在父母尚未发声时就知道要什么，在父母还未做时就看到要做的事，不曾离开父母一会儿。侍奉父母应当像礼敬上天一样。离开父母一会儿，相当于有时候违抗了天意。上天是不能够违背的。侍讲学士吕先生，字原明，中国正献公吕公著的长子。吕公著在家里庄严持重寡言少语，不因事物扰乱自己的心志。而他的妻子中国夫人则性格严格讲究规矩，虽然十分喜爱吕希哲，但注意教导他事事都要按规矩办事。刚十岁时，无论严寒还是暑湿，一整天都恭顺地站立在旁边伺候，不命令他坐就不敢坐下。白天必须衣冠整洁地出门见长者，平日起居即使很热，在父母和长辈身边，也不能摘掉头巾、袜子和紧缚的裤子，衣着务必谨慎得体。行路出外，不能进茶馆酒楼。民间俚俗的语言，不端庄高雅的音乐，从来未曾听过。内容不端正的书、不合礼仪的女色，从来不曾看过。在家里有范公著和妻子的严厉教育训导，在外面有老师焦千之（字伯强）先生一心一意地教化引导，所以吕希哲的道德教养和事业成就，和一般人大为不同。他曾经说："人这一生家里如果没有有贤德的父亲兄弟，在外没有严厉的老师和朋友，却能取得成就的人是很少的。"

【原文】

　　司马温公曰："凡诸卑幼，事无大小，毋得专行，必咨禀于家长。"又曰："凡子受父母之命，必籍记而佩之，时省而速行之。事毕则返命焉。或所命有所不可行者，则和色柔声，具是非利害而白之。待父母之许，然后改之。若不许，苟于事无大害者，亦当曲从。若以父母之命为非而直行己志，虽所执皆是，犹为不顺之子，况未必是乎！"

吴顾恺每得父书，常扫洒几案，舒书于上，拜跪读之，每句应诺，阅毕再拜。得父之书，犹拜跪而读，受父之命，其敬佩而行，当何如耶！

包孝肃（拯），字希仁。始及第，以亲老侍养，不仕宦且十年。人称其孝。

范忠宣（纯仁），字尧夫。再调官皆不赴。文正[1]公遣之，公曰：纯仁岂可重于禄食而轻去父母邪？虽近，亦不能朝夕在侧。遂终养焉。

二公以事亲为重，以仕进为轻，可法也。

【注释】

[1] 文正：范仲淹的谥号。范纯仁是范仲淹的次子。

【白话解】

司马温公说："凡是晚辈年龄幼小者，事情无论大小，不要独断独行，必须询问禀告家长。"又说："凡是儿子受父母的命令，必须记录下来并携带，时时察看尽快去做。事情做完之后就要返回禀告。有时命令有不能执行的，就要和颜悦色、声音柔和地把对错和利害都阐述明白。等待父母同意，然后更改命令。如果不同意，假如对事情没有大的害处，也应当委曲求全地听从。如果认为父母的命令不对而径直按自己想法去做，即使所坚持的是正确的，也是不孝顺的子女，何况未必对呢。"

吴顾恺每次得到父亲的家书，经常打扫干净桌子，在桌子上铺开家书，叩拜后跪着读完。每句都行应诺之礼，看完再次叩拜。得到父亲的家书，尚且跪着叩拜读完。那么接受父亲的命令，尊重敬佩而行动，又该会多认真呢！

包拯，字希仁。最初中进士的时候，因为要侍奉父母，十年都没出来做官。人人都称赞他孝顺。

范纯仁，字尧夫，多次选调官职都不去赴任。父亲范仲淹批评他，他说：我范纯仁怎可以重视俸禄忽略父母呢？即使距离近，也不能早晚陪在身边。一直侍奉父亲到寿终。

两位贤人都将侍奉父母作为重要的事，把做官看得很轻，值得效法。

【原文】

王逢原《思归赋》云："吾父八十，母发亦素。尚尔为吏，敻焉遐路。嗷嗷晨鸟，其子反哺。我岂不如，郁其谁素[1]？惟秋之气，憀栗[2]感人。日兴愁思，侧睇江滨。忆为童子，当此凛辰，百果始就，迭进其珍。时则有紫菱长腰，红芡圆实，牛心绿蒂之柿，独包黄肤之栗，青芋连区，乌椑五出。鸭脚受彩乎微核，木瓜镂丹而成质。青乳之梨，频壶之橘。蜂蛹淹蘸，楳楂渍蜜。膳羞则有鸡鹙野雁，泽凫鸣鹑。清江之膏蟹，寒水之鲜鳞，冒以紫姜，杂以菱首，觞浮蓂菊，俎荐菁韭，坐溪山之松篁，扫门前之桐柳。僮仆不哗，图书左右。或静默以终日，或欢言以对友。信吾亲之所乐，安闾里其滋久。切切余怀，欲辞印绶。固非效渊明之褊心，耻折腰于五斗。"

潘岳《闲居赋》云："太夫人在堂，览止足[3]之分，庶浮云之志。筑室种木，逍遥自得。池沼足以渔钓，春税足以代耕。灌园鬻蔬，供朝夕之膳。牧羊酤酪，俟伏腊[4]之资。凛秋暑退，熙春寒往。微雨新晴，六合清朗。太夫人御板舆，升轻轩[5]，远览王畿，近周家园。席长筵，列子孙，柳垂阴，车结轨。或宴于林，或禊[6]于汜。昆弟斑白，儿童稚齿。称万寿以献觞，或一惧而一喜[7]。寿觞举，慈颜和。浮杯乐饮，丝竹骈罗。顿足起舞，抗音高歌。人生安乐，孰知其他。"

王潘二赋，仕宦而志于事亲者，良可讽味。

[1] 素:当为"诉"。

[2] 憀栗:感伤貌。《文选·潘岳〈秋兴赋〉》:"萧瑟兮草木摇落而变衰,憀栗兮若在远行。"

[3] 止足:知止知足,不贪得无厌。

[4] 伏腊:泛指节日,也借指生活或生活所需的物质资料。

[5] 轻轩:此指妇女乘坐的小车。

[6] 禊:古代春、秋两季为消除不祥而在水边举行的祭祀。

[7] 一惧而一喜:《论语》中孔子说:"父母之年,不可不知也。一则以喜,一则以惧。"

【白话解】

王逢原《思归赋》说:"我的父亲八十,母亲头发也白了。我还在外做官,长路漫漫。早上鸟儿饥鸣,它的孩子衔食喂母。我难道还不如鸟儿,心中郁闷向谁倾诉?秋天的凉气,凄怆感人。每日涌起愁思,侧望向江边。回忆还是孩子的时候,在这样秋风凛然的时候,各种果实成熟,轮流进献这些珍宝。时令有长长的紫色腰菱,圆圆的红色芡实,长绿蒂的牛心柿,外表黄色的栗子,青色的芋头连片生长,乌桕柿花开五瓣。别名鸭脚的银杏细果披上金黄色,木瓜呈现红色里面变得丰厚。青色乳状的梨,红色壶状的橘子。蜂蛹收来用盐腌,楱樝(木瓜)切来用蜜渍。作美食的则有池鹭和野雁,水鸟和鹌鹑,清江里的肥蟹,寒水里的鲜鱼,用紫苏姜片盖好,加入茭白苗,酒杯里泡上茱萸和菊花,容器里装着韭菜花,坐在有松竹的溪山上,扫干净门前的桐柳。仆役不来吵闹,书籍伴在身边。有时静静地不说话一整天,有时和朋友欢快地畅谈。我父母确实很快乐啊,安心久住在乡间。我深切地怀念他们,想要辞掉官爵。我并非效仿陶渊明的偏见,为失掉名节感到羞耻。"

潘岳《闲居赋》中讲:"太夫人母亲健在,把握凡事知止知足的分寸,怀着视富贵如浮云的志向。建筑房屋,种植树木,逍遥自在。池塘可以钓鱼,春谷取利可以不用耕种。浇灌园圃卖些蔬菜,足以供应早晚饭食。放羊卖羊奶,足够过日子的费用。凛凉的秋意祛退暑热,明媚的春天到来寒冬已往。小雨过后放晴，天空晴朗。太夫人抬着代步工具，坐在小车里，远远地观望帝京，在家园附近，摆下长长的宴席，子孙分列在旁，在柳树垂荫下，车辆络绎不绝。有时在丛林里款待宾客，有时到汜水里祈福。头发斑白的兄弟，年少的儿童，口称'长寿百岁'来敬酒，既有些担忧也值得欢喜。祝寿的酒杯举起来，慈祥的面容和颜悦色。流觞取酒欢乐畅饮，各种音乐相继奏起。情绪激昂而蹁跹起舞，高声歌唱。人生如此安宁和快乐，哪里还去想其他呢。"

王氏和潘氏的两首赋，表达了虽然做官却有侍奉父母志向，确实可以细细品味。

【原文】

黄山谷手书云："王彀稚川，元丰初调官京师。寓家鼎州，亲年九十余矣。尚[1]阅贵人家歌舞，醉归，书其旅邸壁间云：'雁外无书为客久，蛮边有梦到家多。画堂玉佩紫云响，不及桃源《欸乃歌》。'余访稚川于邸中而和之诗曰：'五更归梦常苦短，一寸客愁无奈多。慈母每占乌鹊喜，家人应赋《陟岵[2]歌》。''身如病鹤翅翎短，心似乱丝头绪多。此曲朱门歌不得，湖南湖北《竹枝歌》。'王稚川既得官都下，有所盼忘归。余戏作林夫人《欸乃歌》二章与之。《竹枝歌》本出三巴，其流在湖湘耳。《欸乃》，湖南歌也。诗曰：'花上盈盈[3]人不归，枣下篡篡实已垂[4]，腊雪在时听马嘶，长安城中花片飞。''从师学道鱼千里[5]，盖世成功黍一炊。日月倚门人不见，看尽林乌返哺儿。'"四诗之作，可谓尽朋友责善之义。山谷至孝，奉母安康君，至为亲涤虎子，未尝顷刻不供子职。故锡类[6]之意，力劝稚川以归侍云。

明道、伊川二先生之母夫人侯氏，事舅姑以孝谨称，与太中公（珦）相待如宾客。公赖其内助，礼敬尤至，而夫人谦顺自牧，虽小事未尝专，必禀而后行。伊川曰："先夫人侯氏，七八岁诵古诗曰：'女子不夜出，夜出秉明烛。'自是日暮则不复出房阁。既长，好文而不为辞章。见世之妇女以文章笔札传于人者，则深以为非。"

【注释】

[1] 尚：依翁方纲编《黄诗全集》，当为"尝"字。

[2] 㡡廖（yǎn yí）：原意为门闩，借指曾共贫寒的妻子。

[3] 花上盈盈：传说宋代有一女鬼到人家里，唱《花上盈盈曲》，极为幽怨。

[4] 枣下纂纂实已垂：潘岳《笙赋》说："枣下纂纂，朱实离离。宛其死矣，化为枯枝。"意思是说枣花、枣子虽然繁盛，但很快将要消逝。

[5] 鱼千里：意鱼在池中不倦游动，以为千里无穷，实则徒然无益。

[6] 锡类：以善施及众人。

【白话解】

黄庭坚亲手写的帖子说："王牮字稚川，元丰初年调到京师当官。他家安在鼎州，父母年纪九十多岁了。一次他在贵人家看歌姬跳舞，喝醉了回家，在旅居房间的墙壁上写诗说：'没有收到家书已经很久了，蟋蟀的叫声之中梦归思乡。华丽堂舍里的舞姬转动玉佩作响，比不上桃源的《欸乃歌》动听。'我到他居室拜访他，作和诗一首说：'五更时分做梦苦于太短，寸心中客居异乡的愁绪无奈太多。家中慈祥的母亲每日期盼喜鹊叫远人归来，家里的妻子应该总在唱怀念你的《㡡廖歌》。''身体像生病的鹤一样翅膀短小不能远飞，心里好像乱丝一样思绪繁多。这种家乡曲子富贵人家不会唱，这是湖南湖北的《竹枝歌》。'王牮后来在京师里做了官，期盼晋升很久忘记回家。我随便仿效林夫人的《欸乃歌》写二首给他。《竹枝歌》本出自四川，后为流传到在湖南附近。《欸乃》是湖南歌。诗是这样的：'唱着花上盈盈的怨曲你不回来，枣花盛开枣子成熟转眼青春将逝，腊月雪天希望听到归马嘶叫，转眼到春天你还在京城里看鲜花飞舞。''跟从师父学习道理出山，像鱼儿一样以为游了千里其实徒劳；取得举世无双的成就，也不过是黄粱一梦。家中人日日月月倚在门口不见你归来，只看到树林里那一只只返巢喂养母亲的乌鸦。'"这四首诗，可以说尽到朋友劝勉从善的义务。黄庭坚非常孝顺，侍奉他那被封为安康太君的母亲，甚至亲自洗涤盛尿器具，没有一刻不尽儿子职责的。所以他向朋友推广孝道，竭力劝王蘧回家侍奉父母。

程颐、程颢两位先生的母亲侯氏，侍奉公婆以孝顺著称，对待曾任太中大夫的丈夫程珦相敬如宾。程珦依赖她帮助治家，对她非常尊重，但是她谦逊恭顺，自我约束，即使是小事都不会专断独行，一定禀告过后才去做。程颐说："已故的母亲侯氏，七八岁的时候就会背诵古诗：'女子晚上轻易不出门，出门要拿着明亮的蜡烛。'从此一到日落就不再出门。长大后，喜欢文学却不写文章。看到世间写字写文章给人看的女子，就认为非常不妥。"

【原文】

杨诚斋夫人罗氏，年七十余，每寒月，黎明即起，诣厨躬作粥一釜，遍享奴婢，然后使之服役。其子东山先生启曰："天寒何自苦如此？"夫人曰："奴婢亦人子也。清晨寒冷，须使其腹中略有火气，乃堪服役耳。"东山曰："夫人老，且贱事，何倒行而逆施乎？"夫人曰："我自乐此，不知寒也。汝为此言，必不能如吾矣！"东山守吴兴，夫人于郡圃种苎，躬绩缉以为衣，时年八十余矣。东山月俸分以奉母。夫人忽小疾，既愈，出所积券曰："此长物也，今宜悉以谢医，则吾无事矣。"平居，首饰止于银，衣止于纠绢。生四子三女，悉自乳。曰："饥人之子以哺吾子，是诚何心哉！"其家采椽土阶，如田舍翁，三世无增饰。史良叔守庐陵，官满来访，入其门，升其堂，目之所见，无非可敬可仰，可师可法者，所得多矣。因命画工图之而去。诚斋、东山清介绝俗，固皆得之天资，而妇道母仪所助者亦多矣。《左传》文伯之母老而犹绩[1]，文伯曰："以歜[2]之家而主犹绩乎？"母曰："王后亲织玄紞，公侯之夫人加以纮綖[3]，卿之内子为大带，命妇成祭服，列士之妻加之以朝服。自庶士以下皆衣其夫，社而赋事，烝而献功，男女效绩[4]，愆则有辟，古之制也。"罗鹤林（大经）云："观诚斋夫人，乃知古今未尝无列女，未尝无贤母。"

【注释】

　　[1] 绩：把麻和棉搓捻成线。

　　[2] 歜（chù）：全名为公父歜，即公父文伯，鲁国大夫。其母为敬姜。

　　[3] 纮綖（hóng yán）：古代冠冕上装饰的绳带。

　　[4] 效绩：立功。

【白话解】

　　杨万里（号诚斋）的夫人罗氏，年龄七十多岁时，每到寒冬时节，刚天明就起床，到厨房亲自做一锅粥，分给所有的奴婢饮用，然后才让他们工作。她的儿子杨长孺（号东山）问："天气寒冷自己何苦这样做呢？"罗氏夫人说："奴婢也是人的孩子。早上寒冷，需要让他们的肚子里稍微有暖气，才能忍受劳作的辛苦。"杨长孺说："母亲年龄大了，况且是这种轻贱的事情，为何要做违反常理的事情呢？"罗氏夫人说："我乐于做这些事，不感到寒冷。你这样说，一定不能像我这样做！"杨长孺到吴兴任太守，罗氏夫人在郡县的园子里种纻，亲自纺织做成衣服，当时年纪八十多岁了。杨长孺每个月的薪俸分一部分奉养母亲。罗氏夫人突然生了小病，痊愈之后，拿出积蓄和银票说："这是多余的东西，现在应该全拿出来谢医生，那我就没有问题了。"她平日起居，首饰只是银饰，衣服也只是丝绸做的。生了四个儿子三个女儿，都是自己哺乳的。她说："让别人的孩子挨饿，用他母亲乳汁哺育我的孩子，这是什么用心啊！"杨长孺的家是简朴的柞木椽子和土砌台阶，像种田人家一样，三代都没有增添修饰。史良叔任庐陵太守，任满时前来拜访，到他的家门，走进厅堂，亲眼所见，没有不是值得尊敬敬仰和应当学习仿效的,收获太多了。因此命令画工给罗氏夫人画了一幅画才离去。杨万里、杨长孺品性脱离世俗,固然出自天赋,而罗氏为妻、为母之道对他们的帮助也很多。《左传》中,公父文伯的母亲年老仍然从事纺织,文伯说:"我们家的主人还用纺织吗?"他母亲说:"皇后亲自做礼冠上系玉的丝带,公侯妇人给冠冕加上装饰的绳带,卿相的妻子制作腰带,受封号的贵妇制作祭祀穿的衣服,有名望者的妻子给丈夫还要做上朝的服装,从普通官员以下的女子都为丈夫制衣服。春分后祭祀土地后开始劳作,冬季祭祀时献上谷物和牲畜,男女都要奉献立功,有过失就不能参加祭礼。这是古来的制度。"罗大经(号鹤林)说:"看到诚斋夫人,可知道古往今来都有有节操的女子,都有贤德的母亲。"

【原文】

《籍溪胡氏宗系记》序云:"吾家自上世以来,事亲从兄,多以孝悌闻。曾祖十四公有二兄,虽已异居,每事必先咨长兄,次咨仲兄。二兄许取而后取,二兄许行而后行。曾祖妣余太君感末疾,十年不离床席,饮食起居、梳沐盥漱、便圊,皆须人抱负扶掖。子孙妇女左右奉事,惟惧不如其意。祖妣章太君,妣余氏,叔祖妣吴令人[1],更互直侍,衣不解带,目不交睫,朝夕匪懈。余太君常慰劳之曰:'吾无以报汝等,天当以佑汝等。'吴令人果膺福庆,是生文定公,登巍科,历显任,其立朝,正色直言,无所假借,所以纳忠君父之意,虽死不忘。宪昔侍文定,居漳滨十五年,见其躬事二亲,可谓尽之矣。奋由白屋,二亲安乐,享禄养者二十年,皆生受官邑之封,此人间所稀有。令人慈母也,通诗书,达义理,愉颜柔色以事之,不足以为难。中大公严毅豪勇,不可少犯。文定所以事之者,未始徇其意。每每以正道开说,中大久而益亲信之。有晚生儿女三人,初以为虑。文定视之如一,嫁幼妹与己女，装遣奁具无少异。中大临终，以二荆授文定曰：'二弟若不才，为汝之羞，可严教之。'文定泣对曰：'誓不忍挞之。'其后，循循然诱以学术，迪以道义，立身婚宦，皆克有成立，至使一家烝烝，虽妇女儿童，咸知恭顺之道。实由文定躬行之化所及也。孔子曰：'人之行莫大于孝。'有子曰：'孝悌也者，其为仁之本欤。'后代子孙，当务勉行孝悌，以无忝所生。庶几门风益振，家声不坠，岂不善哉！"（胡文定公安国，字康侯，仕至给事中。二弟：长，安止，仕至郡倅[2]；次，安老，仕至知州。三子：长致堂，寅，字明仲；仲五峰，宏，字仁仲；季宁[3]籍溪，宪，字原仲，仕至秘书省正字。西园大壮字季履，五峰第三子。）

【注释】

　　[1] 令人：古代命妇的封号。

　　[2] 倅（cuì）：副。

　　[3] 宁：疑衍文。胡宪，字原仲，世称籍溪先生，是胡安国的第三子。

【白话解】

　　《籍溪胡氏宗系记》的序言说："我家从祖先开始，侍奉父母顺从兄弟，多以孝顺父母、敬爱兄长闻名。曾祖十四公有两个哥哥，虽然已经分开居住，每次做事一定先询问大哥，再询问二哥。两个哥哥允许选用后再选，两个哥哥允许行动后再行动。曾祖母余太君四肢患病，十年没离开床，日常生活，梳头沐浴洗漱，上厕所，都需要有人抱着、背着和搀扶着。子孙辈的女眷在旁边侍奉周到，只担心不合她的心意。祖母章太君，母亲余氏，叔祖母吴令人，轮流侍奉，衣不解带，整夜不睡，从早到晚都不懈怠。余太君常常慰问犒劳说：'我没有什么可以报答你们的，上天一定会保佑你们。'后来吴令人果然获福报，她生的胡安国，高中入第，担任显耀的职位，他在朝为官，态度严肃，语言正直，从不攀附权贵，凡是效忠于君王的事，至死都不忘记。胡宪以往侍奉父亲胡安国，在漳滨住了十五年，看到他亲自侍奉自己的父母，可以称得上是尽心尽责。从贫寒家庭发奋起家，父母安详快乐，享受俸禄侍奉赡养二十年，都在生前获得封地封官，这是世间所少有的。吴令人是个慈母,通晓诗书,通达事理,和颜悦色来侍奉她,并不难办;父亲中大公则严厉刚毅豪迈英勇,不能稍稍冒犯。胡安国侍奉父亲,并不全部遵循他的意向,往往用正确的道理开解说明,久了中大公也越发亲近和信任他。父亲中大公晚年生有三个儿女,开始有些担忧。胡安国看待他们都一视同仁,在幼小的妹妹和自己的女儿出嫁,她们的嫁妆没有一点差异。中大公临死时,把两根荆条交给胡安国说:'你两个弟弟如果不成才,会令你蒙羞,可以严厉地教导他们。'文定哭着回答:'我绝不忍心鞭打他们。'后来,他用学术来引导他们学习,用道德和正义开导启迪他,他们安身处世、结婚做官,都很有成就,于是一家都很兴盛,即使是妇女和儿童,都知道恭敬孝顺的道理。这实在是胡安国亲自示范教化的结果。孔子说:'人最大的善行就是尽孝。'有子说:'孝顺父母,敬爱兄长,是仁义的根本啊。'后代子孙,应当尽力做到孝顺父母,敬爱兄长,以无愧于生养至亲。这样门风将会越发显振,家族名声不会衰败,难道不好吗!"(胡文定公,名安国,字康侯,官至给事中。两个弟弟,大的叫安止,官至郡县副官;小的叫安老,官至知州。有三个儿子,长子为致堂先生胡寅,字明仲;次子为五峰先生胡宏,字仁仲;三子为籍溪先生胡宪,字原仲,官至秘书省正字。西园先生胡大壮,字季履,是五峰先生的第三子。)

【原文】

元魏[1]杨播,家世纯厚,并敦义让。昆季[2]相事,有如父子,椿、津恭谦。兄弟旦则聚于厅堂,终日相对,未曾入内。有一美味,不集不食。厅堂间往往帏幔隔障,为寝息之所,时就休偃,还共谈笑。椿年老,曾他处醉归,津扶持还至,假寝阁前,承候安否。椿津年过六十,并登台鼎,而津常旦暮参问,子侄罗列阶下。椿不命坐,津不敢坐。椿每近出,或日斜不至,津不先饭,椿还,然后共食。食则津亲授匙箸，味皆先尝，椿命食，然后食。津为肆州，椿在京宅。每有四时嘉味，辄因使次附之。若或未寄，不先入口。一家之内，男女百口，缌服同爨，庭无间言。（杨播，字延庆，事元魏孝文帝为平东将军。椿，字延寿，位至司徒。津，字罗汉，为司空。椿、津俱事明太后。）椿尝戒子孙云："吾兄弟在家，必同盘而食，若有近行不至，必待其还，亦有过中不食，忍饥相待。吾兄弟八人，今存者三，不忍别食也。闻汝兄弟，时有别斋独食者，又不如吾一世也。"又云："仕魏以来，高祖而下，七郡守，三十二刺史。内外显任少比。"

【注释】

　　［1］元魏：指北魏，原为拓跋氏，后改姓元。

　　［2］昆季：兄弟。

【白话解】

　　北魏杨播，家风纯朴淳厚，并且重道义讲谦让。兄弟之间相处，像父子一样。杨椿和杨津之间恭敬谦逊，兄弟俩白天在厅堂相聚，一天都在一起，不曾进入内室独处。有美味的食物，不等人齐不吃。厅堂间往往是用帐幕相隔，作为休息睡觉的地方，随时可以休息仰卧，还可以一起谈笑。杨椿年纪大了，曾经在别的地方喝醉酒回来，杨津扶持他回来，小睡在门前，随时问候是否安好。杨椿和杨津都年过六十岁了，一起出任朝廷高职，杨津常常早晚问候兄长，儿子与侄子跟从排列在门前台阶。杨椿不命令坐下，杨津不敢坐。杨椿每次外出，有时到了傍晚仍不回来，杨津不会先吃饭，等杨椿回来，然后才一起吃饭。吃饭的时候杨津亲自为他拿勺子筷子，味道先品尝一下，杨椿命令吃饭，才敢吃。杨津在肆州任官，杨椿在京城居住。每当有四季的美味，杨津就让人捎带送上。如果没有送到，不肯先吃。一家里，男男女女上百口人，血缘远近都不分家，家里没有人挑拨说闲话。（杨播，字延庆，跟从北魏孝文帝，曾任平东将军。杨椿，字延寿，官至司徒。杨津，字罗汉，官至司空。杨椿、杨津俱侍奉北魏明太后。）杨椿曾经告诫自己的子孙后代说："我的兄弟在家，一定要一起吃饭，如果出门不远未回来，必须要等到他回来，有时过了中午还没有吃饭，忍着饥饿等待。我们兄弟八个，如今就只剩下三人，不忍心各自吃饭。听说你们兄弟有时分别住，各自吃饭，比不上我们这一辈。"又说："我们家族在魏国当官以来，从高祖至今，出了七个郡守、三十二个刺史，在朝廷内外担任要职，其他家族能相比得很少。"

【原文】

司马温公与其兄伯康，友爱尤笃。伯康年将八十，公奉之如严父，保之如婴儿。每食少顷，则问曰："得无饥乎？"天少冷，则抚其背曰："衣得无薄乎？"

范忠宣知襄城县，承事伯兄，照管汤药饮食居处衣服，必躬必亲，如孝子之事严父。事亲从兄，仁义之实，爱敬之理，与生俱生。仁之至，义之尽也。

温公《耆英真率会约》：序齿[1]不序官。为具务简素。朝夕食，各不过五味。菜果脯醢之类，各不过三十器。酒巡无算，深浅自斟，主人不劝，客亦不辞。逐巡无下酒时，作菜羹不禁。召客共用一简。客注可否于字下，不别作简。或因事分简者听。会日早赴，不待促。违约者，每事罚一巨觥。

公自序其诗云："作真率会，伯康与君从七十八岁，安之七十七岁，正叔七十四岁，不疑七十三岁，叔达七十岁，光六十五岁，合五百一十岁。口号成诗，用安之前韵（伯康，温公之；君从，席汝言；安之，王尚恭；正叔，楚建中；不疑，王谨言）：七人五百有余岁，同醉花前今古稀。走马斗鸡非我事，纡衣丝发且相辉。经春无事连翩醉，彼此往来能几家。切莫辞斟十分酒，尽从他笑满头花。"

【注释】

　　[1] 齿:指年龄。

【白话解】

　　司马光和他的兄长伯康,十分友爱,伯康年纪将近八十岁了,司马光对待他像严父一样恭敬,保护他像婴儿一样周到。每次吃完饭后一会儿,就问说:"饿了吗?"天气稍微凉了,就拍着他的背说:"衣服会太薄吗?"

　　谥号"忠宣"的范纯仁任知襄城知州,承担侍奉大哥的职责,照顾料理他的医药、饮食、起居和着装,一定自己侍奉,像孝顺的儿子侍奉严厉的父亲。侍奉父母,顺从兄弟,对待仁义的真诚,亲爱恭敬的心理,可以说与生俱来。真是仁道的极致,节义的顶点啊。

　　司马光写的《耆英真率会约》规定:只按年龄不按官位排次序。各种用具务求简洁朴素。早晚聚餐,主食点心不超过五种,蔬菜水果之下酒的菜肴,不超过三十个器具。酒喝多少没有规定,随各人酒量深浅自己倒,主人不劝酒,客人也不辞谢。喝几巡到没有下酒菜时,喝菜汤也可以。召集客人共用一封信,客人在文字下注明可否前来,不用分别写信。有的因为有事错过另外写一封信来也可以。聚会当天时候应当早到,不要等别人催促。违约不来的人,每次罚一大杯酒。

　　司马光在他的诗前作自序说:"成立真率会,其中伯康和君从都是七十八岁,安之七十七岁,正叔七十四岁,不疑七十三岁,叔达七十岁,我六十五岁,加起来五百一十岁。口头作诗,用安之诗的韵脚。(伯康,司马光的兄弟;君从,即席汝言;安之,即王尚恭;正叔,即楚建中;不疑,即王谨言。)诗中说:七个人加起来有五百多岁,一同喝醉在花前,古往今来都罕见。骑马驰逐或斗鸡赌博不是我们关注的事情,麻衣和银发交相辉映在花下。春天没有事连续不断聚会喝醉,彼此这样经常往来能有多少人?切记不要推辞斟满的美酒,任由别人笑我满头花白。"

南阳刘骥之为相冲长史。冲尝至骥之家。骥之方条桑,谓冲:"使君既枉驾,宜先诣家君。"冲诣其父。父命乃还,拂短褐与冲言。父使骥之自持浊酒菹菜供宾。冲勑人代之。父辞曰:"若使官人,则非野人意也。"

"德星之聚,慈明行酒,六龙下食[1]。"宋胡侍讲(瑗),治家甚严。闺门整肃,尤谨内外之分。诸子常侍立左右,宾至则供亿[2]茶汤待客,不用使令而以子弟,礼度娴雅。杜子美诗亦有"问答未及已,儿女罗酒浆"之句。

横渠先生曰:"若亲之故旧所喜,当极力招致;宾客之奉,当极力营办。务以悦亲,不可计家之有无。然又须安之,不知其勉强劳苦。苟使见其为而不易,则亦不安矣。"

唐张士严父病,药须鲤鱼。冬月冰合,有獭衔鱼至前,得以供父,父遂愈。宋查道字湛然,歙州人。母病,思鳜鱼羹。方冬苦寒,道泣祝于河,凿冰脱巾以取之,得鳜尺许,以馈母,疾寻愈。孝感之事,无世无之。孟宗得笋[3]之事尤奇,陈遗[4]之铛底饭,蔡顺[5]之异器椹,尤于患难中得力。真西山参政,性笃孝,为母吴夫人祈福,词云:"天下之乐,莫如以禄之及亲。人子之情,尤欲其亲之难老。"母疾愈,醮谢词云:"莫亲乎母,实为命以相依。盖高者天,惟尽诚而可动。愿损臣身之算,以延母氏之龄。"炉熏之烬未销,囊药之功已应。孝行之简在帝心若此。为人子者,可不敬诸。

【注释】

[1]慈明行酒,六龙下食:《世说新语》记载,陈寔去拜访荀淑,荀淑让六儿子慈明敬酒,六个儿子上菜。

[2]供亿:按需要而供给。

［3］孟宗得笋：古代孟宗的老母得病，思食竹笋。时值冬日，孟宗进竹林，抱竹长泣，土地长出数茎嫩笋，孟宗作羹奉母，食后病愈。

［4］陈遗：古代陈遗很孝顺，他的母亲喜欢吃锅底的焦饭。陈遗总是带着一个袋子，每次煮饭后将锅底的焦饭收集起来，回家后给母亲。后来战乱，粮食缺乏，唯有陈遗因为有焦饭可以充饥而存活下来，后人认为这是孝心的回报。

［5］蔡顺：王莽新朝时，蔡顺对母亲很孝顺，一次去摘桑葚充饥，把黑色和红色的用不同容器分装。遇到赤眉军，责问原因，蔡顺回答说："黑色甜桑葚供老母食用，红色酸桑葚留给自己吃。"于是赤眉军没有为难他。

【白话解】

南阳刘骥之是相冲的长史。相冲曾经到刘骥之的家里。刘骥之刚好在采桑，对相冲说："长官既然屈尊相访，最好是先到家父那里去拜见。"相冲到了他的父亲那里，他父亲让人来叫刘骥之才回屋，脱掉粗布短衣和相冲说话。父亲让刘骥之自己拿浊酒和酸菜招待宾客。相冲命令别人代替他做。父亲推辞说："如果是使唤当官的人，就不是平民人家的本意了。"

"有德行的人取聚时，像古代荀淑那样，让儿子斟酒和上菜。"宋朝的侍讲胡瑗，管理家人很严格。闺房的门整齐端正，尤其注重对家人与宾客的礼义区别。孩子经常站立在身边，客人来到就根据情况提供茶汤招待，不用仆人而用子侄，礼节态度举止端正。杜甫也有诗说："与客人寒暄问答还没完，就催促儿女张罗酒水。"

张载说："如果父母因为看到旧友就开心，应当尽量邀请上门；招待宾客的供奉物品，应当尽力去操办。务必让父母开心，不可以计算家里的花销。然而又需要安抚父母，不要让他们知道是费心尽力这样做的。如果让父母看见了这一切是来之不易的，他们就会更加不安心。"

唐代张士严的父亲病了，药方里需要鲤鱼。寒冬河面结冰，有一只獭叼着鱼到跟前，他才得以提供给父亲，父亲很快痊愈了。宋代查道字湛然，歙州人。母亲生病，想要喝鳜鱼汤。正当是寒冬时节，查道哭着在河边祈祷，凿开冰脱掉头巾捞鱼，得到一尾一尺多长的鳜鱼，回去煮给母亲,病很快就痊愈了。这类孝心感应天地的事,每个时代都有。像孟宗得到竹笋这事特别奇怪,陈遗的锅底饭焦,蔡顺的分装桑葚,都是在困难的处境里得到帮助。曾任参政、号为西山的真德秀,本性十分孝顺,为母亲吴夫人祈福,词中说:"天底下的快乐,比不上用俸禄来侍奉父母。亲子的情谊,特别希望父母不会老。"母亲的疾病痊愈了,他写祭神谢词说:"没有比母亲更亲近的,一直相依为命。最高的是上天,只有竭尽忠诚才可以感动上天。希望可以削减我的寿命,延长母亲的寿命。"炉子里熏香的灰烬还没有消散,药物的功效就已经显现了。孝行能够感动上帝有如这样。作为子女的,能不敬重吗?

【原文】

应璩《古乐府》云:"昔有行道人,陌上见三叟。年各百余岁,相与锄禾莠。住车问三叟:'何以得此寿?'上叟前置辞:'量腹节所受',中叟前置辞:'室内姬粗丑。'下叟前置辞:'暮卧不覆首。'要哉三叟言,所以能长久。"晦翁《语录》或云:"俗语夜饭减一口,活得九十九。先生曰:'此出《古乐府·三叟诗》。'"

唐柳公度,年八十,有强力。人问其术,对曰:"吾平生未尝以脾胃熟生物,暖冷物,不以元气佐喜怒耳。"

(此下十数条,述老人所以观颐自养者。)

【白话解】

应璩在《古乐府》上的诗说:"从前有个坐车行路的人,在田间小路上看到三个老人。各个年纪都一百多岁了,一起锄庄稼里的杂草。车停下来他问三个老人:'怎样才能如此长寿?'年纪最大的上前说:'根据食量节制饮食。'年纪略大的老头上前说:'家里的妻子粗俗丑陋。'年纪最小的老头上前说：'傍晚卧床不盖头。'三个人的话很重要，这样才能长寿。"晦翁《语录》中讲："俗话说晚饭少吃一口，活到九十九。先生说：'这正出自《古乐府·三叟诗》。'"

　　唐代柳公度年纪八十岁时，仍体力强壮。有人问他方法，他回答说："我这一生不吃生冷食物来损害脾胃，不用大喜大怒的情绪来伤害元气。"

　　（此处以下十数条，都是说老人怎么怡情悦性养生的。）

【原文】

　　富郑公，年八十，书座右云："守口如瓶，防意如城。"

　　张廷老，名珙，年七十余，步趋拜起健甚。自言："夙兴必拜数十。老人气血多滞，拜则支体屈伸，气血流畅，可终身无手足之疾。"

　　唐仲俊，年八十五六，极康宁，自言："少时，因读千字文有所悟，谓'心动神疲'四字也。平生遇事，未尝动心，故老而不衰。"

　　太医孙君昉，字景初，自号四休居士。山谷问其说，四休笑曰："粗茶淡饭饱即休；补破遮寒暖即休；三平二满[11]过即休；不贪不妒老即休。"山谷曰："此安乐法也。"夫少欲者，不伐之家也；知足者，极乐之国也。四休家有三亩园，花木郁郁。客来煮茗，谈上都贵游，人间可喜事；或茗寒酒冷，宾主皆忘。其居与余相望，暇则步草径相寻，故作小诗，遣家僮歌之，以侑[2]酒茗。诗曰："太医诊得人间病，安乐延年万事休。"又曰："无求不着看人面，有酒可以留人嬉。欲知四休安乐法，听取山谷老人诗。"

　　山谷四印云："我提养生之四印，君家所有更赠君。百战百胜不如一忍，万言万当不如一默。无可简择眼界平，不藏秋毫心地直。我肱三折得此医，自觉两踵生光辉。团蒲日静鸟吟时，炉熏一炷试观之。"四休四印，老少富贫，普同受用。

【注释】

　　[1] 三平二满：三平，即衣、食、住平平常常；二满，即满足于已有的名、位。

　　[2] 侑(yòu)：劝人(吃喝)。

【白话解】

　　郑国公富弼，八十岁时，写座右铭说："说话谨慎，严守秘密，遏止杂念，如同守城。"

　　张廷老，名字叫张琬，年龄七十多岁，行路、快走、跪拜、起立都十分灵便，他自己说："早上起来一定做跪拜动作几十次。老年人气血迟滞，跪拜可以让肢体活动，气血通畅，能够终身不得手足关节疾病。"

　　唐仲俊，八十五六岁了，身体非常健康。他自己说："年轻的时候，因为读千字文有所感悟，说的是其中'心动神疲'四个字。一生中遇到事情，不曾过多动心念，所以年龄大了也不显衰老。"

　　太医孙昉先生，字景初，自称四休居士。黄庭坚问他原因，四休居士笑着说："粗茶淡饭吃饱了就好了；破衣服补一下能够抵挡寒暖就好了；生活过得去，懂得满足就好了；不生贪念不妒忌别人就好了。"山谷说："这真是令人安详快乐的方法。"欲望不多的人，不会招致攻伐；知道满足，就如在极乐世界。四休居士家里有三亩园子，花草树木长得很茂盛。客人来了煮上茶水，谈论京城的显贵人物，和人世间的快乐事情；有时谈到茶凉酒冷，宾客和主人都忘记了。他的住所和我住的地方相对望，闲暇时就走过长草的小路上互相探访，因此写了一首小诗，让家里的仆人唱起来，来劝客人喝酒饮茶。诗这样说："身为太医能诊治人间的疾病，安宁快乐，延年益寿，万事不烦扰。"又说："没有事情相求不用看别人的脸色，有酒则可以留客人在此嬉戏。想要知道四休居士安宁快乐的方法，且来听我山谷老人的诗才能获取。"

　　黄庭坚有"四印"的说法："我提出养生的四印，本来是你自己具备的，让我再来赠给你。即使打仗必胜不如忍耐不打，说千万句话都正确也不如沉默。不去选拣挑剔，视野宽容平和，不隐藏一点私心，心地直爽。我多次得病碰到这样的良医，自己觉得两脚生光辉。白天安静鸟鸣的时候跪在圆垫上,炉子里燃了一炷香静心观看。"这"四休""四印",老少贫富的人,都能受用做到。

东坡云:"旧说南阳有菊水,水甘而芳,居民三十余家,饮其水皆寿,或至百二三十岁。蜀青城山老人村,有见五世孙者,道极险远,生不识盐醯[1],而溪中多枸杞,根如龙蛇,饮其水故寿。"

道人中往往多有耆寿者。陆放翁云:"青城山上官道人,此人也,巢居,食松麨,年九十矣。人有谒之者,但粲然一笑。有所请问,则托言病聩,一语不肯答。予尝见之于丈人观道院,忽自语养生曰:'为国家致太平,与长生不死,皆非常人所能。且当守国使不乱,以待奇才之出;卫生使不夭,以须异人之至。不乱不夭,皆不待异术,惟谨而已。'予大喜,从而叩之,则已复言聩矣。"

放翁又云:"老叶道人,龙舒人,不食五味,年八十七八,平生未尝有疾。居会稽舜山,天将寒,必增屋瓦,补墙壁,使极完固。下帷设帘,多储薪炭,杜门终日,及春乃出。对客庄敬,不肯多语。予每访之,殊无它语,一日默作意,欲叩其所得,才入门,即引入卧内,烧香,具道其遇师本末,若先知者,亦异矣夫!"

盱江有日峰丘道人,号河南子,年九十余,皓发朱颜。冬夏一单衣,雨雪不张盖。叔祖西岩寺丞招之来泰宁,留十余载。携一道篮,系一小牌子,上书诗四句云:"老迟因性慢,无病为心宽。红杏难禁雨,青松耐岁寒。"常跣足卖卜于市,得钱则散与小儿,儿争拾之。黄玉窗与二三友叩问功名,皆笑而不言,独指玉窗云:"子寿高。"尝问养生之术,但指小牌子上诗四句视焉。今历五十余年,信知其言之有味也。

【注释】

[1] 盐醯:盐和醋,亦泛指调味品。

【白话解】

苏东坡说:"从前有人说南阳地区有一种菊水,水甘甜芳香,居住附近的民居三十多家,饮用这种水都能长寿,有的人甚至能活到一百二三十岁。四川青城山有个老人村,见过有五世同堂的,前往的道路险阻遥远,村中人生来不懂得用盐、醋之类调味品。小溪中有很多枸杞树,根像盘曲的龙和蛇,他们常喝溪里的水所以能长寿。"

道士中往往有很多高寿的人。陆游说:"青城山的上官道人,这个人居住在树上搭的房子里,吃松树碎皮,年纪九十岁了。有人来拜见,他只是露齿一笑。有来请求询问的,就借口说耳聋,一句话都不肯说。我曾在丈人观道院见过他,他忽然自己说起养生的事说:'致力于治国达到太平盛世,和追求长生不死,都不是常人所能做到的。我们应当守护好国家使它不动乱,以等待才能出众的领导人出现;讲究卫生可以让人不夭折,以等待有神奇长生本领的人出现。让国家不乱和生命不夭折,都不需要奇异的法术,只要小心谨慎罢了。'我听了很高兴,跟着向他请教,他又托说自己耳聋了。"

陆游又说:"老叶道人,是龙舒人氏,不吃各种调味品,年龄八十七八岁,一生不曾有疾病。住在会稽舜山,天气快变冷时,一定增添房瓦,修补墙壁,使房屋十分坚固。放下门帷,装上窗帘,多多储存柴炭,然后整天关门不出,等到春天才出来。对待客人庄重尊敬,不愿意多说话。我每次来拜访,也没有别的话。有一日我暗中有个想法,想要问他的师承。刚进门,就被引导进入卧室内,点起香,从头一一说起他遇到师父前后经过,如像提前知道我要问什么,这也太神奇了!"

盱江有个日峰丘道士,号为河南子,九十多岁了,头发雪白但面色红润。从冬天到夏天都是一身单衣,雨雪季节也不打伞。我叔祖任西岩寺丞,招揽他来泰宁,停留十几年。经常拿着一个道人用的竹篮,系着一个小牌子,上面写着四句诗说:"衰老得迟是因为性子慢,没有疾病是因为心胸宽广。红杏虽美难阻挡风雨,青松挺立可以耐受严寒。"经常光着脚在集市上占卜谋生,赚到钱就分给小孩,小孩争相抢。黄玉窗和两三个朋友去占卜问科举之事,都笑却不说,只指着黄玉窗说:"你的寿命很长。"我曾经询问他养生的方法,他只是指着小牌子上的四句诗让我看。如今经过了五十年,确实明白他说的话有道理。

【原文】

《太乙真人七禁文》其六曰:"美饮食,养胃气。"彭鹤林(耒)云:"夫脾为脏,胃为腑。脾胃二气,互相表里。胃为水谷之海,主受水谷。脾为中央磨而消之,化为血气,以滋养一身,灌溉五脏。故修生之士,不可以不美其饮食。"所谓美者,非水陆毕备,异品珍羞之谓也。要在乎生冷勿食,粗硬勿食,勿强食,勿强饮,先饥而食,食不过饱;先渴而饮,饮不过多,以至孔氏所谓食饐而餲,鱼馁而肉败不食等语,凡此数端,皆损胃气,非惟致疾,亦乃伤生。欲希长年,此宜深戒,而亦养老奉亲与观颐自养者之所当知也。

黄山谷云:"烂蒸同州羔,灌以杏酪,食之以匕,不以箸。南都拨心面作槐芽温淘,糁以襄邑抹猪;炊共城香稻,荐以蒸子鹅。吴兴庖人,斫松江鲈鲙;继以庐山康王谷水,烹曾坑斗品。少焉,解衣仰卧,使人诵东坡赤壁前、后赋,亦足以一笑也。"此虽山谷之寓言,然想像其食味之美,安得聚之以奉老人之旨甘?

【白话解】

《太乙真人七禁文》其中第六篇说:"美味的食物可以补养胃气。"彭耒(号鹤林)说:"脾属脏,胃属腑。脾胃二气,互为表里。胃像是储藏水谷的海洋一样,主受纳水谷。脾在五脏中央,它磨碎并消化食物,化生成气血,用来滋养全身,灌溉五脏六腑。所以注重养生的人,不能不讲究食物的精美。"所谓的食物精美,不是说水里陆地上的食物都齐备,也不是要珍奇贵重的菜肴。关键在于生冷的食物不要食用,粗硬的食物不要食用,不要勉强吃饭,勉强饮水,要在感觉到饿之前就吃饭,吃饭不要吃饱;感觉到渴之前就喝水,喝水不要太多,还有孔子所说的食物经久而变味、鱼肉已经腐烂就不要吃等说法,上面的种种情况,都会损伤脾胃气血,不仅导致疾病,而且伤害身体。想要活得时间久,这些情况切要戒除。这是赡养老人侍奉父母和探究休闲养生之道的人应当知道的。

黄庭坚说:"蒸得烂熟的同州小羊,灌上杏仁糊,用勺子吃,不用筷子。南都的拨心面,用槐芽放在温水里淘,加襄邑的抹猪肉碎来煮;用共城的香稻米来做饭,上面放着嫩鹅来蒸。让吴兴的好厨师,用刀将松江的鲈鱼切成片;再用庐山的康王山谷里的泉水,煮曾坑出的好茶。吃完过一会儿,脱衣躺着,让人朗诵东坡的前后赤壁赋,这想法足以让人欢笑。"这虽然是黄庭坚的假设的话,然而这些食物的美味令人想象无穷,怎么样才能把它们都收集来供应老人品尝呢?

【原文】

东坡《老饕赋》云:"庖丁鼓刀,易牙烹熬。水欲新而釜欲洁,火恶陈而薪恶劳。九蒸暴而日燥,百上下而汤鏖。尝项上之一脔,嚼霜前之两螯。烂樱珠之煎蜜,溽杏酪之蒸羔。蛤半熟以含酒,蟹微生而带糟。盖聚物之夭美,以养吾之老饕。婉彼姬姜,颜如李桃。弹湘妃之玉瑟,鼓帝子之云璈。命仙人之萼绿华,舞古曲之《郁轮袍》。引南海之玻璃,酌凉州之葡萄。愿先生之耆寿,分余沥于两髦。候红潮于玉颊。惊暖响于檀槽。忽累珠之妙曲,抽独茧之长缲[1]。悯手倦而少休,疑吻燥而当膏。倒一缸之雪乳,列百柈之琼艘。各眼滟于秋水,咸骨碎于春醪。美人告去,已而云散,先生方兀然而禅逃。响松风于蟹眼，浮雪花于兔毫。先生一笑而起，渺海阔而天高。"

　　苕溪渔隐[2]曰：东坡于饮食，作诗赋以写之，往往皆臻其妙。如《老饕赋》《豆粥诗》是也。《豆粥诗》云："江头千顷雪色芦，茅檐出没晨烟孤。地碓春粳光似玉，沙瓶煮豆软如酥。我老此身无着处，卖书来问东家住。卧听鸡鸣粥熟时，蓬头曳履君家去。"又《寒具诗》云："纤手搓来玉数寻[3]，碧油煎出嫩黄深。夜来春睡无轻重，压扁佳人缠臂金。"寒具，乃"捻头[4]"也，出刘禹锡《佳话》。过子忽出新意，以山芋作玉糁羹，色香味皆奇绝。天酥陀则不可知，人间决无此味也。诗云："香似龙涎仍酽白，味如牛乳更全清。莫将北海金虀鲙，轻比东坡玉糁羹。"诚斋《菜羹诗》亦云："云子香抄玉色鲜，菜羹新煮翠茸纤。人间脍炙无此味，天上酥陀[5]恐尔甜。"

【注释】

[1] 缲（sāo）：同"缫"，把蚕茧浸在热水里抽丝。

[2] 苕溪渔隐：宋代文学家胡仔，字元任，号苕溪渔隐。

[3] 寻：长度单位，八尺为一寻。

[4] 捻头：又叫馓子，是一种油炸的面食。

[5] 陀：应为酏（yǐ），稀粥。

【白话解】

　　东坡《老饕赋》说："像庖丁一样拿刀切肉，像易牙一样精心烹制。水要新鲜，锅要干净，火要用新生的火，柴不要用废旧车轮的木材。将食物九次蒸熟又在太阳下暴晒，在汤锅里反复翻滚。吃肉只选小猪颈后那一小块，只用霜冻前的螃蟹的两只大螯。把樱桃煮烂煎成蜜，用杏仁汁来蒸羊羔肉。蛤蜊半熟用来就酒，螃蟹加酒糟不必熟透。聚集最美味的食物，来供我这贪食者饱餐。像姬姜那样艳若桃李的美女，弹奏湘妃的玉琴，击打尧帝女儿的云锣。让仙女萼绿华前来，跳《郁轮袍》这支古舞。用南海的玻璃，喝凉州的葡萄酒。看我这高寿老人，两边头发沾着剩酒，面颊微红，忽然被琵琶声惊扰，像珍珠散落般清脆的曲子，如茧中抽线连绵不绝。

怜惜琴师手累让她稍微休息,担心唇干燥应当就涂抹唇膏。倒一缸美酒,排一列玉杯。各人眼中醉如秋水,都像骨头酥软在这春酒里了。美人依次告别散云,先生好像从禅定里醒来。身旁水壶如松风啸响冒出水泡,冲在兔毫茶杯中泛出沫。我笑着起身,顿觉海阔天高十分渺小。"

　　苕溪渔隐说:在饮食方面,苏东坡作诗赋来描写,常常写得十分精妙。像《老饕赋》《豆粥诗》都是这样。《豆粥诗》说:"江边数千亩芦苇洁白如雪,茅屋里早上炊烟袅袅升起。用碓捣碎的米光亮似玉,沙罐将豆煮到松软如酥。我老了没有安身的地方,靠卖字为生来找东家借住。睡着听到鸡叫时分粥熟的时候,蓬头垢面穿着拖鞋就到你家去了。"另一首《寒具诗》中说:"纤细的手搓出来的面色如白玉长达几丈,用清澄的油煎出嫩黄颜色。春天的晚上睡觉了不知轻重,把形如美人缠裹臂饰的寒具压扁了。"寒具,即"捻头",出自刘禹锡的《佳话》。苏东坡儿子苏过忽然有新主意,用山芋做成玉糁汤,色香味都十分绝妙,不知道比天上的酥油粥味道怎样,人间是绝对没有这种美味。于是写诗说:"香味像龙涎香一样纯净,味道像牛乳一样更加纯清。不要拿北海的金鲙鱼,轻易来比我东坡的玉糁汤。"杨万里(号诚斋)的《菜羹诗》也说:"云子香抄这种稻煮出来颜色鲜亮,新煮成的菜汤翠绿茸丝纤细。人世间的鱼肉都没有这么美味,跟天上的酥油粥比恐怕还是你更鲜甜。"

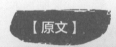

【原文】

　　宋太宗命苏易简讲《文中子》,有杨素遗子《食经》羹藜含糗[1]之说。上因问:"食品何物最珍?"对曰:"物无定味,适口者珍。臣止知齑汁为美。臣忆一夕寒甚,拥炉痛饮,夜半吻燥。中庭月明,残雪中覆一齑盂,连咀数根。臣此时,自谓上界仙厨,鸾脯凤胎,殆恐不及。屡欲作《冰壶先生传》纪其事,因循未果也。"上笑而然之。

唐刘晏五鼓入朝，时寒，中路见卖蒸胡[2]处，热气腾辉。使人买，以袍袖包裙褐底啖，谓同列曰："美不可言。"此亦"物无定味，适口者珍"之意也。

【注释】

　　[1] 羹藜含糗：泛指饮食粗劣。

　　[2] 胡：胡饼。

【白话解】

　　宋太宗命令苏易简讲解《文中子》，里面记载杨素留给儿子一本《食经》，儿子说食物粗劣用不着。宋太宗因此而问："食物中什么东西最好？"苏易简回答说："食物没有固定的哪种味道好，合适自己口味的就是最好。我只知道咸菜汁最好。我记得有一个晚上十分寒冷，围着火炉畅饮，半夜感到口唇干燥。当时庭院之中月色明亮，见尚未化尽的雪里覆盖了一罐咸菜，连着咀嚼了很多根。我那时，自己觉得哪怕是天界的神仙厨师烹制的鸾肉凤肉，恐怕也比不上。多次想要写一篇《冰壶先生传》记述这件事，拖延久了没有完成。"皇上笑着同意他的说法。

　　唐朝刘晏在五更的时候进朝，当时天气寒冷，路途中看到卖蒸胡饼的地方，热气蒸腾。让人去买来，用袍子的袖子包着放在裙子底下吃，对同僚说："美味难以形容。"这也是"食物没有固定的哪种味道好，适合自己口味的就是美味"的意思。

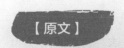

【原文】

　　倪正父（思）云："鲁直作《食时五观》，其言深切，可谓知惭愧[1]者矣。余尝入一佛寺，见僧持戒者，每食先淡吃三口。第一，以知饭之正味。人食多以五味杂之，未有知正味者。若淡食，则本自甘美，初不假外味也。第二，思衣食之从来。第三，思农夫之艰苦。此则五观中已备其义。每食用此为法，极为简易。且先吃三口，白饭已过半矣。后所食者，虽无羹蔬，亦自可了。处贫之道也。"又云："造物劳我以生，逸我以老。少年不勤，是不知劳也。年老奔驰，是不知逸也。天命我逸，而我自劳，可乎？"又曰："吾乡有前辈三人：其一，施大任参政，享年九十有四；其一，李季叔参政，享年八十有一；其一，沈持要詹事，今年已八十有二。耳目聪明，步履轻捷，夜书细字。三贤难老，皆以绝欲早，故效验彰彰如此。然则欲求长年者，可不以为法乎？"

倪正父《经鉏堂杂志》述五事云："静坐，第一；观书，第二；看山水花木，第三；与良朋讲论，第四；教子弟，第五。"述"齐斋十乐"云："读义理书，学法帖字，澄心静坐，益友清谈，小酌半醺，浇花种竹，听琴玩鹤，焚香煎茶，登城观山，寓意奕棋。虽有他乐，吾不易矣。"

【注释】

[1] 惭愧：形容感到难得、侥幸。

【白话解】

倪思（字正父，一作正甫）说："黄庭坚写《食时五观》，其中的话意味深长，可以说是懂得感恩了。我曾经进入一座佛寺，看到一个持戒的僧人，每日吃饭先不夹菜肴地净吃三口。第一口，了解饭的真正滋味。人们吃饭多用各种调味料混杂，没有人知道饭的真正滋味的。如果不加调味、清淡地吃，就知道本来味道就很甘甜美味，根本不用加入别的滋味。第二口，思考下衣食从哪里来。第三口，思考农夫的艰辛。这在黄庭坚所说的五观中已经包含了。每当吃饭的时候按这方法做，极其简单容易。而且先吃三口，白饭已经过半了。后面所吃的，即使没有蔬菜和汤下饭，也自然可以了。这也是贫穷时候的生活之道了。"又说："造物者让我劳累得以生存,老了才让我安逸享福。年少的时候不勤劳,是不知道辛苦。年老了奔波,是不懂得安逸享乐。上天让我安逸,而我却让自己去辛苦,这可以吗?"又说:"我的乡里有三个前辈:其中之一是施大任参政,活到九十四岁;另一个是李季叔参政,活到八十一岁;还有一个是沈持要詹事,今年已经八十二岁。依然视力好、听力佳,走路步态轻盈矫健,晚上还能写小字。三位老人不显老,都是由于很早就断绝了色欲,所以效果才这样明显。那么想要长寿的人,可以不效法吗?"

倪思《经鉏堂杂志》讲述了五件事:"第一,静坐;第二,看书;第三,欣赏山水花草;第四,和好朋友谈论;第五,教育学生。"又谈"齐斋十乐"说:"读合道理的书,学习临摹字帖的字,清心静坐,好朋友一起闲谈,喝小酒到微微醉,浇花草,种竹子,聆听琴曲,观赏鹤姿,燃点香料,煎煮茶叶,登城楼观山色,花心思下棋。即使有其他的欢乐,我也不肯交换。"

【原文】

刘后村云:"外舅林宝章(璲),晚岁奉祠[1],旧庐略缮茸,小圃粗种艺,体中佳时,幅巾短褐,野眺露坐,悠然忘归。二子:公遇、公选,朝夕侍公,跬步不离。家庭讲肆[2],偶有会意,公辄喜曰:'天下至乐不出闺门之内。'公遇兄弟安隐约、习苦淡。耆年,一灯荧然,语必达旦。至言妙义,不缘师授,亦非言语文字可传。公遇号寒斋,二子:同,字子真;合,字子常。守寒斋孝友之规,子常事兄如父,家政听焉。子真亦极友爱,连床之语至曙。一膳之珍必剖,制行同孝谨,临财同廉让,读书同义趣,作文同机键。奕世传一心,百年如一日,父子兄弟自为师友,世未有如林氏家庭讲肆之乐者也。"

【注释】

　　[1]奉祠:祭祀。宋代将一些年老官员安排到道观中任闲职,也称为奉祠。据载林璟晚年被派到亳州道宫。

　　[2]讲肄:讲论肄习。

【白话解】

　　刘克庄说:"我的外舅林璟(字宝章),晚年担任奉祠,将旧屋稍微修葺一下,在小花园随意种些花草。身体舒适的时候,戴着头巾穿着短衣,在野外远眺露天而坐,悠然自得忘记归家。他有两个儿子,分别叫公遇和公选,早晚都侍奉他,半步不离。家里讲论肄习,有时讲到心领神会,林公高兴说:'天底下最快乐的事就在家里不用出门。'公遇兄弟安于隐居生活,习惯于贫苦清淡生活。到年高时,家中一灯微光,谈话必然到天明。有许多精彩言论无师自通,也难以用语言文字表达。林公遇号寒斋,有两个儿子,一个叫林同,字子真;一个叫林合,字子常。他们遵守贫寒之家讲求孝顺父母友爱兄弟的法则,子常侍奉哥哥像侍奉父亲一样恭敬,家庭事务的管理工作都听从哥哥安排。子真也十分友爱,跟弟弟在床边讲话经常到天明。他们有一点好吃的食物一定分享,德行都一样孝顺和恭谨,对于钱财都一样注意礼让,读书有同样的心得与兴趣,写文章同样有文采构思。像这样整个家族都同心同意,百年均如一日,父子兄弟彼此成为老师和朋友,世上没有能像林氏家庭讲论学习这样快乐的。"

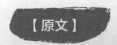

【原文】

　　鹤林罗大经云:"余家深山中。每春夏之交,苍藓盈阶,落花满径。门无剥啄,松影参差,禽声上下。午睡初足,旋汲山泉,拾松枝,煮苦茗啜之。随意读《周易》《国风》《左氏传》《离骚》太史公书及

184

陶杜诗、韩苏文数篇。从容步山径，抚松笔，与麛[1]䴖共偃息于长林丰草间。坐弄流泉，漱齿濯足。既归，竹窗下山妻稚子作笋蕨，供麦饭，欣然一饱。弄笔窗间，随大小作数十字，展所藏法帖、墨迹、画卷纵观之。兴到则吟小诗，或草《玉露》[2]一两段，再烹苦茗一杯，出步溪边，邂逅园翁溪友，问桑麻，说粳稻，量晴校雨，探节数时，相与剧谈一饷。归而倚杖柴门之下，则夕阳在山，紫绿万状，变幻顷刻，悦可人目。牛背笛声，两两来归，而月印前溪矣。唐子西诗云：'山静似太古，日长如小年。'玩味此句最妙，然识其妙者盖少。彼牵黄臂苍，驰猎于利之场者，但见滚滚马头尘，匆匆驹隙影耳。人能真知此妙，则东坡所谓：'无事此静坐，一日是两日。若活七十年，便是百四十。'所得不已多乎！《易》曰：'观颐，观其自养也。'康节诗云：'老年躯体素温存，安乐窝中别有春。尽道山翁拙于用，也能康济自家身。'此自养之旨也。"善自养如鹤林，斯可以佚老矣。

【注释】

[1] 麛（mí）：幼鹿。
[2]《玉露》：罗大经著有《鹤林玉露》一书。

【白话解】

罗大经（号鹤林）说："我家住在深山里。每当春夏交替的时候，青色的苔藓布满台阶，落花满地。没有敲门声响，松树的影子参差摇曳，鸟的叫声此起彼伏。午睡睡足刚起来，随即去山泉汲水，拣拾松枝，煮壶苦茶饮用。随意读《周易》《国风》《左氏传》《离骚》和太史公写的《史记》等书，以及陶渊明、杜甫的诗，韩愈、苏东坡的文章数篇。从容地走在山中小路上，轻抚松树梢，和小鹿一同仰卧休息在茂密草丛里。坐在流泉边戏水，漱口洗脚。回来后，竹窗下妻子和小孩子做好了芦笋和蕨菜，烧好了小麦饭，愉快地吃饱饭。在窗下执笔写字，随意地或大或小写了几十个字，打开收藏的字帖、书法、画卷观赏一番。兴致来了就吟首小诗，或者起草《鹤林玉露》书稿一两段,再煮上苦茶一杯,出门到溪边步行,遇到园林溪边的好友,问问桑麻农事,说说禾稻收成;估量天气阴晴或雨势,计算节气时令,和他们畅谈一番。回来拄着拐杖倚立门边,这时夕阳在山边,天地紫色绿色万般色彩,瞬间变化无端,令人赏心悦目。远远传来牛背上的牧笛声,人们三三两两归来,月亮的倒影开始印到前面的溪水里了。唐庚(字子西)有诗说:'山里安静得好似远古时候,日子漫长得像过了大半年。'细细体会还是这句最精妙,然而能够懂得其中妙处的人很少。那些驱使着鹰犬,追逐在名利场上的人,只是见到骏马奔驰尘土飞扬,人生奔忙得只见一掠而过的身影而已。有人如能知道其中的奥妙,那么就像苏东坡所说的:'没有事在这里静坐,一日相当于两日。如果活七十年,就相当于一百四十岁。'这样得到的何其多啊!《易经》中说:'观察研究养生之道,观察后自己养生。'邵雍(谥号康节)诗中说:'老年人的身体注重温暖保养,安静快乐的生活中更有活力。尽管说山里老翁做不了什么,也还可以保养自己的身体。'这就是自己养生的含义。"像罗大经这样注意自我养生,真是可以年老安乐了。

邵康节先生《年老逢春吟》云:"年老逢春雨乍晴,雨晴况复近清明。天低宫殿初长日,风暖园林未啭莺。花似锦时高阁望,草如茵处小车行。东君见赐何多也,又复人间久太平。"(凡八首)《首尾吟》云:"尧夫非是爱吟诗,诗是尧夫喜老时。明着衣冠为士子,高谈仁义作男儿。敢于世上明开眼,肯向人前浪皱眉。六十七年无事客,尧夫非是爱吟诗。"(凡十一首)。《惜芳菲吟》云:"绿杨阴里寻芳遍,红杏香中带醉归。"末联云:"芸樽有酒慈亲乐,犹得阶前戏彩衣。"(凡四首)。《击壤集》一编,老人怡神悦目,时可吟玩。《无名公传》自叙尤详："性喜饮酒,命之曰'太和汤'。所饮不多,不喜过醉。其诗曰:'饮未微酡,口先吟哦。吟哦不足,遂及浩歌。'所寝之室,谓之'安乐窝'。冬燠夏凉,遇有睡思,则就枕。其诗曰:'墙高于肩,室大如斗。布被暖余,藜羹饱后。气吐胸中,充塞宇宙。'"闻人言人之善,就而和之,又从而喜之。其诗曰:"乐见善人,乐闻善事,乐道善言,乐行善意。闻人之善,如佩兰蕙。"晚有二子,教之以仁义,授之以六经。家素业儒,口未尝不道儒言,身未尝不道儒行。其诗曰:"羲轩之书,未尝去手。尧舜之谈,未尝离口。当中和天,同乐易友。吟自在诗,饮欢喜酒。百年升平,不为不偶。七十康强,不为不寿。"老境从容,善于自养,孰有如康节翁者乎!

【白话解】

谥号"康节"的邵雍(字尧夫)所作的《年老逢春吟》中说:"年纪大了,正赶上春天雨后转晴的日子,不但雨晴,加上快到清明时分,天低云淡显得宫殿长高了,和风温暖园林里听不见莺鸟鸣叫。花开得繁华的时候就登上高楼观赏,绿草成茵的地方可供坐小车游行。上天赐福人间那么多,加上人间又是太平盛世。"(这诗总共有八首)《首尾吟》诗说:"我并不是喜爱作诗,写诗是我年纪大了的爱好。曾经穿着华丽鲜明的衣帽做官,高声宣扬仁义道德做个好男儿。在世间敢于睁眼面对不平事,从不肯随便在人前皱眉嗟叹。六十七岁开始清闲无事才作诗,我并不是一向喜欢作诗。"(总共十一首)《惜芳菲吟》说:"走遍杨树绿荫寻觅鲜花,沾染一身杏花香气喝醉归来。"结尾一句说:"杯中有芸香酒,喝后为令母亲高兴,再来台阶前穿上彩衣嬉戏。"(总共四首)。他写的《击壤集》一书,老年人看了可以怡悦心神,可以时常拿来翻阅。其中有篇《无名公传》讲他自己十分详细:"本性好饮酒,将酒取名为'太和汤'。每次饮不多,不喜欢喝醉。有诗说:'喝一点酒脸都没有微微变红,口中就诵读诗书。诵读不能满足,就放声高歌。'住的地方,取名为'安乐窝'。冬天暖夏天凉,一有睡意,就躺下去睡。有诗说:'墙壁只比肩膀高一点,房间只像米斗一样大小。布制的被子温暖之余,粗茶淡饭吃饱之后,顿觉浩气满胸中,有挥斥宇宙的情怀。'"听到别人议论好人好事,就去附和,又因此而高兴。有诗说:"喜欢看到善良的人,喜欢听到善良的事,喜欢说好听的话,喜欢做善意的事。听到别人的善良行为,就像佩带兰花一样感觉清朗。"晚年有两个儿子,教育他们要践行仁爱道德,教授他们学习六经。他家里向来以儒学为业,口中所说没有不合儒家的话,所做没有不符合儒家道义的事。有诗说:"伏羲黄帝的书不曾离手,尧帝舜帝的言谈时常挂在嘴边。在天气好的日子,跟容易相处的朋友,诵读境界自在的诗,欢欢乐乐地喝酒。百年的天下太平,不能说时运不好。七十岁身体健康强壮,不能说不够长寿。"到老了心境如此从容淡定,擅长自我调养,谁能比得上邵康节先生呢!

【原文】

　　吕东莱伯恭《横山吴氏佚老庵记》云:"横山吴君珉治别室之西偏,榜[1]以'佚老'。休工归役,斤斧收声,辑杖[2]立于前,闻窃语于阶者曰:'棋陇绳畦,坻粟京稼,筹算挂壁,万货四臻。此吾主人翁所以佚其老也。'少进至于门,闻行语于涂者曰:'丰林邃宇,樽俎靖嘉,鸥鹭不惊,风月相答,此吾豪长者所以佚其老也。'又进至于郊,闻聚语于塾者曰:'培嗣以学,既械[3]既敷,秩壶以礼,既序既饬,此吾乡丈人所以佚其老也。'他日,吴君为予道之。予曰:'夫三者之言何如?'吴君曰:'阶得吾粕,涂得吾漓,塾得吾醇,出浸[4]远。吾名吾室,义其究于此乎?'予曰:'未既也。畏峤登舆,身闲心栗。厌市筑墉,目静耳喧。君虽善自佚,踰阈[5]以往,肩颓腹桴者踵相接,岁或不升,尫瘠困惫,呻吟交于大逵[6]。专一室之佚乐乎哉?君里中望也。盍劝族党,愒劳振乏,己责纡逋,同其美于是乡,则尽横山表里,皆吾佚老庵也。其视尺椽半席,广狭何苦?'君谢曰:'厚矣!子之拓吾境也。'

顾童奴陷其说于壁间以劝。"此记为勉奢英力行好事,敛岁济赈,实积阴功,必有紫府真人延之于上座者。

【注释】

　　[１]榜:匾额。
　　[２]辑杖:收杖于两手间,不拄地。
　　[３]楙(mào):树木茂盛。
　　[４]浸:逐渐。
　　[５]阃:竖在大门后的短木。
　　[６]逵:四通八达的大路。

【白话解】

　　世称东莱先生的吕祖谦(字伯恭)所作的《横山吴氏佚老庵记》说:"横山吴珉修建一间偏室在西侧,上面挂上意为'安乐养老'的'佚老'匾额。完工后工人准备离开,施工声音停息,吴珉拿着拐杖站在屋前,听到在台阶那边传来窃窃私语说:'我家主人良田连亩成片,收成的农作物堆积如山,墙上挂满算盘,买来各地货物,他这才是安乐养老呢。'在门口,又听正在走路的行人说:'拥有茂密的森林,高大的屋宇,经常举办筵席,住地大到鸥鹭不会受人惊扰,有美好景色,我们那里那些有财有势的人的安乐养老是这样的。'又去到城外,听到书塾的人相聚议论说:'培养后辈子侄,人口众多,宴饮时懂得以礼节来备酒,又有秩序又整齐。乡下有身份的人这样才叫安乐养老。'有一日,吴珉跟我说起这件事。我问:'这三个人所说的话你怎么看?'吴珉说:'台阶边的人所理解的好比是酒糟粕,路上的人所理解的只是薄酒,书塾里的人理解的才是比较醇厚的酒。离他们越远越好,我将偏房取这个名就是这样吧。'我说:'不完全是这样的。你畏惧山道就去登轿,身体清闲了内心反而害怕跌下来。你讨厌世俗就建起别室,眼睛是清净了,但耳朵仍然听到喧嚣。你虽然能让自己安逸,但那些扛木头奔走,肩膀红红腹中空空的人很多,年岁有时收成不好,人们弓着背疲惫困苦,呻吟声交织,满大街都是。你能独在一个房子里安闲快乐吗？你是这里的望族，何不规劝同族亲属，关心劳苦民众拯救施济他们，多多反思自己，放松追讨人们的欠税，让全乡一起得到安乐，那么整个横山的里里外外，都是我安乐养老的小屋了。比起你所建的几尺高屋椽，半席大房子，宽狭相比差多少啊！'吴珉感谢说：'太好了！你扩宽了我的境界。'回头让童仆将这些话刻在墙壁上作为座右铭。"这篇文字主要为勉励高年硕德者身体力行做好事，用财物救济灾民，实实在在地积阴德，一定会有上界仙人来礼请到天上作客的。

辛稼轩词"寿赵茂中[1]郎中，时以置兼济仓，里中赈济，除直秘阁"《沁园春》云："甲子相高，亥首曾疑，绛县老人[2]。看长身玉立，鹤般风度，方颐须磔，虎样精神。文烂卿云，诗凌鲍谢，笔势骎骎更右军。浑余事，羡仙都梦觉[3]，金阙名存。门前父老欣欣，焕奎阁新褒诏语温。记他年帷幄，须依日月，只今剑履，快上星辰。人道阴功，天教多寿，看到貂蝉七叶孙。君家里，是几枝丹桂，几树灵椿？"

又《呈茂中前章记广济仓事·满江红》云："我对君侯，长怪见两眉阴德。更长梦玉皇金阙，姓名仙籍。旧岁炊烟浑欲断，被公扶起千人活。算胸中，除却五车书，都无物。溪左右，山南北，花远近，云朝夕。看风流杖履，苍髯如戟，种柳已成陶令宅，散花更满维摩室。劝人间且住五千年，如金石。"

赵龙图自咏《念奴娇》云："吾今老矣，好归来，了取青山活计。甲子一周余半纪[4]，谙尽人间物理。婚嫁随缘，田园粗给，知足生惭愧。心田安逸，自然绰有余地。还是初度[5]来临，葛巾野服，不减貂蝉贵。门外风波烟浪恶，我已收心无累。弟劝兄酹，儿歌女舞，乐得醺醺醉。满堂一笑，大家百二十岁。"

【注释】

[1] 中：当作"嘉"，下一首亦同。宋代赵不遏，字茂嘉，曾在铅山设兼济仓，平稳谷价，造福乡里。

[2]"甲子相高"三句：据《左传》，晋代有个绛县人，别人问他多少岁，他说不清楚，但记得出生于正月甲子初一，经历了445个甲子。史赵说"亥有二首六身"，即古代写法为上面为"二"下面为"六"，用来记他的年龄日数。后以"绛县老人"作为高寿的象征。

[3] 仙都梦觉：唐代杜光庭记载，段文昌登忠州仙都观，许愿说若升官必来装饰观宇。后来当了宰相。一日梦到两个仙人带他到山上。醒后即捐一月俸钱修葺观宇，一月俸钱供日常使用。

[4] 甲子一周余半纪：指66岁。甲子一周为60年，一纪为12年，半纪即6年。

[5] 初度：原指初生的时候，后称生日为初度。

【白话解】

　　辛弃疾有一首《沁园春》词，是祝贺赵茂嘉郎中的，当时他设立兼济仓救济乡里百姓，后来被任命为直秘阁一职。词中说："你经历了多少甲子，年月都数不清了，像古代绛县老人一样高寿。看上去还是身材挺拔，像鹤一般风度翩翩，方形的面颊胡须粗直，精神焕发像猛虎一样。写的文章比司马相如（字长卿）和扬雄（字子云）更灿烂，作的诗水平高出鲍照和谢朓，写字笔势凌厉好比是王羲之。这都不算什么，值得羡慕的是像古人那样仙都观好梦醒来，果然得以金阙留名。门前父老乡亲十分高兴，焕奎阁里新获皇上下诏关怀。料想以后运筹帷幄，只待时日，如今配宝剑着官鞋，名望快要映入星际。人们都说这是你赈济所积的阴德，上天令你长寿，将来世世代代都会拥有名望。你的家里，有几个像飘香桂树一样的青年才俊，有几个像椿树一样长寿的老人呢？"

　　还有一首《满江红》词，写给赵茂嘉的，续前一篇记广济仓的事。词中说："我对着您看，奇怪两眉长长，原来是积阴德的象征。还梦到您登上玉皇大帝的宫殿，姓名已经列入神仙名册。去年灾荒人间炊烟快要断绝，被您救济拯救了上千人活下来。想来您胸中除了饱读五车书，没有任何其他私心杂念。小溪左右，青山南北，远近花开，早晚云彩，且看您风流倜傥地拄拐杖、着草鞋行走，又硬又长的胡须好像长戟，家旁种了柳树好像陶渊明的宅第一样，鲜花飘散得好像是维摩诘的住所。劝您还是留在人间再住五千年吧，像金属和石头一样永远不会腐朽。"

赵龙图自己吟咏一首《念奴娇》说："我现在已经老了，应当回归故乡，了结与青山相伴生活的缘分。年纪已经六十六了，看透世间的事理。结婚嫁娶随缘分，种地耕田大致能供给，知足又感恩。心里安定惬意，自然宽敞有余地。又是生日到了，戴上葛布头巾，穿乡野粗布衣服，和貂蝉的华贵相比丝毫不逊色。厌恶门外的纠纷，我已经收心不让它牵累。弟弟劝酒，哥哥对饮，儿女歌舞，高兴得喝醉了。满屋的人都在欢笑，大家都要活到一百二十岁。"

【原文】

辛稼轩《寿人七十·感皇恩》云："七十古来稀，人人都道：不是阴功怎生到？松姿虽瘦，偏耐云寒霜冷。看君霜鬓底，青青好。楼雪初晴，庭闱嬉笑，一醉何妨玉壶倒。从今康健，不用灵丹仙草。便有一百岁，人难老。"

又《为婶母王氏庆七十·感皇恩》云："七十古来稀，未为稀有，须是荣华更长久。满床靴笏[1]，罗列儿孙新妇[2]。精神浑似个，西王母。遥想画堂，两行红袖，妙舞清歌拥前后。大男小女，逐个出来为寿。一个一百岁，一杯酒。"

《最高楼·诗庆洪内翰七十》云："金闺[3]老，眉寿正如川。七十且华筵。乐天诗句香山里[4]，杜陵酒债曲江边[5]。问何如，歌窈窕，舞婵娟。更十岁，太公方出将，又十岁，武公方入相，留盛事看明年。直须腰下添金印，莫教头上欠貂蝉。向人间，长富贵，地行仙。"

《鹊桥仙·为人庆八十席间戏作》云:"朱颜晕酒,方瞳[6]点漆,闲傍松边荷杖。不须更展画图看,自是个寿星模样。今朝盛事,一杯深劝,更把新词齐唱。人间八十最风流,长贴在儿儿额上[7]。"

又"为岳母庆八十"云:"八旬庆会,人间盛事,齐劝一杯春酿。胭脂小事点眉间,犹记得,旧时宫样。彩衣更着,功名富贵,直过太公以上。大家着意记新词,遇着个十年便唱。"

《品令·族姑庆八十来索俳语》:"更休说,便是个住世观音菩萨。甚今年,容貌八十岁,见底道,才十八。莫献寿星香烛,莫祝灵龟椿鹤。只消得,把笔轻轻去,十字上,添一撇。"

【注释】

[1] 满床靴笏:靴指朝靴,笏指笏板,都是官员的标志。据说唐朝郭子仪六十大寿时,七子八婿皆来祝寿,他们都是朝廷里的官员,笏板放满了床头。

[2] 新妇:指儿媳。

[3] 金闺:代指朝廷。

[4] 乐天诗句香山里:乐天是唐朝诗人白居易的字。白居易晚年居住在洛阳香山寺,整理诗集。

[5] 杜陵酒债曲江边:杜陵指唐朝诗人杜甫,号少陵野老。他的《曲江二首》有"酒债寻常行处有,人生七十古来稀"的名句。

[6] 方瞳:方形的瞳孔,古人认为是长寿的象征。

[7] 儿儿额上:古代风俗,在八十寿辰时,用朱笔写"八十"字样贴在小孩额头上,寓意返老还童。

【白话解】

辛弃疾祝贺别人七十大寿的一首《感皇恩》说:"人生七十古来稀,人人都说:不是积有阴德怎么能活到这个岁数? 身姿像松柏一样,虽然瘦长却能耐受寒冷和霜冻。看到您的白色鬓发的底部,还是青黑的好色泽。楼台上的雪刚化了,在庭院内屋里嬉戏玩耍,喝到一醉酒壶倾倒又怎样。

从现在起身体健康，不需服用灵丹仙草。即使到了一百岁，人也不显老。"

又有为了婶母王氏庆祝七十岁生日的《感皇恩》说："人生七十古来稀，并不是很稀有的事，难得的是荣华富贵也长长久久。后辈个个官位显贵，儿孙及其媳妇环列眼前。您精神抖擞，像西王母一样。想象此刻华丽厅堂上，舞女正挥袖曼舞，清脆的歌声在前后回绕。家里男男女女按照年龄大小。逐个出来贺寿。每人祝您长命百岁，敬上一杯酒。"

《最高楼》这首词中是庆贺洪内翰七十岁的，里面说："您是朝廷元老，年寿已高像河流一样绵长。举办丰盛的筵席来庆祝七十大寿。白居易在香山寺整理诗集，杜甫在曲江边到处欠下酒债，他们哪里比得上您这里，歌声美丽动听，舞女婀娜动人。再过十年才八十岁，是姜太公被派出为统兵将帅的年龄，又过了十年到九十岁，才是卫武公入朝辅佐周王的年纪，可见还有许多大事留待您将来去做。一定会令您腰间多添几个金印，头上不会欠缺显贵的饰物。将会在人间，长享荣华富贵，做个地上的仙人。"

《鹊桥仙》是为人庆祝八十岁生日时在席间随手写成的，其中说："喝了点酒脸色红红，方形的瞳仁黑亮似漆，休闲地倚在松树边，手里拿着拐杖。不需要再展开图画对照，您长得就跟寿星一模一样。今天这样的盛事里，拿一杯酒深切地劝饮，接着同声吟唱我的新词。人世间八十岁最为风光，写出来长贴在小孩们的额头上。"

又有为岳母庆祝八十大寿的词说："八十岁的庆祝大会，是人世间的盛事，大家一起喝一杯春天的酒。鲜艳的胭脂轻轻地点在眉间，记得那是先前在宫里的样子。光彩夺目的衣服时常更换，功名富贵简直超过姜太公在他之上。大家留意记住我这首新词，遇到十年一庆的时候就来吟唱。"

同族的姑姑庆祝八十岁生日，让我写些轻快戏笑的言辞，写了这首《品令》如下："不用说啦，您就是个在世的观世音菩萨。为什么今年，容颜相貌应该是八十岁，看见的人们却说您才十八岁。不要给您献什么祝寿的香花和蜡烛，不必祝您像灵龟、椿树、仙鹤那么长寿。只需要，用笔轻轻一挥，把十字添上一撇。"

张于湖（孝祥）帅潭州日《寿黄倅（永存）母淑人·木兰花》云："慈闱生日，见说今年年九十。戏彩盈门，大底孩儿七个孙。人间盛事，只这一般难得似。愿我双亲，都似君家太淑人。"

曾祖参政文靖公《寿伯母太夫人上官氏木兰花》词云："吾家二老，前有高平生癸卯。若到今辰，讵止荣华九十龄。共惟伯母，九十新年还又五。五五相承，好看重逢乙巳春[1]。"

上官氏，朋溪（宁国府判，梦得）、朴庵（编修户部、提刑，应博）之母；高平郡夫人江氏，文靖公之祖母，皆年过九十，吾家二寿母也。

又有《鹧鸪天》二阕云："九十吾家两寿星。今夫人赛昔夫人。百年转眼新开秩。十月循环小有春（十月二十一日生）。生日到，转精神，目光如镜步如云。年年长侍华堂宴，子子孙孙孙又孙。"

"寿母开年九十三，佳辰就养大江南。缇屏晃耀新宁国，绣斧[2]斓斑老朴庵。倾玉罂[3]，擘黄柑，两孙垂绶碧于蓝[4]。便当刊颂崆峒顶，留与千年作美谈。"

【注释】

[1]乙巳春：意指上官氏出生于乙巳年。再过25年为120岁，经历两轮甲子。

[2]绣斧：朝廷特派的执法大员。指邹应博，字朴庵。

[3]玉罂：玉制的酒器，似爵而较大。此泛指精美贵重的酒杯。

[4]垂绶碧于蓝：即青绶，系官印的青色丝带。

【白话解】

别号于湖居士的张孝祥镇守潭州时写的《为黄倅（字永存）母亲祝寿·木兰花》词中说："您母亲生日，告知今年年龄九十岁了。满门都是愿意彩衣娱亲的孝子,大的小孩有七个孙子,人世间的盛事,光像这样的都很难得。希望我的父母,都能像您家母亲一样长寿。"

我的曾祖父、曾任参政的文靖公邹应龙为伯母太夫人上官氏贺寿的《木兰花》词说:"我们家中两位长者,前有高平郡夫人出生在癸卯年,如果活到今日,荣华富贵哪止九十年。跟伯母您一样,过了新年就九十五了。再过五五二十五年,相信您能重逢乙巳年。"

上官氏,是朋溪(曾任宁国府判,名梦得)和朴庵(曾任编修户部和江西提刑,名应博)的母亲;高平郡夫人江氏,是文靖公的祖母,她们年龄都超过了九十岁,是我们家族的两位长寿女性。

又写有《鹧鸪天》二首。一首说:"我家两个寿星九十岁,现在的上官夫人比原来的江夫人更长寿。百年转眼过去又是新的开头。十月的生日如期循环来到,气候正暖得像小阳春(十月二十一日生)。生日到了,更变得精神焕发,目光清澈,步伐矫健。年年在华丽厅堂里侍奉寿宴的,有儿子有孙子,还有更多的下一代。"

另一首说:"长寿的母亲明年九十三岁,在这良辰跟着儿女到了江南养老。儿子朋溪在宁国新上任官屏耀眼,另一个儿子朴庵奉旨出掌刑事官服华丽。倾倒玉制的酒杯,掰开黄色的江西特产柑橘,两个孙子披着青色绶带玩。应当在崆峒山顶歌颂刻石,留下这千年美谈。"

【原文】

文靖公在朝日,寿母昌国叶夫人词云:"帝里风光别是天,花如锦绣柳如烟。还逢令节春三二,又庆慈闱岁八千。斟寿斝,列长筵,子孙何以咏高年。各裒[1]千首西湖什,一度生朝献一篇。"

任静江经略安抚日,元夕奉亲出郊词云:"彩结轻车五马随,倾城争出看花枝。笙歌十里岩前去,灯火千门月下归。莲炬引,老莱衣[2]，蛾眉无数卷帘窥。谁知万里逢灯夕，却胜寻常三五时。"

寿母词云："满二望三时（中春三十日生），春景方明媚。又见蟠桃结子来，王母初筵启。无数桂林山，不尽漓江水，揔入今朝祝寿杯，永保千千岁。"

朴庵编修户部，知平江府日，寿母上官太夫人《感皇恩》云："觅得个州儿，稍供彩戏。多谢天公为排备，一轮明月，酝作清廉滋味。倾入寿杯里，何妨醉。我有禄书呈母，年万计。八十三，那里暨[3]，便和儿算，恰一百四十地。这九千余岁长随侍。"

《鹧鸪天》云："天遣丰年祝母龄，人人安业即安亲。探支十日新阳福[4]，来献千秋古佛身。儿捧盏，妇倾瓶，更欣筵上有嘉宾。紫驼出釜双台馈[5]，玉节升堂两使星。"

家居日，《鹧鸪天》寿词云："诸佛林中女寿星，千祥百福产心田，喜归王母初生地，满劝麻姑不老泉。吾梦佛，半千员，一年一佛护庭萱。数过九十从头数，四百余零一十年。"

序云：十月二十一日，吾母太淑人生日也。今年九十，仰荷乾坤垂佑，赐以福寿康宁。愿益加景覆，令其耳目聪明，手足便顺，五脏六腑，和气流通，常获平安之庆，子孙贤顺，寸禄足以供甘旨也。

黄玉窗祖母张氏，寿八十有三。乃翁怡轩居士赋词有"八十加三迎九十，还似婴童"之句。其居与朴庵对门。朴庵闻之，喜曰："吾仁邻亦有寿母如此耶。"《怡轩庆母年开九秩[6]》诗云："又见梅粧碧玉枝，弟兄相聚著莱衣。西方佛庆明朝诞，南极星胜寿日辉。百岁阿婆开九秩，两房孙子戏重闱。年年得侍高堂醉，坐对天花散漫飞。"

【注释】

[1] 裒（póu）：聚集。

[2] 莱衣：传说春秋楚国老莱子侍奉父母极为孝顺，他年已七十，穿

着五色彩衣,学着幼儿动作,以取悦父母。后用"莱衣"比喻年老孝亲之情不减。

[3] 暨:至,到。

[4] 探支十日新阳福:上官氏是十月二十一日生日,在古历中再过十日就是新年。

[5] 紫驼出釜双台馈:紫驼出釜,用驼峰烹制的美食。双台,旧称禁城为台城,"双台"指两个由台城派出的使者,即下一句的"使星"。

[6] 开九秩:即九秩开一,指过了八十寿辰后开始迈向九十岁的第一年。

【白话解】

　　文靖公邹应龙在朝为政的时候,为母亲昌国叶夫人祝寿作词说:"帝京的风光别有洞天,花开得繁盛,柳树摇曳多姿。又到了春天二月三月交界的时令,庆贺母亲八十大寿。酒杯斟满酒,摆下长长的宴席,儿子孙子们应怎么祝福高寿呢? 请各自汇集千首有关西湖的诗篇,每次生日进献一篇。"

　　担任静江经略安抚官员时,在正月十五侍奉父母外出郊游作词说:"人们坐在挂满彩结的轻快马车,各带随从骑几匹马跟随,全城的人出来争相赏花,笙歌高扬传到十里外的山崖,元宵灯火中许多人都到月夜才归家。我们打出莲花型的火炬,穿上老莱子一样的衣服,无数妇女都卷起马车帘窥看。谁知道在离家万里的地方赶上花灯节,热闹还胜过以往的正月十五。"

　　为母亲贺寿的词说:"二月底三月初(母亲在春季中间月份的三十日出生),春天的景色正明亮美好。又看到蟠桃已经成熟,王母娘娘开始摆宴席。不计其数的桂林山,喝不完的漓江水,总归到今天的祝寿的酒杯里,祝母亲永远保持长寿。"

　　职衔为编修户部的邹朴庵出任平江府知州时,为母亲上官太夫人贺寿而作的《感皇恩》说:"寻觅了一个好地方上任,可以供我尽孝。多谢上天为此安排准备,一轮明月,酝酿出洁白廉洁的意味。这酒倒在祝寿的杯里,不妨多多喝醉。我有记录寿命的批命书送给母亲,您的寿命上万年。

才八十三哪里会到头呢,就算加上儿子年纪,恰好才一百四十岁。还有九千多岁可以长年跟随侍奉。"

另一首《鹧鸪天》说:"上天安排的丰收之年,似是为给母亲祝寿,人人都安居乐业就是让父母安心的最好办法。预支十日好借新年的福气,献给您这位千年前已修成佛身的人。儿子捧着杯子,媳妇倒酒,更高兴的是宴席上有特别的宾客。出锅的美食来自京城两位使者的馈赠,他们手持玉符来到我家堂前。"

在家闲居的时候所作的《鹧鸪天》祝寿词说:"您是如林的众多佛祖中的女寿星,吉祥福气来自您的美好内心,欣喜有一日回到王母的出生地,斟满如同麻姑仙人的不老泉一样的美酒。我梦到五百个罗汉佛,每年有一个佛保护着家里的父母。数过九十后从头开始数,还有四百一十年。"

词前的序言说:十月二十一日是我的母亲太淑人的生日。今年九十岁,承蒙上天的庇佑,赐予她幸福长寿、健康安宁。希望再加倍地庇佑,让母亲耳聪目明,手脚灵便,五脏六腑都气血畅通,身体能够平平安安,子孙都贤德孝顺,有微薄的俸禄足以提供赡养。

黄玉窗祖母张氏,八十三岁高寿。他父亲怡轩居士作词,其中有"八十加三奔向九十,依然还像小孩一样"的诗句。他住的地方和邹朴庵对门。朴庵听说后,高兴地说:"我的好邻居也有像这样长寿的母亲啊。"怡轩居士庆贺母亲八十岁生日时的诗说:"又看到梅花装饰青绿的花枝,兄弟相聚穿着老莱子一样的彩衣。西方诸佛都来庆贺您明天的诞辰,南极星在天上与太阳同辉。百岁的阿弥陀佛现在刚开始迈向九十,两房的孙子在内院高兴玩耍。年年有幸能够侍奉父母一醉,坐看满天花雨散漫飞舞。"

刘随如（镇）《寿赵路分八十·感皇恩》云："八十最风流，那谁不喜。况是精神可人意。太公当日，未必荣华如此。儿孙列两行，莱衣戏。好景良辰，满堂和气，唱个新词管教美。愿同彭祖，尚有八百来岁。十分才一分，那里暨。"（此词亦用"那里暨"三字，盖本于康伯可之词。）

程沧洲寿后溪刘侍郎云："朱颜白发炯双瞳，一念平生造物通。内阁图书真学士，西园几杖老仙翁。木公金母人间现，桂子桐孙寿籍同。遥想彩衣围四世，后溪无日不春风。"

姚状元赋《吕氏宜老堂》云："此堂清不著珠玑，只要双亲侈老宜。春酒尽堪眉寿介，斑衣长似乳时嬉。""妇垂鹤发陪姑帏，翁拈银髭课子诗。饱饮菊花潭上水，鸡窠犹自拜孙枝。"二诗贵华富艳，人间至乐孰加焉。（李守为承旨奉使过海至琼，道逢一翁自称杨避举，年八十一。其叔父皆年一百二十余。又见其祖宋卿，年九十五。次见鸡窠中有小儿出头下视，宋卿曰："此九代祖也。不语不食，不知其几岁矣。"）

【白话解】

刘镇（字随如）给赵路分祝贺八十大寿所作《感皇恩》中说："人到八十岁最风流，没有人不喜欢。何况还精神抖擞令人称赞。姜太公当年，也未必有这样的显贵。儿子孙子排成两列，像老莱子一样穿着彩衣玩耍。良辰美景，满屋人气氛融洽，唱首新作的词真的很美好。希望像彭祖一样，尚且有八百多岁。只有十分之一，哪里会到头。"（这首词也用"那里会到头"几个字，原来出自康伯可的词。）

程沧洲为刘光祖（号后溪）侍郎祝寿说："头发虽白但面色红润双眼炯炯有神，一辈子坚持信念精通事理。内室中藏满书籍是真正有学问的人，西侧花园里倚坐几拄拐杖如同老神仙。您一家如同仙人东王公和西王母降临人间，杰出的子孙也将同样长寿。想来很快就四代同堂，子孙都来尽孝，您没有一日不是春风满面。"

姚状元写《吕氏宜老堂》一诗说："这个厅堂清净不需珍宝装饰，只要供父母安乐养老就好。春天薄酒足可有助老人长寿，儿女穿着彩衣好像孩提时一样陪老人嬉戏。""妻子披着白发陪婆婆，老翁捋着胡须教育儿子读书写诗。多多喝用潭中水泡的菊花茶，将来还能爬上枝头鸡巢玩，等儿孙在树下拜见。"这两首诗写尽令人艳羡的荣华富贵，人间的极乐还有比这更多的吗？（李守为奉旨渡过海峡到海南，路上碰到一个老人自己称是杨避举，八十一岁了。他的叔父一百二十多岁。又看到他的祖父辈叫宋卿的，已经九十五岁。跟着到鸡巢中有小孩探出头来往下看，宋卿说："这是我九代的祖父辈。不吃饭不讲话，也不知道他的年龄多大。"）

【原文】

唐《九老图》，白乐天诗序云："胡杲年八十九，吉旼年八十八，刘真年八十七，郑据年八十五，卢真年八十三，张浑年七十七，居易年七十七，于东都履道坊合尚齿[1]之会，七老相顾，既醉且欢。静而思之，此会希有。因各赋七言韵诗一章，以记之。"乐天诗云："七人五百八十四[2]，拖紫纡朱垂白须。囊里无金莫嗟叹，樽中有酒且欢娱。吟成六韵神还旺，饮到三杯气尚粗。鬼峨狂歌教婢拍，婆娑醉舞遣孙扶。天年高迈二疏[3]传，人数多于四皓[4]图。除却三山五天竺，人间此会且应无。"

或传诸好事者，有二老年貌绝伦，同归故乡，亦来斯会。洛中遗老李元爽年一百三十六，禅僧如满归洛，年九十五，皆年之尤高者也。续命书姓名年齿，写其形貌附于图右。乐天赠之诗云："雪作须眉云作衣，辽东华表[5]暮双归。当时一鹤尤希有，何况今逢两令威。"

【注释】

[1] 尚齿：喻尊崇年长者。

[2] 七人五百八十四：七人年龄加起来应为五百八十六。疑有误。

[3] 二疏：据此汉代疏广和疏受，曾任太子少傅和太子太傅，后辞官归家。

[4] 四皓：即商山四皓，秦时隐士，汉代逸民。

[5] 辽东华表：传说古代辽东人丁令威学道于灵虚山，后来化鹤归来，停留在城门的华表柱上。

【白话解】

唐代《九老图》，上有白居易的诗，诗前序言说："胡杲八十九岁，吉旼八十八岁，刘真八十七岁，郑据八十五岁，卢真八十三岁，张浑七十七岁，白居易七十七岁，在洛阳履道坊举行敬老聚会，七位老人相互看望，喝得醉意醺醺很开心。静下来一想，这种聚会并不常有。因此各自作七言押韵的一首诗，以记录此事。"白居易的诗说："七个人加起来五百八十四岁，个个都地位显贵挂着白胡子。包里没钱了也不要叹息，杯中有酒就暂且欢乐吧。写出六韵好诗精神仍然旺盛，喝到三杯酒，气息开始变粗。张牙舞爪放声狂歌令婢女拍掌，步伐踉跄醉中跳舞让儿孙来搀扶。我们年纪比记载中疏广、疏受还大，人数比商山四皓图中的还要多。除去海上三山、西方天竺等仙佛境界，在人间这样的聚会应该再没有了。"

有好事的人将消息传播开，有两位年龄容貌都独一无二的老人，一同返回故乡，也来参加这个聚会。洛阳旧臣李元爽一百三十六岁，和尚如满回到洛阳时九十五岁，都是年纪特别大的老人。于是让人在图上右侧写上他们的姓名和年龄，并绘上身形容貌。白居易为他们赠诗说："像雪一样的胡须眉毛，像云一样飘逸的衣服，像从辽东化鹤双双归来，日暮停留在华表柱上的古代仙人。当时只有一个仙人化鹤已很稀少，何况如今碰到两位。"

宋《洛阳耆英会》。文潞公七十七，留守西都。富韩公年七十九，致政在里第，二公弼亮[1]，三朝为国元老，与席司封汝言等，于韩公之第，买酒相乐。宾主十有二人，图于妙觉僧舍。司马温公，年未七十，亦与焉。潞公命温公序其事。诸公皆有诗。温公诗云："洛下衣冠爱惜春，相从小饮任天真。随家所有自可乐，为具更微谁笑贫。不待珍羞方下箸，只将佳景便娱宾。庾公[2]此兴知非浅，蔡蕒终难作主人。"

潞公请老致仕后，再起平章军国重事，制书云："吕望惟贤，起佐文王之治。周公已老，留为孺子之师。"继而请老，复以太师致仕。年九十二，寿独高于诸公云。

【注释】

[1] 弼亮：辅佐，指相位。

[2] 庾公：指晋代庾亮，他任刺史时，一晚在武昌登南楼，下属欲躲避，他让大家留下，说"老子于此处兴复不浅"，坐着华丽的胡床与大家一起聊天。后来成为描述长官属吏集会的一个典故。

【白话解】

宋代的《洛阳耆英会》画作。被封为潞国公的文彦博，年龄七十七岁，当时留守在西都洛阳；受封为韩国公的富弼，年龄七十九岁，已退休回自己的家中。两位都是宰相，是国家的三朝元老，在座的还有在尚书省吏部司封司任职的汝言等人，共同在韩公的宅子里，买来美酒快乐畅饮。宾客主人总共十二人，这场景在妙觉僧舍中被画成图画。司马光年龄不到七十岁，也参加了聚会。文彦博让司马光为这幅画题序。所有的人都题了诗。司马光的诗说："洛阳人们喜爱春天，相聚在一起饮酒任意自由。家里的设施足够尽兴，用具平凡也没人会耻笑贫寒。不需有美食才肯起筷，只要有好景色就足以娱乐宾客。不像当年庾亮，虽然兴致很高，但没有胡床的普通地方就不能招待他。"

文彦博告老退休后,再次被起用执掌军国大事,任命书说:"姜太公因为贤能,虽然年老也被起用来辅佐周文王治理国家。周公虽然年老,因其贤德被留在朝廷担任幼年天子的老师。"后来他又告老,再次以太师身份退休。享年九十二岁,寿命比其他人都长。

卷之三

（元）邹铉续编

太上玉轴六字气诀

（黄廷山人邹应博述）

【原文】

《道藏》有《玉轴经》，言五脏六腑之气，因五味熏灼不和，又六欲七情，积久生疾，内伤脏腑，外攻九窍，以至百骸受病。轻则瘤癖[1]，甚则盲废，又重则丧亡。故太上悯之，以六字气诀，治五脏六腑之病。其法：以"呼"而自泻出脏腑之毒气；以"吸"而自采天地之清气以补之。当日小验，旬日大验，年后万病不生，延年益寿，卫生之宝，非人勿传。

"呼"有六曰，呵、呼、呬、嘘、嘻、吹也。"吸"则一而已。"呼"有六者：以"呵"字治心气，以"呼"字治脾气，以"呬"字治肺气，以"嘘"字治肝气，以"嘻"字治胆气，以"吹"字治肾气。此六字气诀，分主五脏六腑也。

凡天地之气，自子至巳，为六阳时。自午至亥，为六阴时。如阳时，则对东方，勿尽闭窗户，然忌风入，乃解带正坐，扣齿三十六，以定神。先搅口中浊津，漱炼二三百下，候口中成清水，即低头向左而咽之，以意送下。候汩汩至腹间，即低头开口，先念"呵"字，以吐心中毒气。念时，耳不得闻"呵"字声，闻即气粗，反损心气也。念毕，仰头闭口，以鼻徐徐吸天地之清气，以补心气。吸时耳亦不得闻吸声，闻即气粗，亦损心气也。但呵时令短，吸时令长，即吐少纳多也。吸讫,即又低头念"呵"字,耳复不得闻"呵"字声。呵讫,又仰头以鼻徐徐吸清气以补心,亦不可闻吸声。如此吸者六次,即心之毒气渐散,又以天地之清气补之。心之元气亦渐复矣。再又依此式念"呼"字,耳亦不可闻"呼"声。又吸以补脾耳,亦不可闻吸声。如此者六,所以散脾毒而补脾元也。次又念"呬"字以泻肺毒,以吸而补肺元,亦须六次。次念"嘘"字,以泻肝毒,以吸而补肝元。"嘻"以泻胆毒,吸以补胆元。"吹"以泻肾毒,吸以补肾元。如此者,并各六次,是谓小周。小周者,六六三十六也。三十六而六气遍,脏腑之毒气渐消,病根渐除,祖气渐完矣。

次看是何脏腑受病,如眼病,即又念"嘘""嘻"二字,各十八遍,仍每次以吸补之,总之为三十六。讫,是为中周,中周者第二次三十六,通为七十二也。次又再依前,"呵""呼""呬""嘘""嘻""吹"六字法。各为六次,并须呼以泻之,吸以补之。愈当精虔,不可怠废。此第三次三十六也,是为大周。即总之为一百单八次,是谓百八诀也。午时属阴时,有病即对南方为之。南方属火,所以却阴毒也。然又不若子后巳前,面东之为阳时也。如早起床上,面东,将六字各为六次,是为小周。亦可治眼病也,凡眼中诸证,惟此诀能去之。他病亦然。神乎神乎,此太上之慈旨也。略见《玉轴真经》,而详则得之师授也。如病重者,每字作五十次,凡三百,而六腑周矣,乃漱炼咽液扣齿讫,复为之,又三百次。讫,复漱炼咽液扣齿如初。如此者三,即通为九百次,无病不愈。秘之秘之,非人勿传。

《四时摄养论》中有云:"春,肝气盛者,调'嘘'气以利之。夏,心气盛者,调'呵'气以疏之。秋,肺气盛者,调'呬'气以泄之。冬,肾气盛者,调'吹'气以平之。"但言调此四气,而书中未详及四气之诀。今举曾叔祖朴庵《炎詹集》中《玉轴六气》全文以明之。黄玉窗云:"爱山袁倅得朴庵亲传,每日子、午、卯、酉四时行持六字,密室中竹帘布帷隔风为上。亦尝得爱山亲授口诀云。"

【注释】

[1] 痼癖：经久难治的病；痼疾。

【白话解】

《道藏》中有《玉轴经》，里面说，人体五脏六腑的气机，由于饮食五味熏灼刺激而容易不正常，再加上有七情六欲，积聚时间长后就患病，在内部可损伤五脏六腑，在外部则影响眼耳鼻口、前阴后阴等孔窍，进而导致全身患病。轻的可以导致久病难愈，重的可以导致眼盲或肢体残废，再严重则会死亡。因此，天上神明爱怜众生，教人用六字气诀，来治五脏六腑的疾病。六字气诀的方法：用"呼"的方法自然泻出五脏六腑的毒气；用"吸"的方法自然采集天地之间的清气来补益脏腑。当天就有小的效果，十日后就会有大的改变，一年后不会生任何疾病，是延年益寿、养生的法宝，不是适当的人不要传授。

"呼"的方法有六种：呵、呼、呬、嘘、嘻、吹。"吸"的方法只有一种。"呼"的六个方法是：用"呵"字调治心气，用"呼"字调治脾气，用"呬"字调治肺气，用"嘘"字调治肝气，用"嘻"字调治胆气，用"吹"字调治肾气。这六字气诀，分别调治五脏六腑。

凡是天地之间的气，从子时到巳时，属于六个属阳的时辰。从午时到亥时，属于六个属阴的时辰。如果在属阳的时辰，就面对着东方，不要全部关闭窗户，然而禁忌有风吹入，松开衣物，端正坐好，上下叩齿三十六次，用来安定神志。先搅动口中浑浊的津液，漱口练习二三百次，等到嘴里变成清水，随即低头朝向左方咽下，用意念随着咽下。等到腹中有水流动的感觉，立即低头张开嘴，首先念"呵"字，用来吐出心中的毒气。念的时候，双耳不能听到"呵"字声，能听到说明吐气太用力，反而损伤心气。念完后，抬头闭嘴，用鼻子缓缓地吸入天地之间的清气，用来补养心气。吸的时候耳朵也不能听到呼吸声，听到就说明吸气太用力，也会耗损心气。但要让念呵的时间短一些，吸的时间长一些，就吐出少吸入多。吸完，立即又低头念"呵"字，双耳和之前一样不能听"呵"字。念呵完毕后再抬头，用鼻子缓缓吸入清气来补心，也不能听吸声。像这样吸六次，心的毒气就会慢慢散去，又用天地间的清气补养心气。心的元气就能渐渐恢复。再次按照上面的方法念"呼"字，双耳也不能听到"呼"声。再吸用来补脾气，也不能听到吸声。像这样六次，用来散脾的毒气、浊气同时补脾的元气。再接着念"呬"字用来泻肺毒气，用吸来补益肺的元气，也需要六次。再次念"嘘"字，用来泻肝脏的毒气，用吸来补益肝的元气。"嘻"用来泻胆的毒气，吸气补益胆的元气。"吹"字用来泻出肾脏的毒气，吸气用来补益肾脏的元气。像这样，加起来每个都做六次，是一个小周天。小周天，即六六三十六象征一个周年。三十六次后六字气诀做完，脏腑的毒气渐渐消除，疾病的根源消除，先天元气渐渐充盈。

　　接着看是哪个脏腑生病，例如有眼病，即再念"嘘""嘻"二字，每个十八遍，仍然是每次都用吸气补益脏腑，总共三十六次。完毕后，是一个中周天，中周天是第二次三十六，加起来是七十二。再次，又按照前面的方法，"呵""呼""呬""嘘""嘻""吹"六字法。每个字念六次，一起配合呼用来泻，吸用来补。更应该虔诚用功，不能倦怠荒废。这是第三次三十六，是大周天。总共为一百零八次，称为百八诀。午时属于阴时，有疾病的话就面朝南方来做。南方五行属火，因此能够去阴毒。然而还是不像子时后巳时前，面朝东方为阳时更好。例如早上起床，面朝东方，将六字诀各念六次，是一个小周天。也可以治疗眼睛的疾病。凡是眼中的各种疾病，只有此六字诀可以治疗。其他疾病也是这样。神奇啊，神奇啊，这是上天的慈悲旨意。简略的要点可看《玉轴真经》，而详细内容要有师父的传授。如果是患重病的人，每个字诀念五十次，总共三百次，那么六腑的气机都运转起来了。跟着漱口练习咽下津液并叩齿，结束后再重复做，又是三百次。完成后，再次像开始那样漱口练习咽下津液并叩齿。像这样三次，统共九百次，没有什么疾病不能治愈了。请珍藏此法，一般人不传授。

　　《四时摄养论》中记载："春天，肝气旺盛的人，用'嘘'调节使其气机畅通。夏天，心气旺盛的人，用'呵'调节使其气机舒畅。秋天，肺气旺盛的人，用'呬'调节使其气机疏泄。冬天，肾气旺盛的人，用'吹'调节使其气机平和。"只是说了要调节这四气，然而书中没有详细说明调节四气的口诀。如今列出我曾叔祖邹朴庵《炎詹集》中《玉轴六气》篇全文来阐明。黄玉窗说："袁倅（字爱山）得到邹朴庵的亲身传授，每日子、午、卯、酉四时，在密室中练六字诀，用竹帘帐幕隔风最好。我也得到袁爱山亲口传授口诀。"

食后将息法

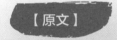

平旦点心讫，即自以热手摩腹。出门庭，行五六十步，消息之。中食后，还以热手摩腹，行一二百步，缓缓行，勿令气急。行讫，还床偃卧……颗[1]苏煎枣，啜（半升以下）人参、茯苓、甘草等饮，觉似少热，即以麦门冬、竹叶、茅根等饮，量性将理。食饱，不宜急行及走，不宜大语远唤人，嗔喜、卧睡觉。食散后，随其所业，不宜劳心力。腹空即须索食，不宜忍饥。生硬粘滑等物，多致霍乱。秋冬间，暖裹腹。腹中微似不安，即服厚朴、生姜等饮。如此将息，必无横疾。

【注释】

[1] 卧……颗：此段文字来自《千金翼方》，"卧"字与"颗"字之间脱漏一行文字，内容为"四展手足，勿睡，顷之气定，便起正坐，吃五六"。

【白话解】

早上吃完早餐点心后，立即自己用热手按摩腹部。走出门口，行走五六十步，多点或少点可随意。中午吃过午饭后，仍用热手按摩腹部，走一二百步，慢慢走，不要让气机急促。走完后，到床上平卧，伸展开四肢，不要睡着。过一会儿气息平定,就起来端坐,吃五六颗苏煎枣,喝半升以下的人参、茯苓、甘草等饮品,如果感觉稍有燥热。立即用麦冬、竹叶、茅根等煎水喝,喝多少随个人情况而定。刚吃饱不适宜快走,不适宜大声在远处呼唤别人,以及发怒、大喜、卧床睡觉等。食物消化后,去做自己的工作,不要过于劳心劳力。肚子空了就要找东西吃,不应强忍饥饿。生冷质硬黏腻油滑的东西,常容易导致霍乱。秋冬期间,要包裹腹部保暖。腹中稍有不舒适,立即煎厚朴、生姜汁来喝。像这样保养,一定不会有暴病。

养性

【原文】

鸡鸣[1]时起,就卧床中导引,讫,栉漱即巾。正坐,量时候寒温,吃点心饭若粥。若服药,先饭食服药吃酒[2]。消息讫,入静室,烧香诵经,洗雪心源,息其烦虑。良久事了,即出。徐徐步庭院散气,地湿即勿行。但屋下东西步,令气散。家事付与儿子,不宜关心。平居不得嗔叫用力,饮酒至醉,并为大害。四时气候和畅之日,量其时节寒温,出门行三二里,及三百二百步为佳,量力行,但勿令气乏喘而已。亲故相访,间同行出游,百步或坐,量力谈笑,才得欢通[3],不可过度耳。人性非合道者,焉能无闷?须蓄数百卷书,《易》《老》《庄》等第一。勤洗浣,以香沾之,身数沐浴令洁净,则神安道胜也。左右供使之人,得清净子弟,小心少过谦谨者。自然事闲,无物相恼,令人气和心平。凡人不能绝嗔,若用无理之人,易生嗔怒,妨人导性。

二篇之旨,养卫得理。皆沈存中《怀山录》所述。存中名括。

【注释】

　　[1] 鸡鸣:早上 5~7 时。

　　[2] 服药吃酒:《千金翼方》中作"服吃药酒"字。

　　[3] 通:《千金翼方》中作"适"字。

【白话解】

　　早上五时到七时之间起床,就平躺在床上练习导引,完成后,梳头漱口,扎起头巾。端正坐一会儿,根据不同季节下气候冷暖,定明吃早餐点心,或饭或粥。如果服补药,在吃饭前吃药或喝药酒。休息后,到安静的房间里,烧香念经,洗净内心,平息烦恼焦虑。过一段时间,上述事情结束后,就从屋里出来。慢慢地在院子里散步调畅气机,如果地面潮湿就不要在庭院行走,只在屋檐下左右行走,让气机顺畅。家里的事情托付给儿子,不要操心。平时起居不能发怒大喊费力气,或喝酒喝到醉,这都是很有害的。四季在气候温和舒畅的时候,根据节令冷暖,在适宜时候出门走二三里路,或二三百步为好,主要根据自己的情况来做,只要不出现气短、气喘就可以。亲戚朋友相互拜访,偶尔一起出去游玩,走百步就可以坐一下,根据自己的情况跟人谈话说笑,刚好欢乐愉悦为止,不能过度劳累。人的本性是不愿守规矩的,这样怎么会不郁闷呢? 应当珍藏几百卷书来解闷,《周易》《老子》《庄子》等最值得看。经常洗涤,沾些香粉,身体多次沐浴就会保持干净,那么精神安宁,能够安于规矩。左右侍候的人,要选身家清净的少年,小心谨慎不犯过错的。这样自然烦心事少,没有什么惹人烦恼,让人心平气静。人一般不能杜绝发怒,如果任用不讲道理的人,就容易生气发怒,妨碍自己疏导性情。

　　这两篇文章的大意,是要用合理的方式调养身体。都是沈存中《怀山录》中所说的。沈存中就是沈括。

用具茶汤诸法[1]

安车

　　轮不欲高，高则摇车。身长六尺，可以卧也。其广合辙辋以索系合之，索如条大可也。车上设四柱，盖密帘，竹织、绢糊、黑漆。少加棕，棕重又蔽眼，害于观眺。箱高尺四寸，设茵荐之外，可以隐肘为法。车后为门，前设扶板，加于箱上，在前可凭，在后可倚。临时移徙，以铁距子簪于两箱之上。板可阔尺余，令可容书策及肴樽之类。箱下以板弥之，卧则障风。近为后窣户，以备仄卧观山也。车后施油幌[2]。幌两头施轴如画帧，轴大如指，有雨则展之，傅于前柱。欲障日、障风，则半展或偏展一边，临时以铁距子簪于车盖梁及箱下，无用则卷之，立于车后。车前为纳陛，令可垂足而坐。要卧则以板梁之令平，琴、书、酒榼、扇、帽之类，挂车柱及盖间、车后皆可也。

　　汉召申公以安车蒲轮。闵子骞、江革，皆尝为亲御车。邵康节诗云："喜醉岂无千日酒，惜花还有四时花。小车行处人观看，满洛城中都是家。"又云："大瞥[3]子中消白日，小车儿上看青天。"司马温公、崇德待康节不至，有诗云："淡日浓云合复开，碧嵩清洛远萦回。林端高阁望已久，花外小车犹未来。"康节和章亦有"万花深处小车来"之句。老人游观，雅宜小车之适，存中《怀山录》以安车为首云。

[1]用具茶汤诸法:四库本无此标题,据民国南海黄氏刻翠琅玕馆丛书本补。

[2]幌:旧时车上的帷幔。

[3]蟹:装茶水的土碗。

【白话解】

车轮不要过高,高了车就容易晃动。车身长六尺,人能够躺下。车的车轮周围的框子用粗大的绳子绑在一起,绳子像树的枝条那么大的才可以。车上安置有四个柱子,盖上密闭的帘子,用竹织成,用绢糊上,涂上黑漆。少用棕榈,棕榈过重又遮蔽眼睛,妨碍观看远眺。制一个高一尺四寸的箱子,安放在铺席外在两边,以能够枕肘为度。车后面是门,前面设扶板,放在箱子上,在前面可以扶着,在后面可以倚靠着。临时移位时,可以用铁夹将板固定在两箱子上面。板大约一尺多宽,上面可以放下书册、杯盘之类。箱底下用板封住,躺下时可以防风。近处设小后窗,以供侧卧时观赏山景。车后面放油布帷幔。帷幔两头装有轴像画轴一样,轴的大小如手指粗细,有雨的时候就展开,挂在前面柱子上。想用来遮太阳、挡风,就半展开或者展开在一边,临时用铁夹固定在车盖梁和箱子下面,不用的时候就卷起来,放在车的后面。车前是搁脚的台阶,可以垂下双脚坐。想要躺着就用板梁铺平,琴、书、酒壶、扇子、帽子等,挂在车柱上,或车盖之间、车后面都可以。

汉武帝召见申公,用蒲草绑住轮子的安稳车子去迎接。闵子骞、江革,都曾经为父母驾车。邵雍有诗说:"喜欢醉酒怎么能没有精酿千日的美酒,爱惜花草则四时都有花可赏。小车所到之处任人围观,满洛阳城中都是我家。"又说:"一大碗茶消磨一个白昼,坐在小车儿上静看青天。"司马光和崇德等待邵雍,久候不至,作诗说:"日光暗淡浓云时合时散,碧绿的嵩山、清清的洛水相萦绕。在林梢一样高的亭子上眺望很久,花丛外面的他的小车还没到来。"邵雍的和诗也有"万花深处小车来"的句子。老人出游观赏,很适宜乘小车,沈存中《怀山录》一开头就讲安车。

游山具

　　游山客不可多，多则应接人事劳顿，有妨静赏，兼仆众所至扰人。今为三人，其诸应用物，共为两肩，三人荷之。操几杖、持盖杂使，更三人足矣。肩舆者未预。客有所携，则相照裁损，无浪重复，惟轻简为便。器皿皆木漆，轻而远盗。惟酒杯或可用银。钱一二千，使人腰之，操几杖者可兼也。

【白话解】

　　登山旅游的友伴不能多，人多就要应酬来往，烦心疲惫，妨碍静静观赏山景，同时仆人众多所到之处烦扰他人。现在我带三个人，所有备用的物品，总共为两个肩挑，三个人担着。拿坐几木杖、打雨伞等杂活，三个人轮流足够了。抬轿的没有计在内。如果同伴也带有物品，就参照以上增减，不需要过多重复，以轻便简单为好。带的器皿都是木制上漆的，既轻便而且不容易被偷。只有酒杯可以用银制的。钱带上一两千，让人挂在腰间，让拿拐杖的仆人兼拿即可。

行具两肩

甲肩

左衣箧一

衣、被、枕、盥漱具、手巾、足巾、药汤、梳。

右食匣一

竹为之。二扇，并底盖为四。食盘子三，每盘果子碟十，淡酒榼一，可容数升，以备沽酒。匏一，杯三。漆筒合子贮脯修[1]干果嘉蔬各数品，饼饵少许，以备饮食不时应猝。惟三食盘相重为一扇，其余分任之。暑月，果修皆不须携。

乙肩

竹扇二，下为柜，上为虚扇。

左扇上层书箱一

纸、笔、墨、砚、剪刀、韵略、杂书册。

柜中食碗、碟各六，匕箸各四。生果数物，削果刀子。

右隔上层：琴一，竹匣贮之。

摺叠棋局一，柜中棋子。茶二三品，蜡茶，即碾熟者。盏托各三。（瓢匕等）

附带杂物：小斧子、刀子、劚药锄子、蜡烛、拄杖、泥靴、雨伞、凉笠、食铫、虎子、急须子[2]、油筒。

老人心闲无事，每喜出游。康节诗所谓"待天春暖秋凉日，是我东游西泛时"也。《怀山录》述游山之具，适用之宜。倪尚书（思）《经锄堂杂志》记雪川城内外游赏去处，凡四十二所。谓每月一游，则日日可度。每岁一游,则可阅三十年。日日游太频,劳费可厌。岁一游太疏。今酌其宜,每月往一处游;一月之中,又择良辰美景,具山殽野蔌[3],或邀一两宾,无宾携子弟同行,庶疏数得中。亦康节所谓"遍洛阳城皆可游"也。

【注释】

[1] 脯修:以干肉相送礼物。

[2] 急须子:一说为溺器,一说为暖酒器。

[3] 蔌:野菜。

【白话解】

仆人甲的肩挑如下:

左边是衣服箱一个。

里面装衣服、被子、枕头、盥漱用具、毛巾、擦脚巾、药物、梳子。

右边是食物柜子一个。

用竹制成。分二格,加上底和盖共四层。放食物的盘子三个,每个盘子中有盛放果子的碟子十个,盛酒的容器一个,可以容纳几升,以备买酒用。一个瓢,三个杯。用上漆的竹筒盒子存放肉干、干果和上等蔬菜各若干,饼干点心少许,防备吃喝的东西不能及时供应时应急用。只有三个放吃的盘子相互叠在一起放在一格内,其他物品分别任意放置。如果是夏天,水果、肉干都不用携带。

仆人乙的肩挑有如下物品:

竹架子两个,下面是柜子,上面是空格。

左边竹架上层有一个书箱。

里面装纸、笔、墨、砚、剪刀、诗文、杂书等。

柜中放吃饭的碗、碟各六个,勺子四只,筷子四双。几种水果及削水果的刀子。

右边竹格上层放一张琴,用竹制的盒子装着。

带一个折叠的棋盘,柜中放棋子。带两三种茶,都是压熟的腊茶。茶盏和托盘带套。（还要带舀水的瓢、勺子等。）

附带的杂物有：小斧子、刀子、挖药锄、蜡烛、手杖、泥靴、雨伞、笠帽、做饭的小锅、便壶、急须子、油桶。

老年人清闲无事，常常喜欢出门游玩。邵雍诗中说"每逢春暖秋凉的时候，都是我东边游玩西边闲逛的时间"就是这种情况。《怀山录》记述了游山所需的行装，适用的必需品。倪思尚书的《经锄堂杂志》记载了霅川城内外游玩观赏的地方，一共有四十二处。如果每个月游览一遍，则每天都有地方可以打发。如果每年游览一处，可以游览三十年。天天游玩太过频繁，劳民伤财。一年游一次间隔太久。现在考虑适宜的间隔，可以每个月到一个地方游览；一个月中，又再选择天气好的时光和景色优美之处，备办野味和野菜，或者邀请一两个客人，没有客人就带子弟一起出行。这样大约间隔不疏不密，刚刚合适。这也是邵雍所说的"整个洛阳城都可去游览"。

居山约

【原文】

余营兼山，本以藏拙。已就粗安，可以忘归。诸儿之意，眷恋挽留，又难遽绝。今与汝曹约：每月，二十日在山，十日在家。独甚暑甚寒两月，则全在家，恐山中不便也。山中不可独，须子弟一人侍。置历轮流，四子每人一旬，周而复始。其当旬者，饮膳之类，专一掌之，其余在家，有效时新，各随其意，多少不拘，无亦不责。其或有商议事，合要来此，不必当旬，自宜前禀。自六月为始，各于旬下书名，如当旬有私干,兄弟那容。(倪尚书之子:祖仁、祖义、祖礼、祖智、祖信、祖常。祖常有最良之誉。)

老人之性有喜山居者,沈存中云:"山林深远,固是佳境。独往则多阻,数人则喧杂,必在人野相近,心远地偏,背山临流,气候高爽,土地良沃,泉石清美。如此得十亩平坦处,便可葺居。左右映带,冈阜形胜,最为上地。地势好则居者安也。缔造规模,从人意匠。中门外作池,可半亩余,种芰荷菱芡。绕池岸种甘菊,既可采,又可观赏。"

【白话解】

我安置居所在山中,原本是要隐居的。已经大致布置好了,可以不考虑归家了。但儿子们留恋挽留的情意,又很难决然拒绝。现在和你们相约:每个月二十日在山里,十日在家。唯独特别热和特别冷的两个月,完全待在家里,因为恐怕在山里不方便。不能一个人住在山里,需要有子弟一人来侍奉。你们按日历轮流安排,四个儿子每人十日,不断循环。当值侍奉的儿子,饮食等由他一人专门负责,其余的孩子待在家中,有要送新鲜蔬果来的,各自按照的心意,多少都无所谓,没有也不会责问。如果有事情要商议,需要来这里,可以不等当值时,自然应当及时前来禀告。从六月开始,各自在当值那一旬下写上名字,如果当值期间有私人事情,兄弟间挪期包容。(倪尚书的儿子有:祖仁、祖义、祖礼、祖智、祖信、祖常。祖常声誉最好。)

老人的性情,有的喜欢住在山里。沈括说:"山林幽深路远,固然是好地方。但一个人前往较多问题,很多人一起去又会喧闹杂乱,一定要在有人烟的邻近郊野,选择令人心境悠远的偏僻地方,背靠山坡临近河流,地势较高空气干爽,土地肥沃,清泉石头清秀美丽。找到像这样十亩左右的平坦地面,便可以修建房子。山野左右掩映,山坡风景优美,是最理想的地方。地势好,居住的人就能安定。房屋建造的规模大小,根据意向和工匠的意见而定。门外中间建一个池塘,大约半亩多大,种上荷花、菱角和芡实。围绕着池塘种上甘菊,既可以采摘又可以观赏。"

欹床

【原文】

如今之倚床，但两向施档，齐高合曲尺上平。（僧家亦有偏禅倚，亦有仄档。然高低不等，难为仄倚。）若背倚左档，则右档可几臂；倚右档，则左可几臂。左右几互倚，令人不倦。仍可左右蟠足，或枕档角欹眠，无不便适。其度：座方二尺，高一尺八寸，档高一尺五寸。（从地至档共高三尺三寸。）木制藤绷，或竹为之。（尺寸随人所便增损。）

"饱食缓行初睡觉，一瓯新茗待儿煎。脱巾斜倚绳床坐，风送水声来耳边。"裴晋公诗也。

【白话解】

现在的椅子床，只在两个方向设档板，两边要一样高，用曲尺找平上面。（和尚也有一种偏禅椅，也有侧面档板，但是高低不一样，很难斜倚。）如果背靠左边档板，那么右边档板可以搁手臂；靠着右面的档板，则左边板档可以搁手臂。左右轮流倚靠，让人不易疲倦。还可以左右盘足，或头枕档板一角倾睡，都很方便舒适。它的尺度：座大小约三尺，高一尺八寸，档板高一尺五寸。（从地面到档板上方总共高三尺三寸。）可以用木头制，表面绷上藤条，或者用竹子做成。（尺寸可以根据人的便利而加减。）

裴晋公有诗形容："吃饱饭后慢慢散步开始休息，待儿女煮来一壶新茶。脱下头巾斜靠着绳床闲坐，微风吹送潺潺水声到耳边来。"

醉床

为床长七尺,广三尺,高一尺八寸,自半以上别为子面,歉[1]大床中间。子面广二尺五寸,长三尺,皆木制,韦综之(韦综欲涩,欲眠人身不退)。韦下虚二寸,床底以板弥之,勿令通风。子面歉下与大床平,一头施转轴(当大床中间)。子面底设一拐撑,分为五刻。子面首挂一枕,若欲危坐,即撑起,令子面直上,便可靠背,以枕承脑。欲稍偃,则退一刻。尽五刻,即与大床平矣。凡饮酒不宜便卧,当倚床而坐,稍倦则稍偃之,困即放平而卧,使一童移撑,高下如意。不须移身可[2]以尽四体之适。大床两缘有二尺余,前后凿二[3]窌[4]孔,为直几二[5],其下为笋[6],欲倚手,则歉几于[7]窌孔中。口口一[8]床便于佚老,制度皆佳。

【注释】

[1]歉:通"嵌",下同。

[2]移身可:此三字四库本原缺。同治本作"卧大床",文义不通。此处据元陶宗仪《说郛》卷十七补。

[3]凿二:此二字四库本原缺。同治本作"皆有"。此处据元陶宗仪《说郛》卷十七补。

[4]窌:通"卯",即卯孔。

[5]几二:四库本原作"凡口",同治本作"凡孔"。此处据元陶宗仪《说郛》卷十七改补。

[6]笋:通"榫"。

[7]几于:此二字四库本原缺。同治本作"于各"。此处据元陶宗仪

《说郛》卷十七补。

[8] □□一：四库本此处有缺字。同治本作"以上二"。从内容来看应为一种床。

【白话解】

造醉床长七尺，宽三尺，高一尺八寸。其中一半多的尺寸，另制一个小床面，镶嵌在大床的中间。小床面宽二尺五寸，长三尺，都用木头制成，用皮绷着（皮面应当粗涩，这样睡觉时人身体不会滑退）。皮面下空出二寸，床底部用木板封好，不要让它透风。小床面与大床表面镶平，一头设置转轴（位置在大床中间）。小床面底部设一个拐柱，分为五个刻度，小床面上挂一个枕头，如果想要端坐，就撑起来，让小床面向上直立，就可以做靠背，用枕叠后脑。想要稍稍仰面，就往后退一个刻度。退到第五刻度，就与大床相平了。凡是喝酒后不适宜立即躺下，应当靠床坐着，稍微觉得疲倦就略微放平一点。困了就将床完全放平躺好，让一个仆人来移动支柱，高低可以根据自己的意愿调整。不需要移动身体，可以让四肢完全放松舒适。大床面两边还有两尺多，前后各凿两个卯孔，准备直的小桌板两个，下面有榫头。想要把手靠着，就将桌板嵌到窍孔中。这种床可以让老人安逸休息，各种设计都很合理。

观雪庵

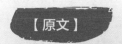

庵长九尺，阔八尺，高六尺，以轻木为格，纸糊之，三面如枕屏风，上以一格覆之。面前施夹幔，中间可容小坐床四具，不妨设火及饮

具。随处移行,背风展之,迥[1]地即就雪中卓之,比之毡帐轻而门阔,不碍瞻眺。施之别用皆可,不独观雪也。

此庵即东坡之择胜亭也。东坡守汝阴,作亭以帷幕为之,世所未有。《铭》略云:"乃作新亭,筵楹栾梁。凿枘交设,合散靡常。赤油仰承,青幄四张。我所欲往,十夫可将,与水升降,除地布床。"又云:"岂独临水,无适不藏。春朝花郊,秋夕月场,无胫而趋,无翼而翔。敝又改为,其费易偿。榜曰'择胜'名实允当。"观此铭,则其制度可备见也,子由亦云:"子瞻以幄为亭,欲往即设,不常其处,名曰择胜。作四言一章,辙爱其文,故继之。"略云:"我兄和仲[2],塞刚立柔[3],视身如传[4],苟完不求。山磐水嬉,习气未瘳。岂以吾好,而俾民忧。颍尾甚清,颍曲孔幽。风有翠幄,雨有赤油,匪舟匪车,亦可相攸[5]。"养老奉亲者为之,良可以供游观之适云。

【注释】

[1] 迥:高。

[2] 和仲:苏轼另一字为"和仲"。

[3] 塞刚立柔:形容可屈可伸。《孟子·公孙丑》:"其为气也,至大至刚,以直养而无害,则塞于天地之间。"

[4] 传:传舍,旅馆。

[5] 相攸:察看,选择善地。

【白话解】

这种庵长九尺,宽八尺,高六尺,用轻木做成框架,用纸糊上,三面围起来好像枕边屏风,上面用一个框架盖上。前面设置可以夹起来的帷幔,中间可以安放下四张小坐凳,不妨碍生火和放置喝酒的容器。这种庵可以带着到处去,在背风的地方展开,在高地上就在雪中立起来,它比起毡帐要轻而且门宽敞,不妨碍远观。这种庵用在别处也可以,不仅仅用来观赏雪景。

这种观雪庵就是苏东坡的择胜亭。苏东坡任汝阴太守时,用帐篷建了一个亭子，世上从未见过。他写的有关文章中说："于是建了一个新亭子，用竹作柱用枼木作梁。卯眼与榫头镶嵌，随时可组合和拆散。用红色油布盖在上面，青色幄布四面张开。我想要去的地方，十个人就可以移去，随着水面可升可降，放在地上铺开床席。"又说："不仅仅可放在水边，凡合适的地方都可安放。春日早上到鲜花盛开的郊外，秋天的晚上到赏月的场地，这是一个没有腿但能随时移动，没有翅膀似乎会飞的亭。坏了就又重新制过，所需费用不多。在门楣上题上'择胜'二字，确实名副其实。"看到这些文字，它的制作方法完全清楚了。苏辙也说："苏东坡用帐幕建亭子，想去哪里就放到哪里，不固定一个地方，取名为'择胜'，作了四言赋体文章一篇。我很喜欢这篇文章，因此续写一篇。"大概内容如下："我的哥哥苏东坡，气质可屈可伸，把身体看作生命的暂时住地，即使生命终结也不奢求。喜欢游戏山玩水，这习惯一直改不了。他又怎会因为自己的爱好去扰民呢。颍水下游清澈，弯弯曲曲风景幽胜。风来他有绿幄布挡，雨来他有红油布遮，不用船不用车，他也可以到处去好地方看看。"赡养老人侍奉父母的人制作这种设施，确实可以提供舒适的游玩方法。

蒲花褥

【原文】

九月掇蒲，略蒸，不尔则生虫，暴令燥，投布囊中，将取花如柳絮者。欲为坐褥或卧褥，以帛为方囊，满实蒲花，杖鞭令匀，厚五六寸许，其上复以褥表囊之，虚软温燠，他物无比。春间不御，则褫去褥表，出囊，复笐燥处，略暴之，岁岁如此。南方海闽中有木绵，亦不及蒲花之柔暖。

　　九月摘取蒲草,稍稍蒸一下,不蒸就容易生虫,将蒲草暴晒令其干燥,放入口袋中,取出像柳絮一样的花。想要做成坐褥或床褥,用布做成方形口袋,装满蒲花,用棍棒打匀,大约五六寸厚,上面再用褥套装上,非常松软温暖,其他物品无法相比。春天不使用,就剥去表面褥套,取出内囊,再次放在干燥的地方稍稍暴晒,每年都如此。南方海边福建等省份有木棉,也比不上蒲花制的这么温暖。

汤鎗[1]

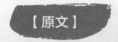

　　温酒,为铁铜鎗,深三寸,平底,可贮二寸汤。以酒杯排汤中,酒温即取饮。冬时拥炉静话,免使僮仆纷纷,殊益幽致。

【注释】

　　[1]鎗(chēng):酒器。

【白话解】

　　要温酒,用铜或铁制成鎗,深为三寸,平底,可以装两寸深的热水。把酒杯放在热水中,酒温后就可以拿着饮用。冬天围着炉子静静聊天,避免使唤仆人纷扰,非常幽静雅致。

羊羔酒

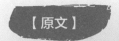

【原文】

米一石,如常法浸浆,肥羊肉七斤,曲十四两,诸曲皆可。将羊肉切作四方块,烂煮,杏仁一斤同煮,留汁七斗许,拌米饭、曲,更用木香一两同酝,不得犯水。十日熟,味极甘滑。(此宣和化成殿方。)

【白话解】

用米一石,按通常的方法浸浆,肥羊肉七斤,酒曲十四两,各种酒曲都可以。将羊肉切成四个方块,煮烂。再与杏仁一斤放在一起煮,去羊肉,留汁大约七斗,与米饭、酒曲拌匀,再加木香一两,一起酿酒,不能掺水。约十日就可酿成,味道极为甘美滑爽。(这是宣和时期化成殿的方法。)

雪花酒

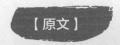

【原文】

羊精脊肉一斤,去筋膜,温水浸洗,批作薄片,用极好酒一升,煮令肉烂,细切,研成膏。别用羊筒髓三两,肾臬脂一两,于银锅内熔作油,去滓,却入先研肉膏内,并研令匀,又入龙脑少许拌和,倾入瓷瓯内,候冷。每用时取出,切作薄片,入酒杯中,以温酒浸饮之。龙脑候极温方入,如无脑,入木香少许亦佳。二味各入少许,尤佳。

二酒宜为旨甘[1]之奉。

【注释】

[1] 旨甘:美味的食品。常指养亲的食物。

【白话解】

用瘦羊里脊肉一斤,去掉筋膜,用温水浸润洗净,切成薄片。用上好的白酒一升将肉煮烂,切碎,研成膏状。另外用羊骨髓三两,肾边脂肪一两,放在银锅里熔炼成油,去掉渣滓,再放入事先磨好的羊肉膏内,再研均匀,又加入少量龙脑香搅拌均匀,倒入到瓷制的盆里,自然冷却。每次用的时候,取出来切成薄片,放入酒杯中,用温热的酒浸泡,即可饮用。龙脑香要在很热的时候加入。如果没有龙脑香,加入少量木香也好。两种分别加入少量更好。

羊羔酒和雪花酒,最宜作为慈孝养亲的美味食品。

荼蘼[1]酒

【原文】

好酒一斗,用木香一块,以酒一杯,于砂盆内约磨下半钱许,用细绢滤入瓶,密封包。临饮,取荼蘼百英,浮沉酒面,人不能辨。查花[2]和露红小蓓取十个，去枝叶，用生纱袋盛，挂于瓶口近酒面一寸许，密封瓶口，三两日可饮。或以汤柑皮，旋滴汁数点于酒盏内，亦佳。

此酒色香味三绝，宜奉老人清兴。酴醾，本酒名也，世所开花，元以其颜色似之，故取其名。《唐书·百官志》："良酝[3]著令供酴醾酒。今人或取花以为枕囊。"故黄山谷诗云："名字因壶酒，风流付枕帏[4]。"

【白话解】

　　取好酒一斗，用一块木香，就一杯酒，放在砂盆里磨下半钱左右，用细布过滤到瓶子里，密封包好。到喝的时候，取荼蘼花百朵，放在酒上面，花瓣浮沉其中，人们几乎难以分辨。再选取十枚盛开的花及含苞待放的花蕾，去掉枝叶，用生纱袋盛放，悬挂在瓶口，距离酒面上大约一寸，密封瓶口，两三日后就可以喝。或者用柑皮煮一下，随即滴几滴在酒杯里，也很好。

　　这种酒色、香、味三方面都绝妙，最适合用来奉养老人助其雅兴。酴醾本来是酒的名称，自然界中有一种花，因颜色与酴醾酒相似，所以谐音取名荼蘼花。《唐书·百官志》记载："良酝署下令供给酴醾酒。现在也有人摘荼蘼花做枕头内囊。"所以黄庭坚有诗说："花名取自壶中酒，风流藏于枕头中。"

香炭

【原文】

以精石炭屑之，生葵叶杂捣为饼，钱大，暴干。焚香虽致冷湿地，火亦不灭。石炭相郡煤子最佳，余处者性急，动之则火灭。不得已，清泉者次之，长泉者又为下。一法：杉炭末五两，胡粉、黄丹各一两，合捣为细末，着糯米胶和匀作饼子，候干，火内烧通红，以纸灰埋香炉中，焚香经夕不灭不消。

【白话解】

用精石炭碎成屑，加生葵叶混杂起来捣碎，做成钱币大小的饼子，暴晒至干燥。这种炭用来燃香，即使放置在寒冷潮湿的地上，火也不熄灭。石炭以相郡出的煤子为最佳，其余地方的性子比较猛，动不动火就灭了。实在不得已，用清泉出的为次一等，用长泉出的又降一等。另一种制法：用杉木炭末五两，胡粉、黄丹各一两，混合捣碎为细末，用精米作胶和匀制成饼状，等干了后，放火里烧通红，用纸灰埋在香炉里，用来点香的话可以一整晚都不熄灭不消散。

降真香

虚堂清夜宴坐焚之。降真香一斤，沉香四两，龙脑一分，蜜和之。

茅香时烧少许亦佳。《本草》云："可入印香中，合香附子末用。"

【白话解】

清静的夜晚在空旷厅堂上闲坐时可以焚烧这种香。用降真香一斤，沉香四两，龙脑一分，加蜜和成香。

茅香有时烧一点也很好。《本草衍义》说："可以将它加入印模制成的香中，加香附末一起使用。"

四品奇香

【原文】

雪梅香：丁香一分沉檀半，胫炭筛研半两来。捻取些儿炉口爇，人人道是雪中梅。

江梅香：人人尽道是江梅，半两丁香一分茴。更用藿零俱半两，麝香少许是良媒。

百花香：一两甘松二两芎，麝香少许蜜和同。圆如弹子安炉上，恰是百花凝晓风。

长春香：二两笺香三两檀，麝香脑子一钱宽。华堂静处炉烟起，清韵长春赛蕙兰。

【白话解】

雪梅香，用丁香一分，沉香、檀香各半分，筛取家畜胫骨炭半两。将以上夹取一点儿放在香炉口上焚烧，所有的人都称道说像雪中梅花一样清香。

江梅香：每个人都说这种香是江梅香，用丁香半两，茴香一分，再用藿香、零陵香各半两，用一点点麝香作为引子。

百花香：用甘松一两，川芎二两，加一点点麝香，用蜜和匀，制成像弹丸一样大小，放在炉子上烧，好像百花凝结在拂晓风中。

长春香：用笺香二两，檀香三两，麝香、樟脑各一钱多。华丽的厅堂上，它的烟安静地升起，清新的香味如同春天常驻，赛过兰花。

御爱四和香

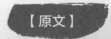
【原文】

沉香　檀香　降真　笺香　茅香　海螵蛸（各一两重）　麝香（二钱重）　樟脑（一钱半重）　龙骨（半两）　蜜

上诸香剉碎，蜜和匀后，用龙骨、麝、脑碾细，和入新瓦瓶内，封闭勿令气出，经三日方倾出。限三日过，遇四更时分，当天取露气，天明便收，阴干。如此三次，研为末，用蜜、些子黄蜡，调作饼子，用瓷器收。遇烧时用水一盏傍香炉边方烧香。

香方甚多，独此方用龙骨锁住其烟不散，所以为妙。

【白话解】

沉香　檀香　降真　笺香　茅香　海螵蛸（各一两）　麝香（两钱）　樟脑（一钱半）　龙骨（半两）　蜜

以上各种的香用工具磨碎，用蜜调和均匀后，再将龙骨、麝香、樟脑碾细，混合放入新的瓦瓶内，封好口不让气味走泄，过三日后倒出来。三日时限过后，在四更的时候，敞开口向天吸取露水，天亮后就收起来，放在阴凉处晾干。像这样三次，然后磨碎成末，用蜜和一点儿黄蜡，调制做成饼状，用瓷器存放。焚烧时，用水一盏放在香炉边再烧。

制香的配方很多，唯有这个方子里用龙骨，可以锁住香的烟不飘散，所以最妙。

试茶

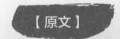

采嫩芽，先沸汤，乃投芽，煮变色，挹取[1]，握去水小焙，中焙欲干，鎗[2]内略炒使香，磨碾皆可。坐圃临泉，旋撷旋烹，芳新不类常韵。

【注释】

［1］挹取：汲取。

［2］鎗：鼎类。常指烙饼或做菜用的平底浅锅。

采摘茶叶嫩芽,首先将水煮沸,再把茶芽放到水中,煮至变色,捞起来,挤去水,用小火略焙,再用中火焙到将要干时,放锅内略炒使其有香味,然后磨碎或碾碎都可以。闲坐在花园里泉水旁,一边采摘一边烹水冲饮,茶香清新飘溢不同于一般。

香茶

【原文】

上春[1]嫩茶芽,每五百钱重,以绿豆一升,去壳蒸焙,山药十两,一处细磨。另以脑、麝各半钱重,入盆同研约二千杵,纳罐内密封,窨[2]三日后,可以烹点。愈久,香味愈佳。

【注释】

[1] 上春:孟春。指农历正月。

[2] 窨:同"熏"。把茉莉花等放在茶叶中,使茶叶染上花的香味。

【白话解】

采初春嫩茶芽,每五百钱左右的重量,用绿豆一升,去壳后蒸熟焙干,用十两山药,混在一起细细磨成粉。另外用冰片、麝香各半钱,加放入盆内一起研磨,大约捣两千下,放入罐内密封。封闭三日后就可以取出来烹水冲饮。密封越久香味越好。

柏汤方

【原文】

采嫩柏叶，线系垂挂一大瓮中，纸糊其口，经月取，如未甚干，更闭之，至干取为末，如嫩草色。不用瓮，只密室中亦可，但不及瓮中者青翠。若见风则黄矣。此汤可以代茶，夜话饮之，尤醒睡。饮茶多则伤人气，耗精害脾胃。柏汤甚有益，如太苦则加少山芋尤佳。《外台秘要》有代茶新饮，然作药味，不若柏汤。隐居道话，尤助幽尚。

【白话解】

采摘鲜嫩的柏叶，用线串起来垂挂在一个大瓮里。用纸糊住瓮口，过一个月后取出来，如果柏叶没有干，再次封闭起来。等到干的时候取出来研成末，像嫩绿的草的颜色。不使用瓮密闭，只放在密闭的房间里也可以，只是不如放在瓮里的叶子青翠。如果吹到风就会变黄。这个汤可以代替茶，晚上谈话饮用，尤其清醒。喝茶多了耗伤人体的正气，消耗人的精气损伤脾胃。柏汤对这种现象尤其有作用，如果太苦最好加入少量的山芋。《外台秘要》中提到有代替茶的新饮品，然而有药味，比不上柏汤。隐居修道时与人闲话，有此汤特别增添雅兴。

三妙汤

地黄、枸杞实各取汁一升，蜜半升，银器中同煎如稀饧。每服一大匕，汤调、酒调皆可。实气养血，久服弥益人。

【白话解】

地黄、枸杞子各制一升汁，加半升蜜，放在银制的容器里一起煎煮成糖浆。每次服用一大勺，用热水调和或者用酒调和都可以。功效为补气养血，长期喝更加有益于人体。

干荔枝汤

蔗糖（一斤，毬糖亦好）　大乌梅（润者二两，汤浸，时复换水，澄去酸汁，不去核，焙干）　桂（去皮为末）　生姜（二两，薄切作片，焙干）

上先将乌梅、生姜为细末，入在砂糖内，与桂末拌和匀，再取粗隔过，如茶点吃。欲作膏子吃，乌梅用去核，修事如上法，不焙。桂作小片为末,姜切片不焙,用水三碗煎至二碗,汤调服。暑热心烦,井水调服。叶龙图传,暑月可常合服之。

【白话解】

蔗糖(一斤,圆形成块的也可以) 大乌梅(湿重二两,放在水里浸泡,经常换水,滤去酸汁,不去核,烘干) 桂(去皮,研成末) 生姜(二两,切成薄片,烘干)

以上先将生姜、乌梅研成细末,放在砂糖里,和桂末搅拌均匀,再拿来筛去粗末,然后偈茶一样煮来吃。如果想要做成膏剂服用,乌梅去核,像上面一样制作,不用烘干。桂打成小片研成末,姜切成片不烘干,加水三碗煎成两碗,用汤调和服用。如果暑天天热心烦,就用井水调和服用。这是叶龙图传授的方子,暑天可以经常配制服用。

清韵汤

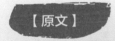
【原文】

缩砂仁(三两) 石菖蒲(一两) 甘草(半两)
上为末,入盐点服。

【白话解】

缩砂仁(三两) 石菖蒲(一两) 甘草(半两)
以上药物研为细末,放入盐加热水冲饮。

橙汤

橙子（十个） 干山药（一两） 甘草（二两） 盐（四两,炒） 白梅[1]（四两,槌碎,去仁核）

上先用橙子、山药、甘草、白梅一处研细,捏作饼子,焙干为末,入檀香半两,尤佳。

【注释】

[1]白梅:又称盐梅。青者盐腌曝干为白梅。

【白话解】

橙子（十个） 干山药（一两） 甘草（二两） 盐（四两,炒） 白梅（四两,捣碎去掉仁和核）

以上先把橙子、山药、甘草、白梅一起研细,捏成饼子状,烘干成末,放入半两檀香更好。

桂花汤

【原文】

黄桂花（二斤,拣净去青柄,研细,以瓷器盛贮,覆合略蒸花） 干

姜（一两） 甘草（一两，略炒）

上末和匀，量入炒盐盛贮，莫令漏气，如常点服。

【白话解】

黄桂花（二斤，将青柄拣干净，研磨细，用瓷器装盛，盖好稍稍蒸一下花） 干姜（一两） 甘草（一两，稍炒一下）

以上所有的研成细末调和均匀，放入炒过的盐一起盛放储存，密闭不要让气泄漏，按平常方法煮水冲饮。

醍醐[1]汤

【原文】

神曲（二两） 盐（十两，炒） 官桂[2]（二两） 甘草（七两）乌梅（八两，洗，拍碎） 干姜（二两，煨）

上先将五味焙干为末，后入炒盐，和匀作一处，新瓷罐收。

【注释】

[1]醍醐：本指酥酪上凝聚的油。后借指美酒，佳饮。

[2]官桂：指肉桂中品质上乘者。

【白话解】

神曲（二两） 盐（十两，炒） 官桂（二两） 甘草（七两） 乌梅（八两，洗，拍碎） 干姜（二两，煨）

把以上五味药烘干成末,再放入炒过的盐,搅拌均匀,用新的瓷罐储存。

洞庭汤

真橘皮(四两,不去白,去蒂。擘作小钱大,冷水浸一宿,晒干) 生姜(四两,净洗,擦)

上将姜与橘皮同淹一宿,晒干,焙干,入甘草一两三钱,炙黄;好白盐梅二十个,去核,以白面拍作片子,无油铫内煿干;入炒白盐一两半。同一处为末,沸汤点用。

【白话解】

真橘皮(四两,不去内层白丝,去掉蒂。掰成铜钱大小,用冷水浸泡一晚,然后晒干) 生姜(四两,洗净擦干)

将以上姜和橘皮一起放在水里浸一晚上,晒干,烘干,放入一两三钱的甘草,炙成黄色;白盐梅二十个,去核,用白面拍成片状,在没有油的熬药器具里烤干;放入一两半白盐。一起研成细末,煮沸水就可以冲饮。

木瓜汤

【原文】

生姜（四两，取汁）　木瓜（十两）　白盐（五两）　甘草（五两）紫苏（十两）

上炒姜盐拌和苏、瓜、甘草，三日取出，晒干为末，沸汤点服。手足酸，服之妙。又一方，加缩砂、山药炒为末，消食化气，壮脾。

【白话解】

生姜（四两，磨成汁）　木瓜（十两）　白盐（五两）　甘草（五两）紫苏（十两）

以上盐和姜一起拌炒紫苏、木瓜、甘草，放三日后取出来，晒干研成细末，用沸水冲饮。手脚酸痛，服用后效果很好。还有一个配方，加上缩砂、山药，炒成细末，功效为消食散气，强壮脾胃。

韵梅汤

【原文】

半黄梅（百个，槌去仁）　青椒（四两，拣净秤）　姜（一斤，去皮研）　甘草（四两，炙为末）　盐（半斤）

上件安净钵内，一处拌匀，烈日晒半月，以色变稍紫为度，更约度稀稠得所为佳。须用，晒半月日，安净瓶内点用。（以上诸方，皆得之秘传，宜供汤药之用。）

【白话解】

半黄梅（一百个，锤烂去除果仁） 青椒（四两，择干净枝条称重） 姜（一斤，去皮研碎） 甘草（四两，炙后研末） 盐（半斤）

以上药物放在净钵里，一起搅拌均匀，放在炎热的太阳下晒半月，到颜色稍微变紫色就可以了，估摸到软硬合适的程度就好了。要用的时候，再晒半个月，放在干净的瓶子里冲饮。（以上的各个方子，都是所得的秘方，适宜做汤药来服用。）

熟水

【原文】

稻叶、谷叶、楮叶、橘叶、樟叶皆可采，阴干，纸囊悬之，用时火炙使香，汤沃[1]，幂[2]其口良久。

前朝太医院定熟水，以紫苏为上，沉香次之，麦门冬又次之。苏能下胸膈滞气，功效至大。炙苏须隔竹纸，不得翻，候香，以汤先泡一次，倾却再泡用，大能分气，极佳。

【注释】

[1] 沃：浸泡。

[2]幂:覆盖。

【白话解】

　　稻叶、谷叶、楮叶、橘叶、樟叶都可以采集来,放在阴凉处晾干,用纸口袋包挂起来,用的时候用火烤香,用热水泡,盖住口闷一段时间。

　　金朝太医院审定的熟水制法,认为最好的是紫苏,其次是沉香,再次是麦门冬。紫苏能解除胸膈阻滞的气机,功效明显。炙紫苏时需要隔垫竹纸,不能翻动,等到有香味即可。饮时用热水先泡一次,倒掉后再泡饮用,能够顺气散气,效果好。

晨朝补养药糜法

地黄粥

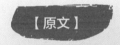

　　切地黄二合,候汤沸,与米同下鎗,先取酥二合,蜜一合,同炒令香熟,别贮之。候粥欲熟乃下,同煮取熟。

【白话解】

　　切地黄二合,等到热水沸腾后,和米一同放入鎗里,先取酥二合,蜜一合,一起炒熟炒香,另外储存。等到粥快熟的时候加入,一起煮熟。

胡麻粥

乌油麻去皮,蒸一炊,曝干,更炒令香熟。每用白粳米一升,胡麻半升,如常煮粥法为之,临熟加糖、蜜任意,极香甘。胡麻多治之,临时取用。

【白话解】

乌油麻去除外皮,蒸一顿饭的时间,暴晒干,再炒熟变香。每次用白粳米一升,胡麻半升,像平常一样煮粥,快熟的时候随意加入糖、蜜,味道十分香滑甘甜。胡麻平时多炒制一点,可以随时取用。

乳粥

牛羊乳皆可,先淅[1]细粳米令精细,控令极干,乃煎乳令沸,一依用水法,乃投米煮之,候熟,即挹[2]置碗中,每碗下真酥半两置粥上,令熔如油,遍覆粥上,食时旋搅,美无比。

[1] 淅：洗米，淘米。

[2] 挹：舀。

【白话解】

　　用牛奶、羊奶都可以，先淘细粳米，让米精细，控水让米完全干透，然后煮奶到沸腾，依照平时的加水量，放入米煮，等到熟的时候舀在碗里，每碗里面放入半两奶酪在粥上，让等奶酪熔化成油，满满地盖在粥上面，吃的时候来回搅拌，美味无穷。

山芋粥（薯蓣生于山者名山药，一名山芋）

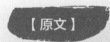

【原文】

　　薯蓣生山者佳，圃种者无味，取去皮，细石上磨如糊。每碗粥用山芋一合，以酥二合，蜜一合，同炒令凝，以匙揉碎，粥欲熟，投搅令匀，乃出。

【白话解】

　　薯蓣生长在山上的品种最好，在园子里种的没有味道，取来去除外皮，在细石头上磨成糊状。每碗粥用山芋一合，酥二合，蜜一合，一起炒让其凝固，用勺子搅碎，粥快要熟的时候放入搅匀，出锅。

栗粥

小栗去壳,切如米粒,每粳米一升,栗肉二合,同米煮,更无他法。

【白话解】

小栗子去除外壳,切成米粒状,每次放粳米一升,栗子仁二合同煮,其他没有特别的方法。

百合粥

生百合一升切,蜜一两,同水窨熟,投欲熟粥中,每碗用三合。

【白话解】

生百合一升切碎,加一两蜜,同放到水里闷熟,放入快要熟的粥里,每碗用三合。

麋角粥

【原文】

新麋角一具,寸截,流水内浸三日,刷腥秽,以河水入砂瓶或银瓶内,以桑叶塞瓶口,勿令漏气,炭火猛煮,时时看候,如汤耗,旋益热汤,一日许,其角烂似熟山芋,掐[1]得酥软即止,未软更煮,慎勿漏气,漏气则难熟。取暴干为粉,其汁澄滤,候清冷,以绵滤作胶片,碗盛风中吹干,麋角胶别入药,每粥一碗,入麋角粉五钱,盐一匙,同搅温服。

【注释】

[1] 掐(tāo): 挖取。

【白话解】

新的麋鹿角一具,截断成一寸寸长,在流水内浸泡三日,洗刷掉腥味秽浊,把河水放入到砂瓶或者银瓶内,用桑叶塞住瓶口,不要让气泄漏,用炭火猛力煮,常常看着,如果水少了,就加热水,大约煮一日,麋鹿角就煮烂得好像熟山芋,用手挖一下已经酥软就可以了,不软就再煮,小心不要漏气,漏气就很难煮熟。取出角来暴晒干研成粉末,汁则澄清过滤,放凉后,用绵过滤水分,制成胶片,用碗盛好放在风中吹干。麋角胶另作药用。每一碗粥,可放入麋鹿角粉五钱,盐一勺,一同搅拌,趁热服用。

枸杞子粥

【原文】

枸杞子生研捩[1]取汁,每一碗粥可用汁一盏,加少熟蜜同煮。

【注释】

[1] 捩:按,挤压。

【白话解】

生枸杞子研碎,榨成汁,每一碗粥可以放入汁一盏,加入少许熟蜜一起煮。

马眼粥

【原文】

新黑豆一斗,净淘入大釜中,如常用水煮令熟,擘[1]取汁,再入釜,以熟麻油浸之,豆上油深四指,密盖之,慢火煮,直候露出豆,即以匙拌转更煮,直令沥尽油即住。每粥一釜,可下熟豆三五碗,欲熟入,拌匀食之。

又法:

白米二升，别煮令熟。大颗黑豆一升，先以薄灰汁煮豆令熟。漉出豆，却以清水烧沸，依前入豆再煮，透出灰气，漉出，却以砂糖六两，用水两碗化，滤过，入盐二两，酱三两，只用水取酱汁，同煮熟。桃仁、杏仁皆可为粥，生去皮尖，略炒令香，细研，水绞取浓汁，随意入粥中煮，临时加酥蜜亦可。金罂[2]术煎亦可作粥，一入用糖法。

诸山蔬可作粥者，皆只如菜粥法。《礼记·内则》言："子事父母，妇事舅姑，进盥授巾之后，问所欲而敬进之，以饘酏为先。"饘厚粥，酏薄粥也。故此编详述《怀山录》中诸药麋法。陆放翁云："平旦粥后就枕，粥在腹中，暖而宜睡，天下第一乐也。"

【注释】

[1] 擗(pǐ)：用力使其脱离。

[2] 罂：通"樱"。

【白话解】

新鲜的黑豆一斗，淘洗干净放入大的釜中，像平常一样用水煮熟，甩干净汁，再放在釜里，用熟麻油浸泡，豆面上油有四指深，密封盖住，慢火煮，直到表面看得到豆子，随即用勺子搅拌再煮，直到让油沥干为止。每煮一釜粥，可以放入熟的豆子三五碗，快要熟的时候，搅拌均匀就可以吃。

另一种方法：

白米二升，先行煮熟。大颗黑豆一升，先用薄灰汁把豆煮熟。过滤出豆，又用清水烧至沸腾，像之前一样放入豆再煮，把灰气去尽，滤出，又用砂糖六两，用水两碗融化，过滤后，放入盐二两，酱三两，只用水浸取其酱汁，一起煮熟。桃仁、杏仁都可以做粥，生用去掉皮尖，略微炒让其变香，细细研末，加水拧取浓汁，随便放入粥里煮熟，临时加入酥和蜜就可以了。金樱子、白术煎煮也可以做成粥，一种方法是加糖。

各种野山菜都可以做成粥，都只像做菜粥方法一样就可以。《礼记·内则》说："孩子服侍父母，媳妇服侍父母，早上梳洗穿戴之后，询问他们的意愿然后恭敬地进献早餐，以饘和酏等粥为最好。"饘指稠粥，酏指稀粥。所以本书详细记述《怀山录》中的各种煮药粥方法。陆游说："早上喝粥，然后躺下，粥在肚子里，暖和有助于睡觉，这天下间第一快乐事。"

紫不讬[1]法

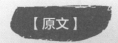

新黑豆煮取浓汁，搜面作汤饼，极甘美，能去面毒，令不蒸热，服丹石人尤宜食此，杂莼菜为羹，妙。

沈存中云："面治壅热，益气力，但不可多食，致令愦闷。料理有法，节而食之。馎饦、蒸饼及糕、索饼起面等法在《食经》中。此法用黑豆汁搜面，则无毒矣。"

【注释】

[1]不讬：又叫馎饦（bó tuō），古代一种面食。

【白话解】

新鲜的黑豆榨取浓汁，用来和面然后做成水煮面饼，极其甘甜美味，能除去面粉中的毒素，令人不会潮热。服用丹药的人尤其适合吃这种食物。加野生的莼菜做汤，更妙。

沈括说："面食可以治疗积热，补气增加体力，但不可以多吃，多吃导致气机郁闷。制作要有合适办法，有节制地吃。制汤饼、蒸饼以及糕、面条等发酵面团等方法均记载在《食经》中。这种方法用黑豆汁和面，就没有毒了。"

造山药面法

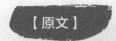

取山药去皮，薄切，日中暴干；柳箕中挼[1]为粉，下筛。如常面食之，加酥蜜为淳面尤精。益气力，长肌肉，久服轻身，耳目聪明，不饥延年。

【注释】

[1] 挼：两手相摩，揉搓。

【白话解】

取山药去皮，薄薄切开，在太阳大的时候晒干；放在柳枝编的簸箕中，揉搓成粉状，筛出成为粉。像平常作面一样做来吃，放入酪、蜜做成淳面尤其精美。有补气增加体力，长肌肉的功效，多吃可以使身体轻便，耳聪目明，不易饥饿，延年益寿。

造干地黄法

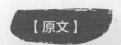

九月末掘取肥大者，去须熟蒸，微暴干。又蒸暴干，食之如蜜，可停。

　　九月末挖取肥大的地黄,去掉根须蒸熟,稍稍晒干。再蒸,再晒干,到吃起来像蜜一样,就可以停止晒。

芭蕉脯

【原文】

　　蕉根有两种,一种黏者为糯蕉,可食。取作手大片,灰汁煮令熟,去灰汁,又以清水煮,易水令灰味尽,取压干,乃以盐、酱、芜荑、椒、干姜、熟油、胡椒等杂物研浥[1]一两宿,出焙,略槌令软。食之全类肥肉之味。

【注释】

　　[1]浥:湿润。

【白话解】

　　芭蕉根有两种,一种质黏的叫糯蕉,可以吃。切成手掌大小的片状,用灰汁煮熟,去掉灰汁,再用清水煮,换水让灰汁味道散尽,拿出来压干,然后用盐、酱、芜荑、辣椒、干姜、熟油、胡椒等杂物研碎腌一两晚,拿出来烘焙干,稍微捶打让其变软。吃的时候很像肥肉的味道。

牛蒡脯

十月以后取根,洗,干,去皮(阙[1]),少煮勿太烂,硬者即熟煮并槌令软,下杂料物如芭蕉脯法,漫焙取干。

笋脯一如牛蒡脯法。

【注释】

[1] 阙:为《四库本》原注,原书此处空三格。清同治本中此三字为"切成片",清代《香祖纪事》引《安老怀幼书》为"用慢火"。

【白话解】

十月以后,挖取牛蒡根,洗净晾干后去掉外皮,稍微煮一下不要太烂,如果特别硬的就煮熟后捶打令其变软。加入各种杂料物,像芭蕉脯做法一样,腌制烘焙晒干。

笋脯制作方法和牛蒡脯一样。

莲房脯

取嫩莲房去蒂,又去皮(阙[1]),入灰煮、漫,一如芭蕉脯法,焙干,以石压令匾[2],作片收之。

　　[1]阙:为《四库本》原注,原书此处空四格。清同治本中此四字为
"留中间络"。

　　[2]匾:同"扁"。

【白话解】

　　取鲜嫩的莲蓬,去蒂和皮,放入灰汁煮后腌制,同芭蕉脯的制作方法
一样。烘焙干,用石头压扁,做成片状收藏。

薝卜鲊[1]

【原文】

　　薝卜花即栀子也,采嫩花酿作鲊,极香美。白乐天方斋,刘禹锡馈
以菊苗虀,芦菔鲊,换取乐天六班茶二囊,以自醒酒。

【注释】

　　[1]鲊:本指一种用盐和红曲腌制的鱼,后泛指盐腌食品。

【白话解】

　　薝卜花就是栀子花,采集鲜嫩的花酿成咸腌花,味道极其香美。白居
易刚开始吃斋时,刘禹锡送给他菊苗虀,咸腌萝卜,换取白居易六班茶两
大袋,用来给自己醒酒。

干蕨菜

采嫩蕨菜蒸熟,以干灰拌之,同曝极干,濯[1]去灰,又曝干收之。临食,汤浸令软,味如合蕈[2]。

【注释】

[1]濯:洗。

[2]蕈:菌类植物。

【白话解】

采集鲜嫩的蕨菜蒸熟,用干灰搅拌,一同暴晒到干,洗去灰,再晒干收起来。等到吃的时候,用热水浸泡软。味道像蘑菇。

石芥、荤菜

此二物极辛,为菹大佳。

这两种食物很辛辣，做成酸菜很好。

苦益菜

苦益菜、青蘘、苦麻，皆可作羹。

苦麻即今俗谓之胡麻者，叶作羹，大甘滑（其苗名青蘘）。

苦益菜、青蘘、苦麻，都可以用来做汤。

苦麻就是今天我们俗称的胡麻，叶子可以做汤，甘甜爽滑（它的苗叫青蘘）。

松蕊

去赤皮取嫩白者，蜜渍之，略烧令蜜熟，勿太熟，极香脆。

去掉红皮,取白嫩的,用蜜浸泡,略微烧一下让蜜变熟,不要太过熟。味道极其香脆。

白芷

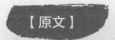

蜜渍、糟藏,皆可食。

用蜜和酒糟浸泡,都可以吃。

防风芽

【原文 】

防风芽如胭脂色。天门冬芽如马椿。芹菜,苣芽,又有蘼芜、枸杞芽、菊芽、荇菜、水藻、牛膝芽、地黄嫩叶,皆如常菜治之。

东坡诗云:"秋来霜露满东园,芦菔生儿芥有孙。我与何曾同一饱,不知何苦食鸡豚。"况药菜之佳乎。

【白话解】

防风芽颜色像胭脂。天门冬芽像马椿。芹菜、川芎芽,还有蘼芜、枸杞芽、菊芽、荇菜,水藻、牛膝芽、地黄嫩叶,都可以像平常的菜制作。

苏东坡诗里面说:"秋天一来霜露洒满东边园圃,芦菔、芥菜的根都长粗了。我像古代的何曾一样吃这些就饱了,不知人们何必一定要吃鸡肉、猪肉。"况且是可入药的菜,不是更好吗?

水苔

【原文】

立春前采嫩者,淘泽令极净,其间多砂石蝶虫。取得压干,只入盐油完椒,切薤白同入瓶中酿为醋,醋浸食之,甚佳。又可油炒,加盐、酱亦善。

【白话解】

立春前采摘嫩的水苔,淘洗干净,注意其中会有许多砂石昆虫。摘取压干,只放入盐、油和完整的辣椒,切薤白一起放入瓶子中酿为酒一样,用醋浸泡食用,味道极好。又可以用油炒,加入盐、酱更好。

瓜齑[1]

生甜瓜，拣取未熟者。每十斤，随瓣切开，去瓤不用，就百沸汤焯[2]过，以盐五两匀擦翻转。豆豉末半升，酽醋[3]升半，面酱斤半，马芹[4]、川椒、干姜、陈皮、甘草、茴香各半两，芜荑二两，并为细末，同瓜一处拌匀，入瓷瓮内腌，压于冷处顿之，经半月后则熟，瓜色明透，绝类琥珀，味甚香美。

【注释】

[1] 齑：细切后用醋、盐、酱等浸渍的蔬果或肉。

[2] 焯：把蔬菜放到沸水中略微一煮就捞出来。

[3] 酽醋：浓醋。

[4] 马芹：又称野茴香。

【白话解】

生甜瓜，拣取没有熟的。每次用十斤，切开成瓣，去掉瓤不用，放在沸腾的热水里略微一煮，用盐五两正反来回擦遍。用豆豉末半升，浓醋半升，面酱一斤半，马芹、川椒、干姜、陈皮、甘草、茴香各半两，芜荑二两，一起研成细末，同甜瓜一起搅拌均匀，放在瓷质的瓮里腌，放在凉的地方存放，过半月后就熟了，瓜色透明，极像琥珀，味道香甜美味。

菜齑

大菘菜[1],丛采[2],十字劈裂。莱菔取紧小者,破作两畔,同向日中晒,去水脚[3]。二件薄切作方片,如钱眼子大,入净罐中,以马芹、茴香、杂酒、醋、水等,令得所调,净盐浇之,随手举罐,撼触五七十次,密盖罐口,置灶上温处,仍日一次,如前法撼触,三日后可供。菜色青白间错,鲜洁可爱。

【注释】

[1]大菘菜:即大白菜。

[2]丛采:整棵采收。

[3]去水脚:此处指去掉白菜萝卜日晒后湿烂的败叶,脚料。脚,剩下的废物,渣。

【白话解】

大白菜整颗采收来,刀劈十字裂口。莱菔取形状小的,劈破成两半,一起放到太阳下晒干,去掉水湿烂部分。两种菜都切成薄薄的方片,像铜钱眼大小,放入干净的罐子里,用马芹、茴香、杂酒、醋、水等,调制合适,用干净的盐洒在上面,随即用手举起罐,摇动五十至七十次,密封罐口,放在灶上温热的地方,此后仍然每日一次,像前面的方法一样摇动,三日后就可以食用。菜的颜色青白交错,新鲜洁净令人喜爱。

藕菹

嫩藕梢，随意切作方块如骰子大，就蟹眼汤[1]内快手焯上。取牵牛花揉汁，淹染片时，投冷熟水中涤过，控干，以马芹、盐花泡汤，入少醋，加蜜作菹，澄冷浇供之。

【注释】

[1] 蟹眼汤：即沸水。蟹眼比喻水初沸时泛起的小水泡。

【白话解】

采嫩藕梢，随意切成方块，像骰子一样大，放在初沸的水里快速煮一下。取牵牛花揉成汁，腌染一会儿，放到凉开水中洗，控干，用马芹、盐花泡汤，放入少量的醋，加入蜜做成碎末，澄清放冷浇在其他菜上供应。

豆菹

先取湿沙纳瓷器中，以绿豆匀撒其上，如种藐[1]法，深桶覆藏室中，勿令见风。日一次掬水洒透，俟其苗长可尺许摘取，蟹眼汤焯过，以料菹供之。赤豆亦可种，然不如绿豆之佳。

【注释】

　　[1]种蓺:种植。

【白话解】

　　先取湿沙放入瓷质的容器中,把绿豆均匀地撒在上面,像种植一样,深桶覆盖藏在房间里,不要让它见到风。一日一次捧水洒透,等苗长长大约一尺就可以摘下来,用刚开的水稍微煮过,加调料然后供应上菜。赤小豆也可以种植,然而不如种绿豆好。

荠羹

【原文】

（俗谓荠为东风菜,方言讹而为公爹菜,谓可以奉公爹也。）

　　东坡《与徐十三书》云:"今日食荠极美,天然之珍,虽不甘于五味,而有味外之美。其法,取荠一二升许,净择,入淘了米三合,冷水三升,生姜不去皮槌两指大,同入釜中,浇生油一蚬壳,当于羹面上。不得触,触则生油气,不可食。不得入盐醋。君若知此味,则陆海八珍皆可厌也。天生此物,以为幽人山居之禄,辄以奉传,不可忽也。羹以物覆则易熟,而羹极烂乃佳也。"

　　《本草》:"荠和肝气明目。"凡人夜则血归于肝,为宿血之脏。过三更不睡,则朝旦面色黄燥,意思荒浪,以血不得归故也。若肝气和则血脉流通,津液畅润。东坡尝有诗云:"时绕麦田求野荠,强为僧舍煮山羹。"陆放翁亦有诗云:"小着盐醯助滋味,微加姜桂助精神。风炉歊钵穷家活,妙诀何曾肯授人。"

（民间称荠菜为东风菜，有的方言说成公爹菜，说是可以用来供奉公爹。）

苏东坡的《与徐十三书》上说："今日吃的荠菜极其美味，可以说是天然的珍宝，虽然不见得比五味好，却有五味之外的美味。其制作方法，取荠菜大约一二升，择洗干净，放入三合到淘过的米里，用凉水三升，连皮生姜两指大的一块拍烂，一同放入釜中，浇生油一蛤壳左右的量，浇在汤上面。不能碰，碰就会产生油气，不能吃。不能放入盐醋。你如果尝过这种味道，会觉得海陆上的珍馐美味都令人生厌了。天生这种食物，作为隐士隐居山里的赏赐物，特此记下来给你，不可以忽视。汤羹用东西盖在上面就容易熟，同时汤羹要极其熟烂的时候才最好的。"

本草书上说："荠菜调和肝气、明目。"人们夜间血液回归到肝脏，肝为储藏血液的脏腑。过了三更还不睡，则早上面色黄、干燥，神不守舍，这是因为血液不能回归肝脏的缘故。如果肝脏气血调和就会血脉流通，津液充足顺畅。苏东坡曾经有诗说："经常到麦田求取野生荠菜，硬要寺院里给我煮山芋汤。"陆游也有诗说："少放盐和醋增加味道，略加生姜和桂皮助长精神。用鼓风炉烹煮，用歙州土钵装好，安然过着贫穷人家的生活，这种烹制妙诀我未曾传授给别人。"

笋蕨

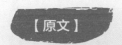

东坡《回钱穆父书》云："竹萌蒙佳贶。取笋蕈菘心与鳜鱼相和，清水煮熟，用姜、芦菔自然汁及酒三物等，入少盐渐渐款酒之，过熟可

食。不敢独味此，请依法，作与老嫂共之。"

老人有性喜茹素，不忍害物者，菽水之奉，在嘉蔬药菜，料理如法，殊益于人。杞、菊、芎、术等，苗嫩时采食之，或煮、或齑、或炒、或罨，悉用土苏咸豉汁加盐下，饮甚良。蔓菁作齑最妙。不断五辛者，春秋嫩韭，四时采薤甚益。绿豆、紫苏、乌麻须宜贮，俱能下气。其余豉酱之徒，食所不可少，皆须贮蓄。肉食，心不害物，但以钱买，犹愈于杀。第一戒，慎勿杀。然肉须新鲜，似有气息，则不宜食。烂脏损气，切须慎之、戒之。

【白话解】

东坡《回钱穆父书》说："竹荀萌芽了，承蒙您馈赠这么好的礼物。取竹笋、蘑菇、白菜心和鳜鱼混合在一起，用清水煮熟，加姜、萝卜汁和酒三种等量，放入少量的盐一点一点洒在上面，熟了之后就可以吃了。不敢独自享用这种美味，请您也按照这种方法，做完和嫂子一起吃吧。"

有的老人喜欢吃素，不忍心残害生物的。晚辈对长辈的供养，在于供应好的蔬菜和药菜，好好烹制，对人更加有益。枸杞、菊花、川芎、白术等，嫩苗采摘来吃，或者煮，或者捣碎，或者油炒，或者腌制，都用酥油咸豆豉汁，加入盐饮用，非常好。芜菁捣碎最好。不能完全断绝五种辛荤的人，吃春秋时节的嫩韭菜，以及四季采摘的薤都很有益。绿豆、紫苏、乌麻需要储存，它们都降气。其他豆豉酱之类，吃的时候不能少，都需要储存备用。肉食类，如本心不想杀害生命，就用钱去买，比杀生要好一些。小心不要杀生，这是最重要的戒条。然而吃肉要注意新鲜，如好像有点异常气味，就不适宜吃。腐烂的内脏损害人体气机，切记要小心避免。

种植

庭槛园林间,种植可爱玩之物,如世间花果,人家自有,此不悉载。令抄东坡一书、诚斋一诗于后。

东坡《与程全父书》:"白鹤峰新居成,从天侔求数色果木。太大则难活,小则老人不能待,当酌中者。又须土砧稍大,不伤根者。柑、橘、柚、荔枝、杨梅、枇杷、松、柏、含笑、栀子。漫写此数品,不必皆有,仍告书记其东西。"

诚斋《三三径》诗:"东园新开九径。江梅、海棠、桃、李、橘、杏、红梅、碧桃、芙蓉,九种花木,各植一径,命曰三三径。"其诗云:"三径初开是蒋卿[1],再开三径是渊明[2]。诚斋奄有三三径,一径花开一径行。"

欧阳公《示谢道人种花》诗云:"浅深红白宜相间,先后仍须次第栽。我欲四时携酒去,莫教一日不花开。"

西园胡(大壮一[3])喜种花卉,以窥造化生育之妙,喜饮醇酎,以寓经纶燮理之方。

【注释】

[1] 蒋卿:指汉代蒋诩。据说他归乡后,用荆棘将门口封住,不出门,院内有三路小路供自己行走。

[2] 渊明:指晋朝陶渊明,其《归去来辞》中有"三径就荒"之语。

[3] 一:此字可能有误。胡大壮是人名,字季履,号西园先生。

【白话解】

庭院的园林里,种植些让人喜欢的植物。像世间的花草果木,普通人家里自然都有，这里不一一记载。让人抄苏东坡一封信和杨万里的一首诗在下面供参考。

苏东坡写给程天侔（字全父）的信说："我白鹤峰的新居刚建成，想向您要几种果木来种。太大棵的难以成活，太小的呢我老了等不了那么久，应当考虑中等的。又需要有大点的土砣，移植时不容易伤根。品种像柑、橘、柚、荔枝、杨梅、枇杷、松、柏、含笑、栀子都可以。随意写这些多个品种，不必都有。送来时仍请您写信告知是什么品种。"

杨万里《三三径》诗说："我家的东边园圃里新开了九条小路。江梅、海棠、桃、李、橘、杏、红梅、碧桃、芙蓉，九种花木，分别种植在一条道路上，取命名叫'三三径'。"有诗说："最早说在家里开辟三条小路的是汉朝蒋诩，再次提到家里有三种小路的是晋朝的陶渊明。我杨万里东园有九条小路，哪条小路边花开了就去那里行走。"

欧阳修《示谢道人种花》诗中说："红白深浅的花应相互间隔开，根据花期先后按次序栽种。我想要四季带酒游玩时，不要有一日不开花。"

西园先生胡大壮喜欢种植花草，从中领略自然造化生育的奇妙，也喜欢喝味厚的美酒，从中品味国家大事和谐治理的方式。

芸香

【原文】

古人藏书谓之芸香是也，采置书帙中即去蠹，置席下去蚤虱。栽园庭间，香闻数十步，极可爱。叶类豌豆，作小丛生，秋间叶上微白如粉，江南人谓之七里香，江南极多。大率香草多只是花过则已，纵有叶香者，须采撷嗅之方香。此草远在数十步外，此间已香，自春至秋不歇，绝可玩也。

古人收藏书籍说是芸香最好，采摘下夹在书中即可祛蠹虫，放在席子下可祛跳蚤和虱子。栽种在园子门前，十几步就能闻到香味，非常让人喜欢。叶子类似于豌豆，小且聚集生长，秋天叶子上微微发白像白粉一样，江南人称为七里香，江南地区尤其多见。大致上芳香花草多数是花开完就不香了，纵使有叶子散发香气的，必须采摘下来闻才闻到香味。这种草远在几十步之外，就已经闻到香气，从春天到秋天香气不断，绝对值得玩赏。

茅香

【原文】

闲地种之，可洗手，终日香。一年数次，刈闲屋中，时时烧少许，亦佳。《本草》云："苗叶可煮作浴汤，令人身香，同藁本尤佳，仍入印香中，合香附子用。"

【白话解】

空闲的地种植茅香，可以用来泡水洗手，一日都很香。一年之间长很多次，割来闲放在屋里，常常烧一点，也很好。本草书上说："苗和叶可以煮水后沐浴，让人身体变香，和藁本放在一起煮更好，还可以放在印模里制香，跟香附子一起用。"

枸杞

拣好地,熟厮[1]加粪讫,然后逐畦长开垄,深七八寸,令宽,乃取枸杞连茎,剉长四寸许,以草为索,慢束如羹碗大,于垄中立种之。每束相去一尺,下束讫,别调烂牛粪,稀如面糊,灌束子上,令满,减则更灌,然后以肥土壅之,满讫。土上更加熟牛粪,然后灌水,不久即生。乃如剪韭法,从一头起首割之。得半亩料理如法,可供数人。其割时与地面平,高留则无叶,深剪则伤根。割仍避热及雨中,但早朝为佳。

又法,但作束子,掘坑方一尺,深于束子三寸,即下束子讫,着好粪满坑填之,以水沃粪下,即更着粪填,以不减为度,令粪盖束子一二寸即得。生后极肥嫩,数数锄壅,每月一加粪,尤佳。

又法,但畦中种子如种菜法,土粪下水。当年疏瘦,二年以后悉肥。勿令长苗,即不堪食。如食不尽,即煎作干菜,以备冬中。常使如此,从春及秋,其苗不绝。取甘州者为真,叶厚大者是,有刺。叶小者是白棘,不堪服食。

又法,枸杞子于水盆内,挼令散讫,暴干。厮地作畦,畦中去却五六寸土,勿作垄,缚草穰作稕[2],似臂长短,即以泥涂稕,令遍,以安垄中,即以子布泥上一面,令稀稠得所,乃以细土盖之令遍,又以烂牛粪盖上令遍,又布土一重,令与畦平。待苗出,时时浇灌,及堪采,即如剪韭法,更不要煮炼。每种用二月初一,每年但五度剪,不可过也。凡枸杞生西河郡谷中及甘州者,其味过于葡萄。今兰州西去邺城,灵州,九原并大,根茎尤大。

[1] 斸(zhú)：锄。

[2] 稕(zhùn)：用秸秆做成的耙子。

【白话解】

　　选择好土地，锄松加入粪料后，再在一畦畦地上挖开长田垄，深七八寸，拓宽它，取连着茎的枸杞，用切取大约四寸长的草绳子，慢慢绑起来像汤碗那么大小，种在垄中。每束距离一尺远，最后一束种完后，再捣烂牛粪，捣稀像面糊一样，灌在一束一束的上面，灌到满，水少了再加灌，然后用肥沃的土堆埋起来，填满为止。在土上再加上熟的牛粪，然后灌上水。不长时间就会生长出来。然后像剪韭菜一样从一头开始割。如果有半亩地照料管理方法得当，可以供几人食用。割枸杞的时候和地面相平，留得高就没有叶子，割得深就容易伤根。采割的时候仍然需要避开热天和风雨天，在早上时间最好。

　　又有一种方法，只是做成一束，挖坑一尺，深度在一束苗的下面三寸，最后一束放完后，准备好的粪填满坑，用水浇在粪上，立即再填上粪，直到粪不减少，让粪盖在一束苗上一两寸就够了。生长出的枸杞苗极其肥沃鲜嫩，常常用锄头培土，每个月加一次粪，更好。

　　又有一种方法，只是在地里种种子，像种菜的方法一样，在土和粪上面浇水。当年长出来的疏松瘦弱，两年后长得都很肥沃。不要让苗长太长，太长就不好吃了。如果吃不完，就煎成干菜，用来储备过冬。常常这样，从春天到秋天，它的苗不会断绝。要用甘州的真正品种，叶子厚且大的就是，并且有刺。叶子小的是白棘，不能食用。

　　又有一种方法，将枸杞子放在水盆里，揉搓散开，晒干。锄地分成一块一块的区域，每块地里去掉五六寸土，不要做成高的田垄，绑草秆做成耙子，像手臂长短，用泥涂满耙子，涂遍，放在田垄里，就将种子撒在泥上那一面，让稠疏间隔适当，再用细土满盖在上面，又用烂牛粪盖满，再盖一层土，与块地相平。等到苗出来后，常常浇灌，等到可以采摘时，就像剪韭菜的方法一样做，不需要加工炮制。每次种的时候选二月初一进行，每年只剪五次，不能超过。凡是枸杞，都以生长在西河郡谷中，以及甘州的为好,味道胜过葡萄。现在兰州西边的邺城、灵州、九原的枸杞都很大,根茎尤其大。

甘菊

移根最佳,若少时折取苗,乘雨湿种,便活。一年之后,落遍地,长服却老。冬中收子,剪如韭法。

陆龟蒙《杞菊赋》云:"惟杞与菊,偕寒互绿。或颖或苕[1],烟披雨沐。我衣败绨,我饭脱粟。羞惭齿牙,苟且粱肉。蔓延骈罗,其生实多。尔杞未棘,尔菊未莎。其如予何,其如予何。"东坡云:"天随生自言常食杞菊,及夏五月,枝叶老硬,气味苦涩,犹食不已。余守胶西,与通守刘君循古城废圃,求杞菊食之,扪腹而笑,作《后杞菊赋》云:'人生一世,如屈伸肘。何者为贫,何者为富,何者为美,何者为陋?或糠核而瓠肥,或粱肉而墨瘦。何侯方丈,庾郎三韭。较丰约于梦寐,卒同归于一朽。吾方以杞为粱,以菊为糗,春食苗,夏食叶,秋食花实,而冬食根,尚庶几乎河西、南阳[2]之寿。'"张南轩赋云:"张子为江陵之数月,时方仲春,草木敷荣,经行郡圃,意有所欣,爰命采掇,付之庖人。汲清泉以细烹,屏五味而不亲,甘脆可口,蔚其芬馨。尽日为之加饭,而他物不足以前陈。"又云:"天壤之间,孰为正味?厚或腊毒,淡乃其至。猩唇豹胎,徒取诡异;山鲜海错,纷纠莫计。苟滋味之或偏,在脏腑而成赘。惟杞与菊,微劲不苦,滑甘靡滞。非若它蔬,善呕走水。既瞭目而安神，复沃烦而涤秽。骄南阳于西河，又颓龄之可制。随寓必有，约居足恃。雪消壤肥，其茸葳蕤。与子婆娑，薄言掇之。古铫瓦盆，啜汁咀薷。高论唐虞，咏歌《书》《诗》。嗟乎！微斯物，孰同先生之归。于是相属而歌，殆日晏以忘饥。"

【注释】

[1] 或颖或苕：苕、颖指草花和禾穗，亦泛指植物的花、穗及其茎。

[2] 河西、南阳：河西，按《苏轼文集》，当为"西河"，孔子门生曾子对子夏说："吾与汝事夫子于洙泗之间，退而老于西河之上。"后来子夏果然去了魏国西河（今河南安阳），据说活到90多岁。南阳，据《抱朴子》记载，河西南阳山中有菊花，落入山谷水中，居民饮谷水都很长寿。

【白话解】

种甘菊连根移植最好，如果在幼苗的时候折取苗，乘下雨的时候湿种，就成活了。一年之后，菊花落满地，长时间服用可避免衰老。冬天收种子，像剪韭菜一样。

陆龟蒙《杞菊赋》说："只有枸杞和菊花，都是在寒冷的时候仍然翠绿。它们的根根苗苗，笼罩着烟气，沐浴着雨水。我的衣服是破烂的，我吃的饭是糙米。对不起啊牙齿，且去吧肉食。连片的枸杞、甘菊并排罗列，生长得实在很多。枸杞仍未长刺，菊花未衰败还可以吃。能把我怎么样呢？能把我怎么样呢？"苏东坡说："号为天随子的陆龟蒙说自己常吃枸杞和菊花，等到夏天五月的时候，枝叶已经变老变硬，味道苦涩，仍然吃。我驻守在胶西，和通守刘君沿着古城荒废的园子，寻找枸杞和菊花吃，捧腹大笑，创作《后杞菊赋》说：'人生这一辈子，不妨像屈伸肘一样随意。什么是贫，什么是富，什么是美，什么是丑？有的人吃不好的食物却长得白胖，有的人吃美味佳肴却长得黑瘦。何曾吃饭菜肴摆满方圆一丈的桌子，庾杲之每餐则只有几种韭菜。比较多少不过是一场梦幻，到头来还是同归于黄土。本人如今以杞子作粮，菊花为食，春天吃苗，夏天吃叶，秋天吃花和果实，冬天吃根，说不定像隐居西河的子夏和南阳食菊的老人那样长寿呢。'"张南轩作诗赋说:"我在江陵待了好几个月,当时正当是春天,草木繁荣,经过郡县的园子,心里很欢愉,于是让人采摘后,交给厨师。取清澈的泉水仔细烹调,去除五味不用加入,甘甜爽脆可口,气味芬芳萦。整日用它下饭,其他的食物不必摆出来。"又说:"天地之间,什么才是纯正的味道?吃味道浓厚的或许受其毒害,淡才是极致的味道。吃什么猩唇豹胎,只是猎奇罢了;山珍海味,交错杂乱说不清楚。如果滋味一有偏颇,进入脏腑之后就成为多余的东西。只有枸杞和菊花,微微有力却不苦,爽滑甘甜不壅滞。不像其他的蔬菜,善于令人作呕或利尿。它们既能明目又能安神,又能消除烦恼涤除秽浊。令人长寿能比肩于西河子夏和南阳老人,而且老年人都可以采集烹制。住的房子周围就有,贫瘠的房子周围也能生长。雪融化后土壤肥沃,枝叶生长得特别繁茂。在花下高兴歌舞,急急忙忙将它们摘下。拿着旧锅瓦盆,煮汁嚼碎。可以高谈阔论唐虞盛世,咏唱诗歌《尚书》《诗经》。哎!没有这两种植物,谁能跟先生一起归隐呢。于是相互喝酒唱歌,直到太阳过午都忘记了饥饿。"

地黄

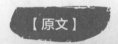

【原文】

十二月耕地,至正月可止,三四遍细爬[1]讫。然后作沟,沟阔一尺,两沟作一畦。畦阔四尺,其畦微高而平,硬甚不受雨水。苗未生,间得水即烂。畦中又拨作沟,沟深三寸,取地黄切长二寸,种于沟内讫,即以熟土[2]盖之,其土厚三寸以上。每种一亩,用根五十斤,盖土讫,即取经冬烂草覆之。候芽稍出,以火烧其草,令烧去其苗。再生叶肥茂，根益壮。自春至秋，凡五六耘，不得锄。八月堪采根，至冬尤佳。若不采，其根太盛，春二月当宜出之。若秋采讫，至春不复更种，其生者，犹得三四年。但采讫，比之明年耤耘而已，参验古法，此为最良。

按《本草》：二月、八月采。殊未穷物性也。八月残叶犹在，叶中精气未尽归根。二月新苗已生，根中精气已滋，不如冬月采殊妙，又与蒸暴相宜，古人云："二月、八月非为种者，将为野生，当须见苗矣。"欲食叶，但露散后摘取傍叶，勿损中心正叶，甚益人，胜诸药。东坡诗云："地黄饲老马，可使光鉴人。吾闻乐天语，喻马施之身。（白乐天《采地黄》诗：'凌晨荷插去，薄暮不盈筐。携来朱家门，卖与白面郎，与君唤肥马，可使照地光。愿易马残粟，救此苦饥肠。'）我衰正伏枥，垂耳气不振。移栽附沃壤，（《本草》：古称地黄宜黄土。今不然，大宜肥壤虚地，则根大而多汁。）蕃茂争新春。沉水得稺[3]根，（言以水沉而试之也。《日华子》云：'浮者名天黄；半浮半沉者，名人黄；沉者名地黄。其沉者佳也。'）重汤养陈薪，（于鼎釜水中，更以器盛水而煮，谓之重汤。）投以东阿清，（阿胶出东阿，其用皮有老少，则胶有清浊。）和以北海醇。崖蜜助甘冷，山姜发芳辛。（山姜，术名，古方用术。）融为寒食饧，（寒食日，研杏仁为酪，以煮麦粥，以饧沃之。）咽作瑞露珍。丹田自宿火，渴肺还生津，愿饷内热子，一洗胸中尘。"

【注释】

[1] 爬：通"耙"，农具。

[2] 熟土：经过人为的耕作、施肥的土壤，通气透水性好，肥力较高。

[3] 稺：同"稚"。

【白话解】

十二月的时候耕地，到了正月就可以结束，这时候已经仔细用耙把田地耙平三四遍了。然后挖土沟，土沟宽一尺，两个土沟之间作为一畦田地。田地宽四尺，这块田地比水沟稍微高一点且平坦，泥土硬一些不会积聚雨水。因为地黄苗没有破土的时候，偶尔沾水就会烂根。田地中再拨土做土沟，土沟深三寸，取来地黄切成二寸长，种在土沟里以后，马上用熟土掩盖起来。熟土厚度应在三寸以上。每种植一亩地，用地黄根五十斤，盖熟土完毕后，随即用放置了整个冬天的枯草覆盖起来。等到嫩芽稍微长出来后，用火点燃枯草，让火将幼苗的地上部分烧掉。这样再长出来的叶子就会肥硕繁茂，根也会更加壮实。从春天到秋天，其间的五到六次除草，不要用锄头。八月可以采收地黄根了，入冬采收尤其好。如果过了冬天都不采收，地黄根会太过繁茂，次年春二月应该挖出来了。如果秋天采收完毕，到次年春天这段时间里不再重新种植，还活着的可以再长三四年。只是完全采收，等到第二年再种就好，根据古法验证，这样是最好的。

按照本草书上说：地黄二月、八月采收。这没有完全了解地黄的特性。八月它枝叶虽残还在生长，叶子里的精气没有全部回到根里。二月时新苗已经生长，根中的精气已经滋生发散，不如冬天时采收的药性为最好，而且这时适合蒸煮和晾晒。古人说："二月、八月采的，不是人为种植的，应该是指野生的地黄，因为需要看见苗叶来辨认。"如果想要吃地黄叶，只在露水消散后摘取旁枝长的叶子，不要损伤了中心生长的嫩叶，这些叶子对人非常有益，胜过诸多的药物。苏东坡的诗说："用地黄喂养老马，可以使它毛色鲜亮。我听闻白居易的话，将使马生长健硕的方法用在自己身上。（白居易《采地黄》诗说：'凌晨扛着锄头出去，黄昏回来还采不满一筐地黄。带来华贵的府邸上，卖给白白胖胖的富家子弟，给你把马匹喂养健硕，马的毛发光滑得可以把地板照亮。但愿换点马吃剩下的食物给我，救济我苦于饥饿的肚肠。'）我已衰老像伏枥的老马，双耳下垂无神中气不振。将地黄移植并盖上肥沃的土壤。（本草书上说：地黄适宜用黄土种植。如今不这样，最适宜的是肥沃松软的土壤，这样根粗壮，汁液多。）新春的时候便蕃茂生长。沉入水中得到幼苗，（说的是用水沉法测试。《日华子本草》说：'浮起来的叫天黄，半浮半沉者叫人黄，沉水的叫地黄。其中沉下水的为品质最好。'）用陈年的干柴慢慢煮重汤，（在装满水的鼎釜中，再用容器隔水煮，即所谓的重汤。）投入东阿所产的清阿胶，（阿胶出自东阿，制作所用的驴皮有老有少，所以制作的胶有清浊之分。)用北海醇酒来调和。加入崖蜜增强它味甘性凉的功用,加山姜发散其芳香味辛的功用(山姜,术的名字,古时制法用术。)炼制融化为寒食节吃的糖浆,(寒食节那日,研磨杏仁做成酪,用来煮小麦粥,用糖浆浇在上面。)吞下这像甘露一样珍品。丹田自然积蓄温养着暖火,焦渴的肺脏得以清润生津。希望多多送给内热的人,把心胸中的热气祛净。"

五加

【原文】

取根,深掘肥地二尺,埋一根,令没旧痕,甚易活。苗生,从一头剪取,每剪讫,锄土壅之。

五加,盖天有五车之星[1]精也。金应五行,人应五德,位应五方,物应五车。青精入茎,有东方之液。白气入节,有西方之津。赤气入华,有南方之光。玄精入根,有北方之饴。黄烟入皮,有戊己之灵。五神镇主,相转育成,用之者真仙,服之者反婴。久服轻身耐老,明目下气,补中益精,坚筋骨,强志意。五叶者良,叶可作蔬菜食。五月、七月采茎,十月采根阴干。张子声、杨建始、王叔才、于世彦皆服此酒得寿三百年,有子二十人。世世有得服五加酒散,而获延年者,不可胜计。或只为散以代汤茶而饵之,验亦然也。

【注释】

[1] 五车之星:即五车星,是中国古代星官之一,属于二十八宿的毕宿。

【白话解】

取五加的根，在肥沃的土地上挖二尺深，埋上一根，土完全盖住根没有痕迹，很容易成活。苗长出来的时候，从一头开始剪，每次剪完后，用锄头锄土盖上。

五加，上应天上五车星的精华。金对应五行，人对应五德，位置对应五种方位，物对应五车星。青色精华藏在其茎里，有来自东方的液体。白色的气进入到节里，有来自西方的津液。红色的气进入到花里，有来自南方的光华。黑色精灵之气进入到根里，有来自北方的甘甜。黄色的烟气进入皮里，有戊己之土的灵验。五种神灵镇实，五行相互转化生成，传说经常应用的人可以成仙，常服可以返老还童。长时间服用，身体轻盈延缓衰老，眼睛明亮，气机顺畅，补益中气，益精填髓，使筋骨强健，意志坚强。长有五片叶子的最好，叶子可以用来作为蔬菜食用。五月、七月采摘茎，十月采摘根，放在阴凉处晒干。张子声、杨建始、王叔才、于世彦都服用这种酒活到三百岁，生了二十个孩子。世世代代都有服用五加酒长寿的人，不计其数。有人只是将其制成散剂泡水代茶饮用，效果也一样灵验。

青襄（胡麻苗也）

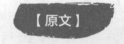
【原文】

取八稜者，畦中如菜法种之，生苗为菜食。秋间依此法种之，甚滑美。

【白话解】

取八个棱的胡麻，在地里像种菜的方法一样种下，生长出青襄苗就可以作为菜食用。秋天按这种方法种，十分爽滑美味。

百合

【原文】

上好肥地,加粪熟锄讫。春中取根,大劈取瓣,于畦中如种蒜法,五寸一瓣种之。直作行,又加粪灌水,苗出即锄四边,令绝无草。春后看稀稠得所处,更别移亦得。畦中干即灌水,三年后,其大如拳,然后取食之。又取子种亦得,或一年以后,二年以来始生,甚迟,不如种瓣。

【白话解】

选择上等肥沃的土地,加上粪,锄松。春天采摘百合根茎,劈成大瓣,在一块块地里像种蒜一样栽种,每五寸种一瓣。排直成行,再加上粪,灌上水,苗出来后立即用锄头锄四周,不要让四周长草。春天后看生长稠疏情况,选合适的地方,再移栽也可以。地里干了就立即灌水,三年后,长大像拳头大小,然后拿来食用。此外拿种子来种也可以,或者是一年以后,两年以后开始生长,很晚,不如种根茎瓣。

黄精

【原文】

择取叶参差者是真,取根擘破稀种,一年以后极稠。种无时,其苗香美可食。

　　摘取叶子大小不一样的,这是真的品种。取根掰开后稀疏种下,一年以后长得很稠密。种植时间不限,它的苗味道香甜美味可供食用。

苜蓿

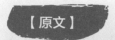

　　择肥地鏚令熟,作垄种之,极益人。还须从一头剪,每剪加粪锄土拥之。

【白话解】

　　选择肥沃的土地锄头锄松,做成一行一行的田垄种下苜蓿,对人非常有益。还需要从一头开始剪,每次剪的时候加粪用土埋上。

合欢(萱草也)

　　移根畦中稀种,一年自稠。春剪苗,食如枸杞。秋夏不堪食。

　　连根移植来地上，间隔远一点栽种，一年后它自然长得很稠密。春天剪苗，吃的时候像枸杞一样。秋天和夏天长的不好吃。

牛蒡

【原文】

　　取子畦中种，种时乘雨即生。若有水，不候雨也。地须加粪，灼然后肥。旱则沃水，剪如上法。菜中之尤益者，但多种，食苗及根茎，益于人。

【白话解】

　　取牛蒡子种在田里，趁下雨时种下很快就生长。如果有水可浇，就不用等下雨。土地需要加入粪，经过发酵会变得肥沃。干旱的时候浇水，像上面的方法一样采剪。这是蔬菜里面十分有益的菜，只应多种，吃苗和根茎，对人有好处。

莲子

八九月取坚黑子,瓦上磨尖头,直令皮薄。取墐土作熟泥,封如三指大长,使带头兼重,令磨须尖泥[1]。欲种时,掷至池中,重头向下,自能周正,薄皮上易生,数日即出。不磨者率不可生。

【注释】

[1] 带头兼重,令磨须尖泥:参考《齐民要术》中相关文字为"蒂头平重,磨处尖锐",意思比较通顺。

【白话解】

八九月取发黑坚硬的种子,在瓦上磨掉尖头,直到皮变得薄。取路上的土踩炼为细泥,将种子封入泥中,每块约三指长,带种子蒂那一头平而较重,让种子磨过这一边较尖。要种的时候,将带种子的泥扔到池子里,重的头朝下,种子自然能正过来,薄皮向上容易生长,几日后就立即生长出来。不磨头的种子均不能生长。

藕

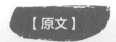

春初掘取藕三节,无损处,种入深泥,令到硬土。谷雨前种,当年有花。

藕可作粉，其法：取粗藕不限多少，净洗截断，浸三宿，数换水，看灼然洁净，然后漉出，碓中碎捣，以新布绞取汁，重捣取汁尽为度，又以密布滤去粗恶物，澄去清水，如稠难澄，以水搅之，然后澄，看水清即泻去，一如造米粉法。

【白话解】

初春挖取三节藕，要完好不要损坏，种在深泥中，一直碰到硬土为止。谷雨前种，当年就会开花。

藕可以打成粉，做法如下：取粗藕不限数量，洗净截断，浸泡三晚上，多次换水，看到已经透明干净，就沥干水取出来，放在一起捣碎，用新布包着绞碎取汁，再捣碎再绞到没有汁为止，又用密实的布滤去粗糙的渣滓，澄清后倒去清水，如果很稠难以澄清，就加水搅拌再澄清，看到清水清就倒掉，方法跟像制造米粉一样。

鸡头

【原文】

鸡头粉，取新熟者去皮，熟捣实如上法。

菱角粉，去皮，如上法。

姜粉，以生姜烂研，挼汁，如上法，以和羹。

葛粉，去皮如上法，开胃止烦热。

茯苓粉，剉如弹子，以水浸，去赤汁如上法。

松柏粉，春采嫩叶，如上法。须垂露采为之，经宿则无粉。如嫩草郁郁可爱。

　　制鸡头芡实粉，取刚成熟的芡实，去掉皮，多次捣碎，然后像上面藕粉的方法一样制作。

　　菱角粉，去掉菱角皮，制作方法像上面一样。

　　姜粉，把生姜研碎捣烂，榨汁，像上面的方法一样，用来调汤羹。

　　葛粉，像上面的方法一样去掉皮，有开胃、消除烦热等功效。

　　茯苓粉，切茯苓成弹子大小，用水浸泡，去掉红色的汁，然后像上面的方法一样制作。

　　松柏粉，在春天采摘鲜嫩的叶子，按上面的方法制作。需要早上有露水的时候采摘来加工。如果放一晚上就没有粉了。其色泽像嫩草一样，鲜嫩得让人喜欢。

脱果

【原文】

　　木生之果，八月间以牛羊滓和土，包其鹤膝处（彼端干相搂黄纹处）如大杯，以纸裹囊覆之，麻绕令密致。重则以杖柱之，任其发花结实。明年夏秋间，试发一包视之，其根生则断其本，埋土中，其花实皆晏然不动，一如巨木所结。予在萧山县见山寺中橘木，止高一二尺，实如拳大，盖用此术也，大木亦可为之。尝见人家有老林檎，木根已蠹朽，圃人乃去木本二三尺许，如上法，以土包之，一年后土中生根，乃截去近根处三尺许，包入地后，遂为完木。

　　凡种果木，须望前种，实多；望后种，实少。

【白话解】

　　木本的果树，可在八月时用牛羊粪和土，包在形如鹤膝的地方（那个树干和树枝相交有黄色纹理的地方），约一个大杯子大小，用纸裹住用布囊覆盖，用麻密密缠绕。如果过重就用木棍支撑一下，任凭它开花结果。明年夏秋期间，试着打开一包看一下，如果它的根须已经生长，就从树干上折断下来，埋在土里，它的花和果实都不变地继续生长，好像在大树上结的一样。我在萧山县看到山里的寺庙中的橘树，高只有一二尺，果实则像拳头那么大，就是用的这种方法，大的树也可以这样。曾经看到有人家中有棵老林檎树，树根已经被虫子腐蚀，园丁在离树根两三尺的地方，像上面所说的方法，用土包起来，一年之后包的土里生长出根来，就截掉靠近根的大约三尺的树枝，包好后放在地里，就长成了完整的树。

　　凡是种植果树，需要在每月十五前种，果实长得多；过了十五种，果实长得少。

百部

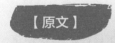

【原文】

　　山地种之，如百合法。多种为佳，取根接汁濯衣，令不生虱，仍洁白如用皂角也。

　　上自杞菊以次，为粥、为蔬、为脯、为粉，须自种植，充饶足用。百部之种，亦可为浣濯之供。

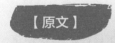

百部种在山地上,方法像种百合一样。多种些最好,取根榨汁洗衣服,可以不长虱子,衣服洁白像用了皂角一样。

前面所说的,从种植枸杞、菊花以下,到做粥、种蔬菜、制菜干、制粉,都需要自己种植,以充足应用。而种百部,可以用来当洗涤品。

菖蒲石

【原文】

怪石奇峰,以砂石器种之。旦暮易水则茂,水浊及有泥滓则萎。一寸九节者,服之可以乌髭,轻身延年。夜檠灯间置一两盆,可以收烟,不熏人眼。东坡诗云:"碧玉碗盛红玛瑙,青盆水养石菖蒲。"曾茶山云:"窗明几净室空虚,尽道幽人一事无,莫道幽人无一事,汲泉承露养菖蒲。"文石清漪,斯亦几案间良玩也。

【白话解】

石菖蒲长在形如山峰的奇石上,用装载砂石的容器来种。早晚换水就生长得茂盛,水浑浊有泥渣就会枯萎。每寸有九节的菖蒲,吃了可以使胡子变黑,身体矫健延年益寿。晚上在灯旁边放一两盆,可以吸收烟,避免熏眼睛。苏东坡诗里说:"碧玉碗里盛放着红色的玛瑙,绿色的盆子里养着石菖蒲。"曾茶山说:"窗子明亮茶几干净,屋里空空荡荡,人们都说这个隐士什么事情都不做。不要说隐士没有事情做,我每日取泉水接露水来养石菖蒲呢。"有纹理的石头伴着清澈透明的水,也是案头上好观赏之物。

相鹤

相鹤不必如《鹤经》所说，但取其标格立瘦，唳声清彻者为胜。凡老鹤所生，则气韵清古，三年顶赤则能唳。细论其法：颈欲细而长，身欲人立而不横，足欲瘦而节欲高。颈肥则类雁，身横则类鹜，胫粗韵俗则类鹳，声浊体肥则类鹅，皆下材也。为刍食鱼稻甚多，老则食谷渐少，甚老则不食。惟华亭县鹤窠村所出者为得地。他处虽时有，皆凡格也。养处须有广水茂木，风月清旷之地。尝食生物则格韵高野，畜之笼樊，饲以熟食，则多肥浊，而精彩羽毛日渐摧藏，类乎鸡矣。

【白话解】

品评鹤不一定要像《鹤经》里面说的，只要它身形直立瘦削，叫声清脆的就是好的。凡是老鹤所生的，其气质韵味清雅古朴，三年头上变红后就能鸣叫。下面详细说说品评的标准：脖子越细长越好，身子最好像人一样直立不歪斜，脚越瘦长、关节越高越好。脖子太粗大就类似雁，身子如横着长就类似鸭子，小腿粗则韵味庸俗类似鹳，声音浑浊身体肥胖就类似鹅，都是下等素质。幼鹤的时候吃鱼和稻子很多，老鹤渐渐少吃谷物，更老的就不吃食。只有华亭县鹤窠村生长的鹤是符合这些标准的。别的地方虽然有，都是普通素质。养鹤的地方需要有宽阔水面和茂盛树木，风光宜人清净开阔。经常吃野生食物就会格调高野性足，如果在笼子里面饲养，用熟的食物喂养，就会变得很胖而没有气质，而且优美的羽毛一天天慢慢被摧残和隐藏起来，像鸡一样了。

养龟

【原文】

龟者寿物,养庭槛中,可以爱玩,愈于观他物。尤宜畜山龟,《尔雅》谓之摄龟者,腹下壳能开合。此龟唼蛇,蛇甚畏之,庭槛中养此龟,则蛇不复至,以至园圃中多畜之,大能辟蛇。兼此龟不赖水,陆地畜之,不失其性。予在随州时,寓法云寺之后,有竹园,常苦多蛇,寺僧乃畜龟于园中,自尔不复有蛇。(相鹤、养龟二事皆《怀山录》所述。)

【白话解】

乌龟是长寿的动物,养在庭院中,可以观赏,其趣味胜过观赏其他动物。最好是养山龟,即《尔雅》称为摄龟的品种,它肚子下的壳能开合。这种龟能吃蛇,蛇十分害怕它,院子里饲养这种龟,蛇就不再来了,以至于人们在园子里经常养这种龟,驱蛇效果很好。而且这种龟不依赖水生活,在陆地养也不会使其失去本性。我在随州的时候,寓居于法云寺后面,有一个竹园,经常苦恼于蛇多,于是寺院里的和尚在园子里养龟,从此以后不再有蛇。(品鹤、养龟这两件事都是《怀山录》所记载的。)

收画

　　子弟遇好图画，极宜收拾。在前士大夫家，有耕莘筑岩，钓渭浴沂，荀陈德星，李郭仙舟，蜀先主访草庐，王羲之会兰亭，陶渊明归去来，韩昌黎盘谷序，晋庐山十八贤，唐瀛洲十八学士，香山九老，洛阳耆英。古今事实皆绘为图，可以供老人闲玩，共宾友高谈。人物、山水、花木、翎毛，各有评品吟咏，亦以广后生见闻。梅兰竹石，尤为雅致。《瑶池寿乡图》庆寿，近年有《寿域图》，备列历代圣贤神仙耆寿者，丹青妆点，尤为奇玩。

　　王维字摩诘，九岁知属辞，擢进士，工草隶，善画。名盛于开元天宝间，宁薛诸王，待若师友。画思入神，至山平水远，云势石色，绘工以为天机所到。别墅在辋川，地奇胜，与裴迪游其中，赋诗相酬为乐。东坡云："味摩诘之诗，诗中有画；观摩诘之画，画中有诗。"秦太虚云："余为汝南，得疾卧直舍，高仲符携《辋川图》示余曰：'阅此可以疗疾。'余本江海人，得图喜甚，即使二儿从旁引之，阅于枕上，恍然若与摩诘入辋川，度华子冈，经孟城坳，憩辋口庄，泊文杏馆，上斤竹岭，并木兰柴[1]，绝茱萸沜[2]，蹑槐陌，窥尘柴，返于南北垞，航欹湖，戏柳浪，濯欹家濑，酌金屑泉。过白石滩，停竹里馆，转辛夷坞，抵漆园。幅巾杖屦，棋奕茗饮，或赋诗自娱，忘其身之匏系于汝南也。数日疾良愈。"

　　龙眠居士李公麟，字伯时，能行草书，善画，尤工人物，人以比顾陆（顾恺之、陆知微。）晚年致仕归老，肆意于泉石间，作《龙眠山庄图》，为世所宝。韩子苍题《太乙真人莲叶图》云："太乙真人莲叶舟，脱巾露发寒飔飔。轻风为帆浪为楫，卧看玉宇浮中流。中流荡漾翠绡舞，稳如龙骧万斛举。不是峰头十丈花，世间那得叶如许。龙眠画手老入神，尺素幻出真天人。恍然坐我水仙府，苍烟万顷波粼粼。玉堂学士今刘向[3]，禁直苕峣九天上。不须对此融心神，会植青藜夜相访。"观画之趣，二事可参。

【注释】

［１］木兰柴：王维有一首诗名为《木兰柴》。

［２］茱萸沜：沜同"泮"。裴迪有一首诗名为《茱萸沜》。

［３］刘向：汉代学者。据载刘向在宫廷中天禄阁整理文献，夜间有个老人拄着青藜拐杖来访，自称为太乙真人，上天听说你很博学，派我来考察。

【白话解】

年轻人遇到好的书画，很应该收藏。以前士大夫的家里，有伊尹耕莘、傅说筑岩、姜太公渭水垂钓、孔子师徒浴于沂水、荀淑和陈寔相会时天上德星相聚、李膺和郭泰同舟相济似是仙人、刘备三顾草庐、王羲之聚会兰亭，陶渊明赋归去来辞、韩愈作盘谷序、晋代的庐山十八贤、唐代的瀛洲十八学士、香山九老、洛阳耆英等题材的画，古往今来的典故都描绘成图画，可以用来供老年人闲来赏玩，与宾客朋友一起高谈阔论。人物、山水、花木、鸟兽，各自有评论吟唱的诗词，也可以增广年轻人的见闻。梅兰竹石等画，尤其优美大方不俗气。《瑶池寿乡图》则有庆祝寿辰的意味，近年有《寿域图》，都罗列了历代圣贤神仙高寿的人，用色彩装点，尤其珍贵。

王维字摩诘，九岁的时候就会撰写诗文，升为进士，擅长草书和隶书，喜欢画画。在开元天宝年间名声显赫，宁、薛各王爷对待他像老师又像朋友。他的作画构思达到神品，所画山的平整，水的幽远，云的气势，石的色泽，连专业画师都认为极有天赋。他的别墅在辋川，地势非常奇特，他和裴迪在里面游玩，作诗唱和娱乐。苏东坡说："品味王维的诗，诗里可看到画面；看王维的画，画中隐藏着诗意。"秦观说："我在汝南任职时，生病了躺在当值办事的房子里，高仲符拿一幅《辋川图》给我看说：'看这幅画就可以治好疾病。'我本身是江苏近海边的人，看到画后很开心，立即让两个小童从旁边拉开画，躺在病床上看，忽然感觉像和王维到了辋川，度过华子岗，经过孟城的山坳，在辋口庄休息，住进文杏馆，登上斤竹岭，感受王维《木兰柴》诗、裴迪《茱萸沜》诗的意境，踩着槐树小道，经过满是尘土的柴堆，返回南北垞，在欹湖划船，在柳浪中嬉戏，在奕家洗浴，饮一口金屑泉水。走过白石滩，在竹里馆停留，再转到辛夷坞，到达漆园。然后披着幅巾，持着拐杖，穿着草鞋，下会儿棋，饮杯茶，或者作诗自得其乐，已经忘记自己的身体躯壳还在汝南了。过几日后疾病痊愈了。"

　　号为龙眠居士的李公麟，字伯时，长于写草书，擅长画画，尤其擅长画人物，人们经常把他和顾恺之、陆知微相比。晚年的时候辞官回家养老，纵情于泉水石头，创作了《龙眠山庄图》，受到世人珍爱。韩子苍题李龙眠所作的《太乙真人莲叶图》的诗说："图上太乙真人乘着莲叶舟，脱掉头巾露出头发，画出寒风飕飕的意境。轻风做船帆，波浪做船桨，莲叶卧在水面中好像仙宫浮沉。流水中间波涛荡漾，翠绿色的丝带如在飘动，太乙真人稳如勇士，有力举万斛的气势。如果没有山峰一样大的莲花，世间哪会有这么大的莲叶。李公麟画手老练达到神品，小小一幅画如觉真实仙人幻化在面前。恍惚中我也好像坐到水仙府里，四周苍茫的水气万顷波光粼粼。如同汉代的玉堂学士刘向一样，在禁宫中值班受到上天注意。不需要对此用心费神，晚上太乙真人也会拄着青藜拐杖前来访问的。"古人观赏画的趣味，这两个典故可供参考。

置琴

朱文公《琴赞》云："养君中和之正性，禁尔忿欲之邪心，乾坤无言物有则，我欲与子钩其深。"欧阳公云："予尝有幽忧之疾，退而闲居，不能治也。既而学琴于友人孙道滋，受宫声数引，久而乐之，不知疾之在其体也。"夫疾生乎忧者也，药之毒者，能攻其疾之聚，而不若声之至者，能和其心之所不平。心而平，不和者和，则疾之忘也。宜哉！奉亲者能琴，时为亲庭鼓一二操，亦足以娱悦其意，和平其心。

《琴师六言》云："擘、托、抹、挑、打、摘，先、后、轻、重、疾、徐，最是一般妙处，更要其人读书。"斯亦子弟藏修息游之一益云。

【白话解】

朱熹写的《琴赞》说："琴可以培养你中和的心性，禁制你那些愤怒欲望的邪心，天地虽无言而万物有法则，我想通过抚琴和你一起探寻其中的深意。"欧阳修说："我曾经患有忧郁悲伤的疾病，隐退下来居住在家里无事，无法治愈。随后向朋友孙道滋学琴，得其传授几首琴曲，时间久了就很陶醉于其中，不再感觉到体内有疾病了。"人的疾病是不良情绪引起的，功效强的药物，可以打击疾病的聚集之处，但不像声音所到之处，能够调和心里的不平和的情绪。心绪如果平静，不平和的情绪就得到调和，那么有疾病也感觉不到了。正是这样啊！侍奉父母的人如果会弹琴，经常为父母弹奏一两曲，也可以让他们心情愉悦，心情平静。

《琴师六言》说:"擘、托、抹、挑、打、摘,先、后、轻、重、疾、徐,此指法最奇妙,需要读书才明白。"这也有让子弟闭门静修,少去游乐的好处。

延方士

【原文】

湖州东林沈东老,能酿十八仙白酒。一日有客自号回道人,长揖于门曰:"知公白酒新熟,远来相访,愿求一醉。"公见其风骨秀伟,跫然[1]起迎,徐观其碧眼有光,与之语,其声清圆。于古今治乱,老、庄、浮图氏之理,无所不通,知其非尘埃中人也。因出酒器十数于席间,曰:"闻道人善饮,欲以鼎先为寿,如何?"公曰:"饮器中,钟鼎为大,屈卮螺杯次之,梨花、蕉叶最小,请戒侍人次第速斟,当为公自小至大以饮之。"笑曰:"有如顾恺之食蔗,渐入佳境也。"又约周而复始,常易器满斟于前,笑曰:"所谓'杯中酒不空'也。"回公兴至即举杯,常命东老鼓琴,回浩歌以和之。又尝围棋以相娱,止弈数子,辄拂去,笑曰:"只恐棋终烂斧柯。"回公自日中至暮,已饮数斗,无酒色。东老欲有所叩,回公曰:"闻公自能黄白之术,未尝妄用,且笃于孝义,又多阴功,此余每日所以来寻访,而将以发之也。"东老因叩长生轻举之术。回公曰:"四大假合之身,未可离形而顿去。"东老摄衣起谢:"有以喻之。"回公曰:"此古今所谓第一,最上极则处也。"饮将达旦,瓮中所酿,止留糟粕而无余沥。回公曰:"久不游浙中,今日为公而来,当留诗以赠,然吾不学世人用笔书。"乃就擘席上榴皮,画字题于庵壁，其色微黄而渐加黑。其诗云："西邻已富忧不足，东老虽贫乐有余。白酒酿来缘好客，黄金散尽为收书。"已而告别，东老启门送之，天渐明矣，握手并行，至舍西石桥，回公先度，乘风而去，莫知所适。

【注释】

[1] 趯然：原形容脚步声，此意为喜。《庄子·徐无鬼》："闻人足音趯然而喜矣。"

【白话解】

　　湖州东林沈东老，能够酿制十八仙白酒。一日，有客人自称是回道人，来门前深深作揖说："知道您新酿的白酒已经熟了，特从远处来拜访，希望能让我一醉。"沈老看到他气度不凡，高兴地起来迎接，慢慢观察到他的眼睛碧绿色而有光彩，和他说话，他的声音清脆圆润。谈起古往今来的安定和动乱，道教和佛教的理论，没有不通晓的，知道他绝非一般尘俗之人。因此在桌子上摆十几个酒杯，说："听说道人喜欢饮酒，想要用鼎来祝酒，怎么样？"道人说："饮酒的容器里，钟鼎是最大的，屈卮螺杯次大，梨花杯、蕉叶杯最小，请告诫仆人按容器的大小次顺序快速斟酒，我为您演示从小杯到大杯喝酒。"并笑着说："这好像顾恺之吃甘蔗，从梢到尾越来越好。"又说好喝了一圈又从头开始，常常把容器里斟满酒放到跟前，笑着说："这就是'杯子里酒永不空'。"回道人兴致一来即举杯饮酒，经常让沈东老弹琴，他高歌来唱和。又曾经下围棋娱乐，只下了几步，就离开，笑着说："只恐怕到棋结束时世事变幻了。"回道人从中午到下午，已经喝了几大斗酒，没有一点醉意看。沈东老想要问他来历，回道人说："听说您懂炼金术，却不曾乱用，并且忠于孝道，积了许多阴功，这就是我每日来拜访，并且将为您宣传的原因。"于是沈东老请教长生成仙的方法。回道人说："人身是地火水风四大元素结合而成，无法一下子离开形体升仙而去。"沈东老提起衣襟站起来感谢说："说得有道理。"回道人说："这是古往今来最高级、最上等的道理。"饮酒快到天亮，瓮里酿的酒，只剩下酒渣已经没有酒液了。回道人说："很久不来浙江游玩,今天因为您才来,应当作诗相赠,不过我不学别人用毛笔写字。"于是擘下酒席上的石榴皮,在屋子的墙壁上作画题字,颜色开始微黄逐渐变黑。诗中说："西边邻居虽然富裕却还整天担忧而不满足,东老虽然贫困但很快乐。酿了白酒喜欢招待客人,家里钱花光只为了买书籍。"写完就走了,东老开门送他,天渐渐明了,握手一起行走,到房子西边的石桥上,回道人先过去,即乘风飘走,不知道哪里去了。

（编者按: 沈东老尝试炼制丹药,又向回道人请教成仙法术,但回道人诚实地指出人无法成仙,指出这是基本道理。回道人又赞赏沈东老安贫乐道、随性好客的行为,表明了这些才是真正有益于养生的生活态度。）

延名衲

【原文】

成都一僧诵《法华经》,甚专,虽经兵乱,卒不能害。忽一山仆至云："先生请师诵经。"引行过溪岭数重,烟岚中一山居,仆曰:"先生老病起晚,请诵《至宝塔品》。"见报,欲一听之,至此果出。野服杖藜,两耳垂肩,焚香听经罢,入不复出。以藤盘竹箸,秫饭一盂,杞菊数瓯,无盐酪,美若甘露,得衬钱一环。仆送出路口,问曰:"先生何姓?"曰:"姓孙。"问:"何名?"仆于僧掌中书"思邈"二字,僧大骇,仆遽失之。三日山中寻求,竟迷旧路。归视衬资,乃金钱一百文也。由兹一饭,身轻无疾。天禧中,僧一百五十岁矣,后隐不见。

款延方士谈《真诰》[1]，时约名缁听梵书，二士共谈，必说妙法，真有所遇，岂不乐哉！

【注释】
[1]真诰：南朝陶弘景编的道教典籍。

【白话解】

成都有一个和尚念诵《法华经》，十分专一，虽然经历兵荒马乱，完全没有受到伤害。有天忽然一个山上的仆人到来说："我家先生请您去诵经。"带着他越过许多溪流和山峰，来到云烟袅袅的山中一所民居里。仆人说："我家先生人老病重不起，请您诵《至宝塔品》。"然后，仆人去报告主人说和尚已经到了，主人想要听和尚诵经，于是就出来接见。他穿着粗陋的衣服，拄着拐杖，两耳朵长长垂到肩上，烧香听完诵经后，进内室后不再出来。请僧人用藤编盘子和竹筷子，吃了一碗高粱米饭，有枸杞、菊花等几小盘菜，没有加盐和奶酪，但美味非常甘甜，同时得到一串钱。仆人送和尚出到路口，和尚问："你家先生姓什么？"仆人说："姓孙。"又问："什么名？"仆人在和尚的手上写了"思邈"二字，和尚看了大为惊讶，仆人突然就不见了。和尚在山里寻找三日，竟然找不来去那里的路了。回去看看给的钱，是金制的一百文钱。自从在那里吃了一顿饭，身体轻松再也没有疾病。在宋朝天禧年中，和尚活到一百五十岁了，后来隐居不见了。

招待道士谈论道教经书，常约僧人听讲佛经，与这两类人交谈，一定会说到许多精妙的道理，如果真的能碰到有道之士，岂不是很快乐！

（编者按：本篇实际上是指出，人应当有一定的信仰和追求。篇中没有强调宗教思想，但提倡与有德行的僧人、道士这类人物交往。因为可以感受他们不追求世俗名利的高洁品行，学习他们简朴的生活方式，这有助于熏陶情操，增进身心健康。）

肃客

朱文公晚年野服见客,榜客位云:"荥阳吕公尝言:京洛致仕官与人相接,皆以闲居野服为礼,而叹外郡或不能然,其指深矣。某叨恩致事,前此蒙宾客下访,初亦未敢援此,遽以老人野逸自居,近缘久病,难于动作,遂以野服从事,上衣下裳,大带方履,比之凉衫,自不为简,所便者束带足以为礼,解带足以燕居,且使穷乡下邑,复见京都旧俗之美,亦补助风教之一端也。"又云:"衰病之余,不堪拜跪。亲旧相访,亦望察此。非应受者,并告权免。庶几还答,不至阙礼。"

罗鹤林云:"余尝于赵季仁处见其服,上衣下裳。衣用黄、白、青皆可,直领两带结之,缘以皂如道服,长与膝齐,裳必用黄,中及两旁皆四幅不相属,头带皆用一色,取黄裳之义也。别以白绢为大带,两旁以青或皂缘之,见侪辈则系带,见卑者则否,谓之野服,又谓之便服。"

【白话解】

朱熹晚年穿着平民的衣服见客人,在客位上悬挂一幅字说:"荥阳吕公曾经说:开封、洛阳的退休官员和人见面,都是穿休闲的平民衣服来作为平常礼节,感叹京都以外的州郡有的做不到这样,他所说的道理很深刻。我受皇上恩典而退休,以前有宾客来访问,开始不敢这样做,很快由于年老而生活闲散自在地居住,近来又因为长时间生病,活动不便,于是穿上平民衣服来做事,上面是衣下面是裙,系宽大的衣带,着方形的鞋,比起纳凉时穿的衣服,自然也不算简单,方便在于系起衣带就有礼节，解开衣带就可以休闲起居，而且可以让这边远贫穷的乡下，再次领略到京城旧俗的美，亦是有助民风教化的一件事。"又说："体弱多病，不能承受跪拜行礼。亲戚旧友来访，也希望能体察这一点。不是一定应该受礼的人，都告诉他们权且免礼，免得我还礼，不至于少了礼节。"

罗大经说："我曾经在赵季仁的住的地方见到他的衣服，上面是衣，下面是裙服。衣服用黄、白、青都可以，边侧垂直的领子，用带子绑着，边缘用黑色，像道士服一样，长度和膝盖平齐，裙服必须用黄色，中间和两边均是四幅，不相连接，头带都用这一颜色，取《易经》中所说的'黄色的衣裳吉利'的寓意。另外用白色的绢做成大带，两边用青色的或者黑色的包着边缘，见到同辈就系上带子，看到辈分低的不系，称为平民衣服，又称为日常穿的便装。"

记事

【原文】

周益公云："苏子容闻人引故事，必令人检出处。司马温公闻新事，即便抄录，且记所言之人，故当时谚曰：'古事莫语子容，今事勿告君实。'"

司马公对宾客，无问贤愚长幼，悉以疑事问之。有草簿数枚，常致座间，苟有可取，随手抄录，或对客即书，率以为常。其书字皆真谨。刘元城见时，已有三十余册。

曾祖南谷文靖公，叔祖朴庵提刑，皆有日记。朴庵所记，名《长生历》，有序云："司马温公日记，凡十年作一秩，一日之事，无论善恶必载焉。限以十年，所以推一期进德与否也。夫子三十而立，自是十年则有加于前矣。至从心之时，盖涉历四十年。圣人所以密推熟察，以自验其道艺所造，功力所成者至矣。"夫甲乙周而时已久矣，时愈久而行愈进，此圣人之所以为圣人也。温公之秩，岂其原亦出于此欤。（《长生历》亦十年为一秩。）

【白话解】

周益公说："苏子容听到别人引用典故，必定让人查找出处。司马光听到新鲜的事，就立即记录下来，并且记下说这事的人。所以当时流传这样的说法：'不要跟苏子容说古代典故，不要告诉司马光当代故事。'"

司马光对待宾客，不论聪明愚笨年长年幼，都会拿疑难事情请教。他有多个笔记本，常常放在座位间，如果有值得记录的地方，就随手抄录下来，有时当着客人面就立即记录，已经成为常事。他写字都是认真严谨。刘元城看到的时候，已经有三十多本了。

我的曾祖南谷邹氏文靖公邹应龙，叔祖提刑官邹朴庵，都写日记。邹朴庵的日记，取名为《长生历》，有序言说："司马光的日记，每十年编成一编，一日中发生的事，不论好的坏的都一定记载下来。以十年为期限，可以反推每一时期是否有进步。人三十岁成家立业，自然应当每十年比以前有进步。到七十岁从心所欲的时候，一共历经四十年。伟大的人能够仔细推理观察，来检验自己道德学问的进步，其功夫和努力所达到的成就很大啊。"天干从甲乙开始轮一周的时间比较长啊，时间越久德行越进步，这就是圣人是圣人的原因。司马光的十年一编，其原因也是这样吧？（《长生历》也是十年为一编。）

二老相访

【原文】

周益公以宰相退休，杨诚斋以秘书监退休，为庐陵二大老。益公尝访诚斋于南溪之上，留诗云："杨监全胜贺监[1]家，赐湖岂比赐书华。回环自辟三三径，顷刻能开七七花。门外有田供伏腊，望中无处不烟霞。却惭下客非摩诘，无画无诗只谩夸。"诚斋和云："相国来临处士家，山间草木也光华。高轩[2]行李能过李，小队寻花[3]到浣花。留赠新诗光夺月，端令老子气成霞[4]。未论藏去传贻厥[5]，拈向田夫野老夸。"好事者绘以为图，诚斋题云："平叔[6]曾过魏秀才，何如老子致元台[7]。苍松白石青苔径，也不传呼宰相来。"用魏野诗翻案也。诚斋冢嗣[8]东山先生伯子以集英殿修撰致仕家居，年八十，云巢曾无疑，益公门人也，年尤高，尝携茶袖诗访伯子，其诗云："褰衣[9]不待履霜回，到得如今亦乐哉。泓颖[10]有时供戏剧，轩裳无用任尘埃。眉头犹自怀千恨，兴到何如酒一杯。知道华山方睡觉，打门聊伴茗奴来。"伯子和云："雪舟不肯半涂回，直到荒林意盛哉。篱菊苞时披宿雾，木犀香里绝纤埃。锦心绣口垂金薤[11]，月露天浆贮玉杯。八十仙翁能许健，片云得得出巢来。"其风味庶几可亚前二老云。

二老相访，倡妍酬丽，四诗可观。放翁诗云："老人无一事，有兴即吟诗。"唱者和者，皆须兴到也。

【注释】

[1] 贺监：指唐朝贺知章，曾任秘书监。晚年退休后，唐玄宗下旨将

鉴湖一部分赐给他。

[2]高轩:高大的马车。唐代李贺有《高轩过》诗,记载韩愈、皇甫湜来访。过,访问。所以"过李"即用此典故,形容贵人上门。

[3]小队寻花:唐代杜甫诗《严中丞枉驾见过》说:"元戎小队出郊坰,问柳寻花到野亭。"也是关于贵人来访的典故。

[4]气成霞:借用唐代李白《送萧三十一之鲁中兼问稚子伯禽》诗中"吴牛喘月气成霞"一句,因前面提到"光夺月"。吴牛喘月,南方的怕热,看到明亮的月亮以为是太阳,就喘起气来。此处形容失去了分寸。

[5]贻厥:留传子孙。

[6]平叔:指寇准,字平仲,一字平叔。他曾去探望隐居乡间的魏野,魏野有《谢知府寇相公降访》一诗说:"昼睡方浓向竹斋,柴门日午尚慵开。惊回一觉游仙梦,村巷传呼宰相来。"

[7]元台:指宰相。

[8]冢嗣:嫡长子。

[9]褰(qiān)衣:撩起衣服。

[10]泓颖:陶泓、毛颖,是唐代韩愈《毛颖传》中虚拟的人物,指砚与笔。

[11]金薤:比喻文字优美。

【白话解】
益国公周必大以宰相的身份退休,杨万里以秘书监的身份退休,他们是庐陵的两大元老。周必大曾经到南溪拜访杨万里,留下诗说:"杨秘书监完全超越了当年的贺知章秘书监,受赏赐一个湖怎能比得上受赏赐书册更光彩?自行开辟环绕园子的九条小径,很快开满七七四十九种鲜花。门外有田可以提供春夏祭祀所用,放眼望去到处烟霞缭绕。惭愧啊我这个客人没有王维那样的才华,没法画好画写好诗,只能空口夸奖。"杨万里和诗说:"老相国你来到我这个普通人的家里,山里的花草树木也变得有光彩了。像韩愈等用高大马车装着行李来拜访李贺一样,像严中丞一行到浣花寻访杜甫一样。您所赠的新诗光彩胜过月亮,简直令我这老人高兴得失去了分寸。还未考虑怎么收藏来留给子孙,先拿着到处去向邻居村民们夸耀一番。"有的人将此事绘成图画，杨万里在画上题诗说："寇准曾经拜访秀才魏野，哪比得上我能让老相国上门。只是我家只有苍劲的松柏、白色的石头、长满青苔的小路，也没人通报说相国大人来了。"借用魏野的诗用了相反的说法。杨万里的长子东山先生杨伯子以集英殿修撰的身份退休在家居住，年纪有八十岁了。号云巢的曾无疑，是周必大的门客，年纪很大，曾经带着茶和诗来拜访杨伯子，他的诗说："不用撩起衣服一早踏霜上朝再回家，到了现在生活很快乐。笔与砚有时候只用来写戏剧，官服没什么用了任其落满尘埃。眉头好像看上去怀有千种遗憾，兴致到了不如喝一杯酒。知道您像华山陈抟一样刚刚要休闲睡觉，我还着茶童上门来打扰了。"杨伯子和诗说："雪夜乘舟不肯半路返回，一直来到我这荒郊野林充满心意。篱笆里的菊花含苞待放时被晨雾覆盖，木犀香散发出清香，空气中没有一点尘埃。您的诗出自精巧心机有着辞藻华丽，您的茶如月下甘露天降琼浆盛在玉杯里。八十岁的老人身体这么健康，就像您的号一样云彩片片地离巢而来。"他们的诗的风雅韵味，差不多可以与前面二老的文采并列了。

两位老人相互拜访，用华丽的诗词相互赠答，四首诗都值得玩味。陆游有诗说："老人没有什么事，有兴致就来写诗。"作诗的人和应和的人，都要兴致来了才作。

储书

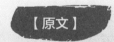

邵康节诗云："花木四时分景致，经书万卷号生涯。有人若问闲居处，道德坊中第一家。"欧阳文忠公《六一堂记》云："琴一张，棋一局,酒一壶,藏书一万卷,集录金石遗文一千卷,以吾一翁老于此五者之间,是为六一。"陆放翁《书巢记》云:"陆子既老且病,犹不置读书,名其室曰:'书巢'。吾室之内,或栖于椟,或陈于前,或枕藉于床,俯仰四顾,无非书者。吾饮食起居,未尝不与书俱。间有意欲起,而乱书围之,至不得行,辄自笑曰:'此非吾所谓巢者耶。'"二公盖储书以自佚其老者也。丁度之祖,尽其家赀以置书,至八千卷,且曰:"吾聚书多矣,必有好学者为吾子孙。"度力学有守,登服勤嗣学科,仕至参政。曾子固平生嗜书,家藏至六万余卷,手自雠对[1],白首不倦。此储书以遗其子孙者也。《孟子》有贤父兄[2]之言,惟以书教子弟者而后为贤;晋人有佳子弟之目,惟从父兄之教而知书者,而后为佳。

唐杜荀鹤诗云:"欺春只爱和醅酒,讳老犹看夹注书。"放翁诗云:"灯前目力依然在,且尽山房万卷书。"欧公诗云:"至哉天下乐,终日在书案。"家仲本[3]云:"至乐莫如读书,至要莫如教子。"又云:"人家教子弟,如养芝兰然,既积学以培植之,又须积德以浇灌之。"

子弟储书,正以备侍旁检阅。陈后山左右图书,日以讨论为务,其志专欲以文章名后世。夜与诸生会宿,忽思一事,必明烛翻阅,得之乃已。或以为可待旦者,后山曰:"不然。人情乐因循,一放过则不复省矣。"故其学甚博而精,尤好经术,非如唐之诸子,作诗之外,他无所知。

魏衍昌世亦彭城人,从后山学,年五十余,见异书犹手自抄写,藏书数千卷云。

【注释】

[1] 雠对:校对。

[2] 贤父兄:孟子曾说:"中也养不中,才也养不才,故人乐有贤父兄也。"意思是说有德行、有才能的人要教导那些德行不好、缺乏才能的人,

人们都乐于有贤能的父兄长辈来教导。

　　[3]家仲本：疑有误。所引文字出自北宋胡则的家训。

【白话解】

　　邵雍的诗说："花木四时不同分出季节景致，经书藏有万卷这就是我的生活。若有人问我隐居何处，我居住在道德坊中的第一家。"欧阳修《六一堂记》中说："一张琴，一局棋，一壶酒，一万卷藏书，汇集整理金石古文一千卷，因为我一个老头儿在这五者之间，因此成为六个一。"陆游《书巢记》中说："我陆某老了并且生病了，仍然不放弃读书，给我的房间命名为'书巢'。在我的房间里，有的书摆在柜子上，有的陈列在前面，有的纵横交错地放在床上，仰望四周，都是书。我的饮食起居，都和书在一起。有时想要起身走动，但被散乱的书籍包围，以至于行动不得，随即笑自己道：'这不就是我所说的书巢吗！'"欧阳修和陆游二位都是以藏书读书为老年乐事的人。丁度的父辈，倾尽家产用来购置书，藏书有八千卷，说："我的藏书很多，将来我的子孙一定有追求学问的人。"丁度致力学习并坚持不懈，在宋真宗时以服勤嗣学科登第，宋仁宗时官至参知政事。曾子固生性喜欢读书，家里藏书六万多卷，自己亲手校对文字，头发白了仍然不知道疲倦。这都是储藏书籍留传给后代的例子。《孟子》有"贤能父兄长辈"的说法，只有用书来教育年轻的一代的人，才能称其为贤能；晋代有出色晚辈的说法，只有听从父母兄长的教诲而能知书达理的人，方能称为出色。

　　唐代杜荀鹤有诗说："能够胜过春色的只爱混合勾兑的老酒，忌讳被称老人仍然去看有夹注小字的书籍。"陆游的诗说："油灯之前我的眼力还好，我要读尽山中书房这万卷图书。"欧阳修有诗说："这是天下最大的快乐啊，能够整天坐在书桌上读书。"有本家训说："最快乐的事是读书，最重要的事是教育子女。"又说："家庭对子弟的教育，好像养芝草和兰花一样，既要积极学习来培养他，又要积修德行来熏陶他。"

　　让子侄储藏书籍，就是用来准备在旁边侍读时翻查检阅的。后山居士陈师道案旁左右都是图书，每日都在讨论问题，他的志向就是想通过文章扬名后世。晚上和学生聚会休息，突然想到一件事时，一定要点蜡烛翻查检阅书本，直到找到才停止。有人认为可以等天亮再说，陈师道说："不是的。人的性情都是喜欢拖延的，一旦放过这想法就不会再记得了。"因此他的学问广博又精深，特别喜欢经世的学问，不像唐朝那些文人，除了写诗，其他什么都不懂。

　　魏衍昌也是世居于彭城的人，跟从陈师道学习，年纪五十多岁了，见到特别的书还是用手亲自抄写，家里藏书有数千卷之多。

卷之四
（元）邹铉续编

保养

安乐之道，惟善保养者得之。孟子曰："我善养吾浩然之气。"太乙真人曰："一者少言语养内气，二者戒色欲养精气，三者薄滋味养血气，四者咽精液养脏气，五者莫嗔怒养肝气，六者美饮食养胃气，七者少思虑养心气。人由气生，气由神住，养气全神，可得真道。"

凡在万形之中，所保者莫先于元气。摄养之道，莫若守中实内以陶和[1]。将护之方须在闲日，安不忘危，圣人预戒，老人尤不可不慎也。

春秋冬夏，四时阴阳，生病起于过用。五脏受气，盖有常分，不适其性而强云为，用之过耗，是以病生。善养生者，保守真元，外邪客气不得而干之。至于药饵，往往招徕[2]真气之药少，攻伐和气之药多。故善服药者，不如善保养。康节先生诗云："爽口物多终作疾，快心事过必为殃。知君病后能服药，不若病前能自防。"

郭康伯遇神人授一保身卫生之术云："但有四句偈，须是在处受持。偈云：'自身有病自心知，身病还将心自医，心境静时身亦静，心生还是病生时。'"郭信用其言，知自护爱，康强倍常，年几百岁。

【注释】

[1] 陶和：陶冶调治。

[2] 招徕：招引。

【白话解】

　　保持平安快乐的方法,只有善于保养的人才能够得到。孟子说:"我擅长保养我的浩然正气。"太乙真人说:"第一要少说话来保养内在气息;第二要戒色欲从而保养真精;第三要饮食清淡来养血补气;第四要注意收咽津液来滋养五脏;第五不要嗔怒以保养肝气;第六要讲究饮食来保养胃气;第七要少忧思和疑虑来保养心气。人依赖元气而生存,元气依靠着精神而停留安驻,做到保养元气和保全精神,就掌握真正的方法了。"

　　凡是在世间万物的范围内,要保养的东西没有比元气更重要的了。保养身体的方法,没有比保持内心的虚无清静,充实自己精气,从而陶冶调治元气更重要的。守护的办法应当在平日就进行,居于安康而不忘记危机,这是先贤早就告诫过的,特别是老人不可以不慎重啊。

　　春夏秋冬四季阴阳交替,人们生病是由过度损耗引起的。人的五脏接受天地的精气,大概都有固定的分量,不顺应事物的性质而勉强地去做,使用过多从而损耗元气,就会因此发生疾病。善于养生的人,能保护守卫自己的真元,外界病邪和不正常气候都不能干扰他。至于服药补益等方法,通常能够招纳真气的药物少,攻击伤害身体平和气机的药物多。所以与其讲究服用药物,倒不如讲究保养。邵雍(谥号康节)有诗句说:"好吃的东西多了终究会引起疾病,快乐的事过多一定会带来灾祸。虽然知道你懂得生病后服药治疗的方法,但不如在生病前就防止它。"

　　郭康伯遇到一位神奇的人,教给他一种保护身体保卫生命的方法时说:"只有四句格言,必须要时时记住并奉行。格言说:'自己的身体有病自己精神会感知,身体的病可以用调节精神来治疗。心境宁静时身体也会平静,心中杂念丛生则疾病也会产生。'"郭康伯相信并采用他的话,懂得自我保护爱惜身心,远远健康强壮于平常人,活了将近一百岁。

服药

沈存中云:"人非金石,况犯寒暑雾露,既不调理,必生疾病,常宜服药,辟外气和脏腑也。"平居服七宣丸、钟乳丸,量其性冷、热、虚、实,自求好方。常服红雪三黄丸、青木香丸、理中丸、神明膏、陈元膏。春初冰解散,天行茵陈丸散,皆宜先贮之,以防疾发,忽有卒急,不备难求。其防危救急不可阙者:

伏火[1]丹砂,保精养魄,尤宜长服;伏火硫黄,益气,除冷癖,理腰膝,能食有力;小还丹,愈疾去风;伏火磁石,明目坚骨;伏火水银,压热镇心;金银膏,养精神去邪气。如上方药,固宜留心,其余丹火,须冀神助,不可卒致,有心者亦宜精恳,或遇其真。

【注释】

[1]伏火:炼制外丹的一种方法。指将矿石药加热处理,使其发生变化,消除毒性。

【白话解】

沈括(字存中)说:"人不是金属或石头,何况又经常触犯寒热气候、雾露湿气等,如果不进行调理,一定会产生疾病,平常应当服用一些药物,以消除外来病邪并调和五脏六腑。"平常起居可服用七宣丸、钟乳丸,衡量这些药的冷、热、虚、实等功效,寻求适合自己的最佳药方。可以经常服用红雪三黄丸、青木香丸、理中丸、神明膏、陈元膏。春初冰解散、天行茵陈丸散,都应当事先贮备好,以防止疾病发生得突然急骤,没有预备的话就难以找到。防止危难、救治危急的时候不可以缺少的药物如下:

炼制过的丹砂，能够保护精气养护神魄，特别适合长期服用；炼制过的硫黄，可以补益中气，消除寒冷凝聚形成的积块，强壮腰部和膝部，使人食欲增强，强壮有力；小还丹，可以治愈多种疾病，善于祛除风邪；炼制过的磁石，可以使得眼睛明亮筋骨强壮；炼制过的水银，可以清降心头热火；金银膏，可以保养精神祛除邪气。像上面这几种药，固然适宜留心注意，其他种类的炼制丹药，就需要借助神力相助，没办法一下子制成。有心去制的人要精心诚恳，或者可以遇到真正可靠的方法。

（编者按：此段开头提倡人们平时要注意及时应用药物调理，避免疾病发生，体现了注重治未病的养生原则。并且还提到要根据体质不同选用不同药物。不过文中具体应用的多为道家炼丹药物，现已不用，不可效法。）

贮药

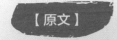

【原文】

丸散皆以深笋^[1]沙合盛之，勿用有油，即受湿。外为漆椟^[2]，椟笋亦欲深，深则湿气难入。椟中夹灰净磨之勿漆，则不受润。更集缯纩为袱^[3]厚袱之，更以毡冒^[4]椟口，纵有润气自缝中入，亦为毡纩所收。暑月三焙之，遇雨则入煴^[5]室。贮茶如此亦善。药璞^[6]新瓷罂盛，蜡纸幂^[7]之，悬东檐楣上，令常得晨日，勿令沾雨。久阴则一焙，移置深室，晴复出之。数品同一罂可也。喜蛀物，用旧曾贮油麻罐净拭，置药其中，即不蛀。

【注释】

[1] 笋:同"榫"。器物利用凹凸方式连接凸出的部分。

[2] 椟:函匣柜一类的收藏用具。

[3] 袱:包裹或覆盖东西用的布单。

[4] 冒:盖,蒙。

[5] 煴:温暖。

[6] 璞:原指未雕琢过的玉石,在此借指未经加工制作成药的药材。

[7] 幂:以巾覆物。此处谓用蜡纸包好遮住。

【白话解】

各种丸、散类成药都应该用有深长榫头能密闭的砂盒装着,不要用有油的,否则容易潮湿。外面用上漆的匣来装,匣的榫也要深长,够深长则湿气就难以进入。在匣的内层用灰细细打磨它,不要涂油漆,就不会受潮。另外加上丝绵作为包布厚厚包裹匣子,再加上毛皮毡盖匣口上,这样即使有潮气从盒子缝中进入,也会被毛皮毡和丝绵吸收。暑天的时候把药丸、药散拿出来烘焙三次,遇到下雨就放进堆火的暖室。用这样的方法来储藏茶叶也很好。还没有经过加工的药材,可以用新的瓷罂装,用蜡纸覆盖好,挂在东面的屋檐口上,使得它可以经常被早上的阳光照射,不要沾到雨水。连续阴天的话,就把药材烘焙一次,然后移放到内室中,等到晴朗的天气再重新挂出外面。好几种东西放在同一个罂里也可以的。容易招来蛀虫的物品,要用旧的曾装过油的麻罐,擦拭干净后,把药材放置在里面,就不会虫蛀了。

煴阁

【原文】

南方暑雨时，茶、药、图籍、皮毛、胶糊物、弓、剑、色衣、笔、墨之类，皆恶蒸溽，悉可置在阁中。若山居，即依山为阁，其高去地一丈，则不复有蒸润。阁中循壁为厨，厨三层，壁仍板弥之。前后开窗，梁上为长筦[1]，物可悬者，悬于筦，余悉置格上。天日明燥，即大开门窗令纳风日。阴晦则密闭，中设煴炉，常令火气郁郁然。

又法，煴阁中布卧床，床下新出窑炭实之，乃置物床上，永不蒸润，更不须着火。其炭至秋供烧，明年复易新炭。床上慎不可卧，卧者多病暗，屡有验，盖为火气所烁也。

又法，有余力则设一小阁子，但去地盈丈以上，自无蒸矣。

【注释】

[1]筦：古书上说的一种竹子。

【白话解】

南方夏天下雨的时候，茶叶、药材、图书、毛皮、用胶水黏合的东西、弓、剑、染色的衣服、笔、墨这些东西，害怕潮湿水气的，都可以放在暖阁里。如果住在山里，就依靠着山岭建暖阁，高度离开地面一丈高，就不会再有潮湿水气了。在暖阁里面沿墙壁做橱柜，橱柜分三层，墙壁一面仍然用木板封住。暖阁前后设窗户，屋梁上安长竹竿，物品可以悬挂的，就悬挂到竹竿上面，其他都放在橱格上。天气明朗干燥的时候，就把门窗敞开，使得里面的物品通风和晒阳光。天气阴暗就关紧窗户，在里面设置堆火的暖炉，经常使得火气温暖。

另外有个方法：暖阁里布置卧床，床下面用从炭窑里面新出来的木炭充实，然后把物品放置在床上，这样就永远不会受蒸汽湿润，不需要点火。这些木炭到秋天就可以用于燃烧，第二年就换新炭。一定注意不能睡在这个床上面，在床上面睡的人常会出现喉咙沙哑，已经多次应验了，这是因为被火气熏到了。

另外一个方法，如果有足够的能力就设置一个小阁楼，只要离开地面超出一丈以上，自然就没有水汽了。

集方

【原文】

凡人少、长、老，其气血有盛、壮、衰三等。岐伯曰："少火之气壮，壮火之气衰。"盖少火生气，壮火散气，况复衰火，不可不知也。故治法亦当分三等，其少日服饵之药，于壮老之时，皆须别处之。陈令尹[1]集方，俱为老人备用，今所续编，亦皆据平日见闻，为老人对证处方者品列之。

【注释】

[1] 陈令尹：即陈直。因陈直曾任泰州兴化县令，故称之为"令尹"。

【白话解】

人都有少年、成年、老年三个时期，其气血也有旺盛、强壮、衰弱三个阶段。岐伯说："少许的温热可以增强身体正气，过多的火热可以损耗正气。"少许的温热药能长养元气，过多的温热药食则耗伤正气，何况老年人气血衰弱，更不可以不知道这个道理。所以老人疾病的治疗方法也应当分成三个等次。那些年少时服用的药物，在壮年、老年的时候，都需要另外处理。陈直所收集的药方，都是给老人们预备来应用的。现在我所续编的内容，也都是根据平日的见闻，对于老人来病证吻合的处方用药，有关品种列举如下。

天下受拜平胃散

【原文】

常服温养脾元，平和胃气，宽中进食。仍治脾胃不和，膈气噎塞，呕吐酸水，气刺气闷，胁肋虚胀，腹痛肠鸣，胸膈痞滞，不美饮食。

川厚朴（去粗皮）　陈橘皮（汤洗，不去瓤）　甘草（以上各三两，剉）　南京小枣（二百枚，去核，切）　生姜（和皮，四两，薄切）　茅山苍术（五两，去皮，米泔浸一宿，剉）

上六味，用水五升，慢火煮干，捣作饼子，日干再焙，碾为细末。每二钱，入盐少许点。如泄泻，每服三钱，生姜五片，乌梅二个，盐少许，水一盏半，煎八分服。此药人人常服，独此方煮透，滋味相和而美，与众不同，所以为佳。老人尤宜服之。

【白话解】

经常服用可以温和保养脾胃元气，令脾胃气机平和，能消降腹中胀气,增强食欲。也可以治疗脾胃不调和,上气打嗝哽噎堵塞,呕吐反酸,气急胸闷,两胁胀痛,腹痛肠鸣,胸口腹间气机阻塞不舒,痞闷呆滞,饮食胃口不好。

川厚朴(去掉外面的粗皮) 陈年橘皮(用开水洗,保留里面的瓤)甘草(以上三味,各三两,切成小块) 南京小枣(两百枚,去掉核,切开) 生姜(四两,连着皮一起切薄片) 茅山苍术(五两,去掉外皮,用洗米水浸泡一夜,切小块)

以上六味药,用水五升,用慢火煮到干,捣碎做成饼,然后放在太阳下面晒干了再烘焙干,碾碎成细末。每次服用两钱,加入少许盐冲服。若是治疗泄泻,每次服用三钱,加入生姜五片,乌梅两个,少许盐,用水一盏半,煎成八分服用。这个方药每个人都可以经常服用,只有这个方子煮熟后,味道很可口而且美味,与众不同,所以是佳品。老人特别适合服用。

易简方[1]

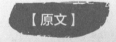

缩脾饮

草果、乌梅、缩砂、甘草各等分,干葛、白扁豆各减半,老人加附子。每服五钱,水一碗,生姜十片,煎至八分,浸以熟水[2],令极冷。暑月用此代熟水饮之,极妙。

降气汤

老人虚气上壅,当间以生附子加生姜煎,临熟以药汁浓磨沉香,水再煎一沸,服之尤为稳当。

调气散

老人寒疝作疼，不可攻击。改为㕮咀[3]，每服二钱，水一大盏，生姜、紫苏、盐煎服，或煎茴香，盐、酒调下末子亦得。

养正丹

年高人脏腑寒秘者，尤宜服之。

来复丹

老人寒秘，悉能主之。一法，治老人寒气入腹，小便不通者。用生姜半两，连根叶和泥，葱一茎，盐一捻，豆豉五十粒，烂研略炒，庵[4]脐中心。作两剂，更易用之，以利为度，亦良法也。

震灵丹

老人血痢，白梅茶下。

红丸子

治大人小儿脾胃等患，极有神效。治病不能伤耗真气，应老人、小儿、妊妇皆可服之。

青州白丸子

治一切痰涎为患，常服有功。咳嗽痰实，咽喉作声，老人小儿皆宜服之。

予家已刊易简方大字本，兹不赘述本方。

【注释】

[1]易简方：医方著作，凡一卷，宋代王硕撰。

[2]熟水：此处指开水。

[3]㕮咀：指用工具切片、捣碎或剉末。

[4]庵：通"罨"，覆盖。

【白话解】

缩脾饮

草果、乌梅、缩砂、甘草每样都一样的分量，干葛、白扁豆的分量各样都比之前各样的分量减少一半，老年人加上附子。每次服用五钱，用水一碗，生姜十片，煎成八分，然后用煮开了的水浸泡，使得它极其寒冷。夏天六月用这个方子熬出来的水代替开水饮用，功效很奇妙。

降气汤

老年人虚弱的中气壅塞，其间可以用生附子加上生姜煎水，将熟的时候用药汁研磨沉香直至黏稠，用水再煎一次直到沸腾，这样服用比较稳定妥当。

调气散

老年人体寒疝气发作导致疼痛，不可用汤药攻伐的方法。改为将药物打碎，每次服用两钱，用水一大盏，加上生姜、紫苏、盐一起煎了服用。或者煎茴香，用盐和酒一起调和服用药物细末也可以。

养正丹

老年人脏腑内寒便秘的，特别适宜服用此药。

来复丹

凡老年人体寒便秘的，都可以用此药主治。另一个方法，治疗老年人寒气入侵腹部，导致小便不通畅的，可以用生姜半两，连着根、叶和成泥状，再用一根葱，一小抓盐，五十粒豆豉，研磨烂之后稍微炒一下，敷在肚脐中间。制两剂药，以便更换使用，至老人大便通利为止，也是很好的方法。

震灵丹

老年人下痢便血，用白梅茶送服此药。

红丸子

治疗大人、小孩的脾胃疾病，有很神奇的效果。能治疗疾病而不伤耗人体的真气，老年人、小孩、孕妇都可以服用。

青州白丸子

治疗一切痰水积聚所导致的疾病，经常服用可以见到功效。只要是咳嗽痰黏、喉咙连声作咳的，无论老年人或小孩子都适宜服用。

我家书坊里已经刊印了《易简方》的大字本，所以这里不累赘讲述该书的药方。

秘传六和丸

益老扶羸,助脾活血,进美饮食,第一平和之剂。

熟地黄(十两) 破故纸[1] 菟丝子 白茯苓(去黑皮,晒) 山药(并同十两,晒干) 胡桃(五十颗,须用赣州信丰产者佳)

上先将熟地黄、破故纸、菟丝子三味酒浸一宿,次早甑上蒸,日中曝干,九浸九蒸九曝,候十分干,次和白茯苓、山药二味杵,臼中舂令极细,为末,次用胡桃研烂,和五味令匀,用酒煮面糊为丸,如梧桐子大。每服三十丸,空心温酒盐汤下。(此方不犯铁气,所以佳妙)。

【注释】

[1] 破故纸:即补骨脂。

【白话解】

能够补益老年虚弱体质,助运脾气,活血行血,令胃口和消化好,这是作用最平和的药方。

熟地黄(十两) 补骨脂 菟丝子 白茯苓(去掉黑皮,晒干) 山药(连在一起共十两,晒干) 胡桃(五十颗,使用赣州信丰出产的最好)

先将熟地黄、补骨脂、菟丝子三味药用酒浸泡一夜,第二日早上放在蒸笼上面蒸,中午在太阳底下晒干。这样子经过九次浸泡、蒸煮、晒干,到十分干燥的时候,接着把白茯苓、山药两味药搅和在一起,用杵臼舂成碎末。再把胡桃研碎,和上面的五味药材搅和均匀,用酒来煮,用面粉糊成药丸,如梧桐子大小,每次服用三十丸,空腹时用温酒或者盐水送服。(这个药方全程没有使用铁制器具,所以效果很好。)

神仙不老丸

不老仙方功效殊,驻颜全不费工夫。人参牛膝川巴戟,蜀地当归杜仲俱,一味地黄生熟用,菟丝柏子石菖蒲,更添枸杞皮兼子,细末蜜丸梧子如。早午临眠三次服,盐汤温酒任君须,忌餐三白并诸血,能使须乌发亦乌。

人参(新罗者,须是团结、重实、滋润。去芦头,刷洗净、焙干,薄切焙燥,秤二两)

川牛膝(长三四尺而滋润者,去苗。刷洗净,焙干,寸截,用酒浸一宿,焙燥,秤一两半)

川巴戟(色黑紫,沉重大而穿心者佳,若色带黄而浮轻者非。刷洗净,焙干,细切刷,酒浸一宿,焙燥,秤二两)

川当归(大茎,其稍如马尾状,滋润,辛[1]芬香者,去芦头,刷洗净,焙干,细切,用酒浸一宿,焙燥,秤二两)

杜仲(截之多丝者,削去粗皮,只取其肉,如取肉桂之法,然后刷洗净焙干,横理剉之如豆,用麦麸炒令丝断色黑,去麸别磨,秤一两半)

地黄(冬节前取,以水浸,沉者为是,去[2]其浮者捣取汁,浸令浃,蒸毕,焙干,如是者三。色黑味甘为度。用时以生干、熟二种焙干,酒浸一宿漉出,竹刀细切,焙干,各秤一两,忌铁器)

菟丝子(小如芥子,极坚硬者佳;大而轻者非。用新布撮起,挪洗,焙干,以酒浸一宿,又添酒浸一宿,漉出,将温汤淋去酒,焙燥别磨,秤二两)

柏子仁(色红而滋润者,去壳取仁,秤一两,细研,临时和入众药)

石菖蒲（紧细节密者，去毛刷洗净，焙干，米泔浸一宿，再焙干，细切焙燥，秤一两）

枸杞子（色白而肥润，去蒂洗净，焙干，用酒浸一宿，焙干，秤一两）

地骨皮（色黄，入手轻者佳，重者非。略去浮皮，净洗，焙干，薄切焙干，秤一两）

上十二味，选之贵精，制之如法，不可晒，只用慢火焙。若太燥则又失药气，只八分干，即于风前略吹，令冷热相激，便十分燥。取净秤分两，磨如细散，炼白蜜以火日搜和，入木、石臼内，捣数百杵，圆如梧桐子大，每日空心、午间、临卧三次服，每服七十粒，盐酒、盐汤任下，忌食葱白、薤白、芦菔、豆粉及藕、诸般血。盖藕能破血，诸血能解药力，若三白调食亦无他，止令人须发返白耳。合时，忌秽触，并妇人、孝子、鸡犬等见。

陈书林（晔）云：此方非特乌髭发，且大能温养荣卫，补益五脏，和调六腑，滋充百脉，润泽三焦，活血助气，添精实髓。须是节欲，使药力相须，乃见功效之速。

【注释】

［1］辛：四库本此字后为空白，有缺字。参考同治本应为"辛甘"。

［2］去：同治本作"以"字。在宋代本草书中，有用次等地黄捣汁来浸优质地黄的方法。结合下文，这里应为"以"字。

【白话解】

不老仙方的功效很特别，可以保养容颜完全不费大工夫。药用人参、牛膝、川巴戟，还有蜀地当归和杜仲一味地黄药兼用生、熟两种，另有菟丝子、柏子、石菖蒲，再加上地骨皮及枸杞子，细细研末加蜜制成梧桐子大小的药丸，每日早上、中午和晚上临睡前服用三次，用盐水还是温酒送服随您需要。服用这个药方禁忌服用葱、薤和萝卜这三样白色的东西和各种血，服后可以使胡须、头发都变黑。

人参（新罗出产的，一定要是紧密、厚重结实、滋润的。去掉芦头，刷洗干净，烘干。切成薄片烘焙干燥，然后秤出二两来用）

川牛膝（选择三四尺长、滋润的，去掉嫩苗，刷洗干净，烘干，截成一寸长，用酒浸泡一夜，烘焙干燥，秤出一两半来用）

川巴戟（选择颜色黑紫，掂在手上感觉沉重，且中心穿透的为好，如果颜色带有黄色而且分量轻的就不要用。刷洗干净，烘焙干燥，小块小块切开刷洗，用酒浸泡一夜，再烘焙干燥，秤出二两来用）

川当归（选择个头大，末梢像马尾的形状，质地滋润，有辛甘香气的，去掉芦头，刷洗干净，烘焙干燥，切小块，用酒浸泡一夜，烘焙干燥，秤出二两来用）

杜仲（选择截断的时候丝很多的，削去粗皮，只取用它的肉，如同取用肉桂的方法，然后刷洗干净，烘焙干燥，按着横着的纹理切开像黄豆大小，用麦麸炒，使得中间的丝断开，颜色变黑，去掉麦麸后研磨，秤出一两半来用）

地黄（冬至节之前挖取，用水浸泡，选用沉下水的为宜。用浮在水面上的那些捣烂制汁，用来浸泡沉水的地黄到湿透，蒸熟后，烘焙干燥。这样经过三次，以地黄颜色变黑、味道甘甜为尺度。使用的时候，把生晒干的、蒸熟的两种地黄一起烘焙干燥，用酒浸泡一夜之后过滤取出，用竹子做的刀片细细切成小块，烘焙干燥，各自秤一两，禁忌碰到铁器。）

菟丝子（选择如芥子大小的，极其坚硬的为好；个子大而且分量轻的不选用。用新的布包住缝起来，在水里晃动布包来清洗，然后烘焙干燥，用酒浸泡一夜，第二日再加上酒浸泡一夜，然后过滤出来，用温开水喷淋洗去酒，烘焙干燥，研磨成末，秤出二两来用）

柏子仁（选择颜色红润、药材滋润的，去掉外壳，取用里面的核，秤出一两，细细研磨，服用之前和其他药材搅和。）

石菖蒲（选择形状紧致和细条，结节间距较密的，去掉毛，刷洗干净，烘焙干燥，用洗米水浸泡一夜，再烘焙干燥，细细切成小块，烘焙干燥，秤出一两来用）

枸杞子（选用颜色洁白而且肥圆、滋润的，去掉花蒂洗干净，烘焙干燥，用酒浸泡一夜，再烘焙干燥，秤出一两来用）

地骨皮（选用颜色黄,掂在手里分量轻的为优良,分量重的不要用。略略去掉表皮后,洗净,烘焙干燥,切成薄片烘焙干燥,秤出一两来用）

这十二味药,选择药材贵在精致,制作要遵循方法,不可以晒,只能用慢火烘焙。如果太干燥就又会失去药气,只能烘焙到八分干,就放到通风的地方稍微吹一下,使得冷、热相互冲激,就会十分干燥了。用干净的秤来称出重量,研磨成细细的药散,和白蜜在五行属火那天搅拌和匀,然后放到木制或者是石制的臼里面,用杵捣几百下,做成药丸,如梧桐子大小。每日早上空腹、中午、晚上临睡前三次服用,每次服用七十粒,可以用加了盐的酒或者盐开水任意一种送服。服用时禁忌吃葱白、薤白、萝卜、豆粉以及莲藕、各种动物的血。因为莲藕可以活血破气,各种动物的血可以解除药材的功力。至于葱白、薤白、萝卜调在一起吃也没有其他不好,只是使得人的胡须头发重新变成白色而已。服用要与时辰合适,忌讳污秽的东西触碰,忌讳被妇女、有孝在身的人、鸡和狗见到。

陈晔（号书林）说:这个药方不仅可以令胡须、头发变黑,而且还能温补护养营卫之气,补益五脏六腑精气,调和脏腑气机,滋润充满百脉和三焦,活血行气,填精益髓。但是必须要节制欲望,使得药力能够发挥作用,才能见到快速的功效。

三仙丹（又名长寿丸）

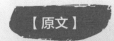

【原文】

一乌二术三茴香,久服令人寿命长。善治耳聋并眼暗,尤能补肾与膀胱。顺气搜风轻腰膝,驻颜活血鬓难苍。空心温酒盐汤下,谁知凡世有仙方。

川乌头(一两,去皮尖,剉作骰子块,用盐半两炒焦烈) 茴香(三两,炒香) 苍术(二两,米泔浸一宿,用竹刀刮去粗皮,切片,用葱白一握,共炒黄)

上为细末,酒糊为丸,如梧桐子大。每服五十丸,空心食前温盐酒或盐汤下,一日两服,切忌诸血。

陈书林云:"先公晚年常服此,饮啖倍进。后见钱都仓,年八十,须鬓皆黑,询其所以,云:自三十岁以后,日进一服。"

【白话解】

一是首乌,二是白术,三是茴香,共同经常服用可以使得人的寿命变长。这个方子擅长治疗耳聋和眼睛昏暗,特别可以补益肾脏和膀胱。能够理气祛风使得腰部、膝部有力轻盈,长保容颜不老并令血脉通畅,头发不易变白。空腹的时候用温酒或者盐开水送服,谁想得到人世间竟然有此仙方!

川乌头(一两,去掉皮和芽尖,切成骰子一样大小的方块,用半两盐炒至极热甚至焦裂的程度) 茴香(三两,炒到发出香味) 苍术(二两,用洗米水浸泡一夜,用竹子做的刀片刮去粗皮,切成片,用一把葱白,一起炒到黄色)

以上研成细末,用酒糊成药丸,如梧桐子大小。每次服用五十丸,饭前空腹用温酒或盐水送下,每日服用两次,切记禁忌吃各种动物的血。

陈晔(号书林)说:"我已经去世的父亲在晚年经常服用这个药方,吃饭喝水的量成倍地增加。后来见到钱都仓,他八十岁了,胡须头发都是黑色,询问他的办法,他说:从三十岁之后,每日吃一剂这个药方。"

八仙丹

治虚损,补精髓,壮筋骨,益心智,安魂魄,令人悦泽驻颜,轻身,延年益寿,闭固天癸。

伏火朱砂　真磁石　赤石脂　代赭石　石中黄　禹余粮(六味并用醋淬)　乳香　没药(八味各一两)

上为细末,匀研极细,糯米浓饮,丸如梧桐子大,或如豆大。每服一粒,空心盐汤下。

有人年几七旬,梦漏羸弱,气惬惬然虚损,得此方服之,顿尔强壮,精气闭固,饮食如旧。

【白话解】

八仙丹治疗体虚劳损,可以填精益髓,强壮筋骨,补益心智,安魂定魄,使得人肤色悦目润泽、容颜不老,身体轻盈,延年益寿,有助于封闭稳固先天精气。

伏火朱砂　真磁石　赤石脂　代赭石　石中黄　禹余粮(以上六味药一起用醋来淬煮)　乳香　没药(以上八味药各用一两)

以上药物共研成细末,研磨均匀到极其细小,用糯米煮的浓稠米汁调和,做成药丸,如梧桐子大小,或者做成黄豆大小。每次服用一粒,空腹用盐开水送服。

曾经有人的年纪差不多到七十岁,晚上做梦遗精,身体羸弱,呼吸疲乏虚弱受损,得到这个药方子服用,很快就变得强壮,精气关闭稳固,饮食恢复以前正常的样子了。

草还丹

延年益寿,耐寒暑,能双修德行,可登地仙。

补骨脂　熟地黄　远志　地骨皮　牛膝　石菖蒲

上等分末,酒糊为丸,如梧桐子大。每服三五十丸,空心日午温酒下,盐汤、熟水亦可。

大治虚劳白浊,乃翊圣真君降授与张真人方,服之百日,百病除;二百日,精髓满,视听倍常,神聪气爽,瘟疫不侵;服三百日,步骤轻健,鬓须如漆,返老还童。

【白话解】

本方可以延年益寿,耐受寒热天气变化,可以辅助修炼德行,好像成为地上仙人一样。

补骨脂　熟地黄　远志　地骨皮　牛膝　石菖蒲

以上药材用相同分量的细末,用酒糊成药丸,如梧桐子大小。每次服用三十至五十丸,每日中午空腹用温酒送下,或者是盐开水、开水都可以。

这个药方特别适合治疗虚弱劳损导致的尿下浑浊,传说是翊圣真君下凡传授给张真人的药方,服用了一百日后,就各种疾病都消除。服用两百日后,就会精力充沛,视力、听力比平常好了好几倍,神志清醒,呼吸爽朗,不会感染瘟疫。服用三百日,脚步轻盈矫健,胡须头发都变得乌黑,好像返老还童一样。

小丹

益寿延年,安宁神志魂魄,流滋气血脉络,开益智慧,释散风湿,耳目聪明,筋力强壮,肌肤悦泽,气宇泰定。

熟地黄　肉苁蓉(酒浸,各六两)　五味子　菟丝子(酒浸,各五两)　柏子仁(别研)　石斛　巴戟(去心)　天门冬(去心)　蛇床子(炒)　覆盆子(各三两)　续断　泽泻　人参　山药　远志(去心炒焦)　山茱萸　菖蒲　桂心　白茯苓　杜仲(剉,炒丝断,各二两)　天雄(炮去皮脐,秤二两)　炼成钟乳粉(扶衰三两,续老二两,常服一两,气完则拆[1]去)

上为末,蜜丸如梧桐子大。食前酒服三十丸至五十丸。忌五辛、生葱、芜荑、饧、鲤。虚人多起,去钟乳,倍地黄;多忘,倍远志、茯苓;少气神虚,倍覆盆子;欲光泽,倍柏子仁;风虚,倍天雄;虚寒,倍桂心;小便赤浊,三倍茯苓,一倍泽泻;吐逆,倍人参。

此方补劳益血,去风冷百病,诸虚不足,老人精枯神耗,女子绝伤断绪[2],并皆治之。

【注释】

[1] 拆:在此为除去之意。参考宋代《三因极一病证方论》则作"删"字。

[2] 断绪:即不孕。

【白话解】

本方能免益寿延年,使人精神情绪安宁,气血脉络畅顺滋润,益智聪明,祛风除湿,耳聪目明,筋骨气力强壮健硕,皮肤光彩滋润,气质安静稳定。

熟地黄　肉苁蓉(用酒浸泡,两种各用六两)　五味子　菟丝子(用酒浸泡,两种药材各五两)　柏子仁(分开研磨)　巴戟(去掉芯)　天门冬(去掉芯)　蛇床子(炒)　覆盆子(以上五味药各用三两)　续断　泽泻　人参　山药　远志(去掉芯,炒到焦)　山茱萸　菖蒲　桂心　白茯苓　杜仲(切断,炒到里面的丝断开,以上十味药各用二两)　天雄(炮制,去掉外皮和脐部,秤出二两)　用火炼成的钟乳粉(如果用来帮扶衰弱的就用三两,用来增益寿命的就用二两;经常服用的就用一两,中气充足就不用了。)

以上研成细末,加蜂蜜炼制成药丸,如梧桐子大小。饭前用酒送服三十丸至五十丸。服用这个药方,禁忌吃五辛、生葱、芜荑、糖稀、鲤鱼。虚弱的人如果多阳强,就去掉钟乳粉,将地黄的量加倍;如果健忘,就将远志、茯苓的分量加倍;如果气息不足精神虚弱,覆盆子的分量加倍;如果希望皮肤细致有光泽,柏子仁的分量就加倍;如果畏风虚冷,天雄的分量就加倍;如果体质虚寒,桂心的分量加倍;如果小便颜色赤黄、浑浊,茯苓的分量加大到三倍,泽泻的分量加一倍;如果呕吐反胃,人参的分量加倍。

这个药方补益虚劳增强血气,祛除风邪寒冷和各种疾病,治疗各种虚弱不足,包括老年人精力衰退神志耗散,妇女月经断绝或内伤不孕等疾病,都可以治理。

交感丹

俞居易之祖通奉云:"予年五十一岁,遇铁瓮申先生,授此秘术。确志行持,服食一年,大有补益,平日所服药一切屏去,而饮食嗜好不减壮岁,此药之功大矣。今年八十有五,享天然之寿,爰以秘方传之世人,普愿群生,同登道果。后有牙药可同用之。"

茯神(四两) 香附子(一斤,用新水浸一宿,臼内锉去毛,炒令黄色)

上为细末,炼蜜圆如弹子大。每服一丸,早晨细嚼。用降气汤下。

降气汤

茯神(一两) 香附子(半两,制法如前) 甘草(一两半,炙)

上为细末,每服二钱,沸汤点下前药。

揩牙法

香附子(五两,修治如前法,捣生姜四两,同腌一宿,炒令焦黑)青盐(二两,研细,拌匀,同上药收)

上每夜临卧,以少许揩牙如常法。

【白话解】

俞居易的祖父俞通奉说:"我五十一岁那年,遇到申铁瓮先生,传授我这个秘密的方术。我确立志向坚持应用,服用了一年,感觉很有效果,平时服用的药物所有都抛开了,而饮食爱好不比年壮的时候差,这剂药的功效真大啊。今年我八十五岁了,能享应有的寿命,于是想把这秘方传给大家,希望广大群众,一起遵循这一方法享受成果。后面还有种牙药可以一起用。"

茯神(四两) 香附子(一斤,用新打的水浸泡一夜,放在臼里面用铁锹去掉毛,炒到变成黄色)

以上研末,然后和蜜一起炼制成药丸,如弹丸一样大小。每次服用一丸,在早上细细咀嚼,用降气汤送服。

降气汤

茯神(一两) 香附子(半两,制作的方法和前面一样) 甘草(一两半,炙用)

以上研成细末,每次服用两钱,用热水冲服以上药末。

揩牙法

香附子(五两,像之前的方法修整治理,用四两生姜捣碎,一同腌一夜,然后炒到焦黑) 青盐(二两,研磨成细粉末,搅拌均匀,和上一味药一起储存)。

每晚临睡前,用少许以上药粉像平常一样擦牙齿。

神仙训老丸

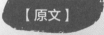

【原文】

昔有宣徽使在钟南山路边,见村庄一妇人,年方二八,持杖责一老儿年约百岁,宣徽驻车,令问何故,妇人至车前云:此老儿是妾长男。宣徽怪之,下车问其仔细。妇人云:适来责此长男,为家中自有神药,累训令服,不肯服,至令老迈,须发如霜,腰曲头低,故责之。宣徽因恳求数服，并方以归，常服延年益寿，气力倍常，齿落再生，发白再黑，颜貌如婴儿。

生干地黄　熟干地黄（各五两）　川椒（十两，不去核）　牛膝（五两，酒浸了，为末）　大黑豆（一升，生用）　干山药（五两）　雌雄何首乌（各十两，雌者白，雄者赤，雄者不碾）　肉苁蓉（五两）　枸杞（五两）　藁本（十两，洗）

上将雌何首乌为末用，水瓶内，旦辰蒸，日出晒，夜间露，如此九蒸九晒九露，数足焙焦为末，酒糊丸，如梧桐子大。空心温酒盐汤下，忌萝卜。

此药性温无毒，治百病，补下元，光泽皮肤，婴儿亦可服之。

【白话解】

之前有个担任宣徽使的官员，在终南山的路边，见到村庄里面一个妇人，年纪看起来刚刚十六岁左右，拿着手杖责备一个大概一百岁的老头子。宣徽使停下车来，让人去问是什么原因。妇人来到宣徽车前说：这个老头子是我的大儿子。宣徽使对此感到很奇怪，就下车去讯问其中的详细情况。妇人说：刚才责备这个大儿子，因为家里就有神奇的药物，多次训导让他服用，都不肯服用，导致现在年老体迈，胡须头发像雪一样白，腰背弯曲头也低下来，所以责罚他。于是宣徽使诚恳地向妇人求得几剂药，连同药方一起拿回去。经常服用后，延长寿命，气力比平常加倍，牙齿掉落之后重新生出来，头发变白了重新变黑，面容就像婴儿一样娇嫩。

生地黄干　熟地黄干（各五两）　川椒（十两，不去掉核）　牛膝（五两，用酒浸泡之后做成粉末）　大黑豆（一升，生用）　干山药（五两）　雌雄何首乌（各十两，雌首乌颜色是白色的，雄首乌颜色是红色的，雄首乌不用碾碎）　肉苁蓉（五两）　枸杞（五两）　藁本（十两，洗干净）

上面几味药先将雌何首乌做成细末，一起放在蒸笼里，天亮时开始蒸煮，太阳出来就拿出来晒，夜间露天晾放，这样子共九次蒸煮、九次日晒、九次露天晾放，次数足够了，就烘焙干后打粉末，用酒糊调和做成药丸,如梧桐子大小。空腹的时候用温酒、盐开水送服,忌同时服用萝卜。

这方剂的药性温和,没有副作用,可以治疗各种疾病,补益肾气,使得皮肤润滑有光泽,婴儿也可以服用。

经进地仙丸

【原文】

凡丈夫妇人五劳七伤,肾气衰败,精神耗散,行步艰辛,饮食无味,耳焦眼昏,皮肤枯燥,妇人脏冷无子,下部秽恶,肠风痔漏,吐血泻血,诸风诸气,并皆治之。

川牛膝(酒浸一宿,切,焙) 肉苁蓉(酒浸一宿,切,焙) 川椒(去目) 附子(炮,以上各四两) 木鳖子(去壳) 地龙(去土,以上各三两) 覆盆子 白附子 菟丝子(酒浸研) 赤小豆 天南星 防风(去芦) 骨碎补(去毛) 何首乌 草薢 川羌活 金毛狗脊(去毛) 乌药(以上各二两) 绵黄芪 人参(各一两) 川乌(炮) 白茯苓 白术 甘草(各一两)

上为细末,酒煮面糊为丸,如梧桐子大。每服三四十丸,空心温酒下。

陶隐居以此方编入《道藏》。时有人母幼年得风气疾,久治不瘥,五十余年。隐居处此方修合,日进二服。半年,母病顿愈,发白返黑,齿落再生,至八十岁,颜色如少年人,血气筋力倍壮,耳目聪明。其家老仆七十余岁,窃服此药,遇严冬,御绵葛,履霜雪无寒色,有别业去家七十里,每使老仆往返,不移时,又能负重,非昔时比,几成地仙。

【白话解】

男子或女子有五劳七伤,肾气虚衰,精神消耗散尽,行走脚步艰难,饮食的时候没有食欲,耳朵听不清,眼睛视物昏花,皮肤干燥,妇女脏腑寒冷不孕,下身带下秽臭,大便泻下,痔疮出血,吐血便血,各种各样的风邪、气滞等疾病,都能治疗。

川牛膝(用酒浸泡一夜,切开烘焙干燥) 肉苁蓉(用酒浸泡一夜,切开烘焙干燥) 川椒(去掉目) 附子(炮制,以上四味药各四两) 木鳖子(去掉壳) 地龙(去掉泥土,以上两味药各三两) 覆盆子 白附子 菟丝子(用酒浸泡研磨) 赤小豆 天南星 防风(去掉根部) 骨碎补(去掉毛) 何首乌 萆薢 川羌活 金毛狗脊(去掉毛) 乌药(上面十二味药各用二两) 绵黄芪 人参(这两味药各用一两) 川乌(炮制) 白茯苓 白术 甘草(这四味药各用一两)

以上药物研成细末,用酒煮面糊和成丸子,做成像梧桐子大小。每次服用三四十颗,空腹用温酒服用。

陶弘景把这个药方编进《道藏》里面,当时有人的母亲在年幼得了风气疾病,治疗了很久都不痊愈,经历了五十多年了。陶弘景开了这个药方并配制成药,每日服用两次,经过半年,这位母亲的病完全好了,白头发重新变成黑色,脱落的牙齿重新长出来,到八十岁,容颜面色就像少年人一样,血气、筋骨力量特别壮旺,耳聪目明。她家里的老仆人七十多岁了,偷偷服用这个药方,遇到严寒的冬天仍穿着细葛布衣服,走到雪地里没有一点寒冷的感觉。她家里另有一处房子,离家有七十里路远,每次让这老仆人来回,不用很多时间,而且还能背负重物,跟以前完全不能相比,几乎成了凡间的仙人。

八味丸

刘戴花方,老人常服,延寿延年。

川巴戟(一两半,酒浸,去心,用荔枝肉一两同炒赤色,去荔枝肉不用) 高良姜(一两,剉碎,用麦门冬一两半剉,去心,用炒赤色为度,去门冬) 川楝子(二两,去核,用降真香一两。剉碎,同炒油出为度,去降真香) 吴茱萸(一两半,去梗,用青盐一两同炒后,茱萸炮,同用) 胡芦巴(一两,用全蝎十四个同炒后,胡芦巴炮,去全蝎不用) 山药(一两半,用熟地黄同炒焦色,去地黄不用) 茯苓(一两,用川椒一两同炒赤色,去椒不用) 香附子(一两半,去毛,同牡丹皮一两,同炒焦赤色,去牡丹皮不用)

上一处研为细末,盐煮面糊为丸,如梧桐子大。每服四五十丸,空心食前盐汤下,温酒亦得。

此方温平,补肝肾,清上实下,分清浊二气,补暖丹田,接华池真水[1],三车[2]不败,五漏[3]不生,热不流于上膈,冷不侵于脾胃,令人耳目聪明。治积年冷病,除累岁沉疴,兼治遗精白浊,妇人赤白带下,其效如神。

【注释】

[1] 华池真水:口中唾液。道教静坐方法要求将口中唾液咽下,以意送入丹田。

[2] 三车:小河车、大河车、紫河车,道教说法,可以使肾中元气

上升。

[3] 五漏:佛教理论中"漏"指麻烦。此处概指各种烦恼。

【白话解】

　　本方是刘戴花的药方,老年人经常服用,可以延长寿命。

　　川巴戟(一两半,用酒浸泡,去掉芯,用荔枝肉一两,一起炒成红色,去掉荔枝肉不用)　高良姜(一两,切碎,用麦门冬一两半切碎,去掉芯,和姜一起炒,直到颜色变成红色,去掉麦门冬)　川楝子(二两,去掉核,用降真香一两,切碎,一起炒,以出油作为尺度,去掉降真香)　吴茱萸(一两半,去掉梗,用青盐一两一起炒了以后,茱萸炮黑,一起使用)　胡芦巴(一两,用全蝎十四个一起炒了之后,把胡芦巴炮黑,去掉全蝎不用)　山药(一两半,用熟地黄一起炒成焦黄色,去掉地黄不用)　茯苓(一两,用川椒一两,一起炒成红色,去掉川椒不用)香附子(一两半,去掉毛,用牡丹皮一两,一起炒成焦红色,去掉牡丹皮不用)

　　这些药材放在一起研磨研成细末,加上盐,煮面糊和药粉末一起做成药丸,像梧桐子大小。每次服用四五十丸,在吃饭之前空腹就着盐开水送服,用温酒也可以。

　　这个药方性质温和平和,补益肝肾,使得上面头目清明,下面肾气充实,使清气浊气分开,温暖补益丹田,能够接受唾液真水下降,体内河车上升真气不断,没有各种烦恼生成,热气不在胸膈之上流动,冷气不能入侵脾胃,使得人耳聪目明。可以治疗多年寒冷的旧病,除去长年累积的重病,同时治疗男子遗精、白浊,妇人带下赤白,有神奇的效果。

双补丸

刘上舍[1]之祖在京师辟雍[2],得史载之[3]家传方,服此四十载,享年八十七岁。

熟地黄(半斤,补血) 菟丝子(半斤,补精)

上为细末,酒糊为丸,如梧桐子大。每服五十丸,人参汤下。

此方治下部虚冷,平补不热不燥。气不顺,沉香汤下;心气虚,茯苓汤下;心经烦躁,酸枣仁汤下;小便少,车前子汤下;小便多,益智汤下。

【注释】

[1] 上舍:为监生的别称。

[2] 辟雍:古代为教育贵族子弟设立的大学。

[3] 史载之:即史堪,字载之,宋代医家,官至郡守,精于医学,著有《史载之方》。眉州(今四川眉山)人。

【白话解】

刘上舍的祖父在京城大学里,得到史载之家传的药方,服用了四十年,终年八十七岁。

熟地黄(半斤,可以补血) 菟丝子(半斤,温补精气)

这两味药材研磨成细粉末,用酒混合药粉做成药丸,如同梧桐子大小。每次服用五十丸,用人参汤送服。

这个药方治疗下部虚弱寒冷,平和温补,不热不燥。如果呼吸不顺,就用沉香汤送服;如果心气虚弱,就用茯苓汤送服;如果心烦不安,就用酸枣仁汤送服;如果小便偏少,就用车前子汤送服;如果小便多,就用益智汤送服。

二黄丸

【原文】

黄德延曰：夫人心生血，血生气，气生精，精盛则须发不白，颜貌不衰，可以延年益寿。其夭阏者，多由服热药，性燥不能滋生精血也。予深烛此理，以谓药之滋补，无出生熟二地黄，天麦二门冬，世人徒知服二地黄，而不知以门冬为引导，则服二地黄者，徒过去尔。生地黄生精血，用天门冬引入所生之地。熟地黄补血，用麦门冬引入所补之地，四味互相。该说载于《本草》，可考而知。而又以人参为通气之主，使五味并归于心，药之滋补，无出于此。

生地黄　熟地黄　天门冬（去皮）　麦门冬（去心，各一两）　人参（一两）

上五味为末，炼蜜为丸如梧桐子大。每服三十丸至五十丸，空心温酒盐汤下。

此方常服，十日明目，十日不渴，自此以往，可以长生。予登真人之位，此药之功也。

【白话解】

黄德延说：人由心生发血脉，血脉生发气化，气化形成真精，真精壮盛就会头发、胡须都不易变白，容颜外貌不会衰老，可以延长寿命。那些夭折的人，多数是因为服用性热的药，性质燥热就不能滋养生发精气和血液。我深深明白这个道理，认为滋补药物中，没有超出生熟地黄、天门冬、麦门冬的。人们只知道服用生熟两种地黄，却不知道用门冬作为引导药，只服用生熟两种地黄，只是徒劳从肠胃里穿过去而已。生地黄可以生精养血，用天门冬引导进入能够生养的地方。熟地黄可以补血，用麦门冬引导进入要补充的地方,四味药相互为用。这个说法记载在本草著作里面,可以考究得知。而且方中又用人参作为疏通元气的主导,使得五味药一起回归到心里,药物的滋补,没有超过这个的了。

生地黄　熟地黄　天门冬（去掉皮）　麦门冬（去掉芯,这四味药各用一两）　人参（一两）

以上五味药丸研末,用蜜糖炼制成药丸,如梧桐子大小。每次服用三十丸至五十丸,空腹用温酒或者盐开水送服。

这个药方可以经常服用,服用十日可以明目,再服用十日就不会感觉到渴,从此开始服下去,可以延长生命。我能够成为得道真人,都是这个药物的功力。

扶羸黑白丹

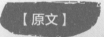

【原文】

治年尊气血虚耗,精血少不能荣养经络,精神枯瘁,行步战悼[1],筋脉缓纵,目视茫茫。

黑丹

用麋茸,去床骨皮毛,酒浸一宿,酥炙令黄;又用鹿茸,事治如麋茸之法,各等分,并为细末,酒糊为丸如梧子大。

白丹

用钟乳粉一味,糯米糊为丸。

上用此二丹,杂之而服。如觉血少,即多用黑丹。如觉气不足,即多用白丹。温酒或米饮吞下,空心食前服。史丞相常服此二丹。

【注释】

[1] 悼：意为恐惧、抖动。

【白话解】

这个药方治疗年长者气血虚损耗散，真精血气缺少而不能滋养经络，精神疲惫不堪，走路的时候脚步颤抖，筋脉缓慢松弛，眼睛视物茫然不清。

黑丹

用麋茸，去掉骨床和皮毛，用酒浸泡一夜，用火炙到酥软并使颜色变黄；再用鹿茸，像之前制作麋茸的方法一样加，两样用同等分量，一起制成细细的粉末，用酒搅和做成像梧子一样大小的药丸。

白丹

用钟乳粉一味药，用糯米混合做成药丸。

以上这两种丹药，混在一起服用。如果觉得血少，就多用黑丹；如果觉得中气不足，就多用白丹。用温酒或者米汤送服，饭前空腹服用。史丞相经常服用这两种丹药。

还少丹

【原文】

西川罗赤脚方，大补心肾，治一切虚败，心神耗散，筋力顿衰，腰脚沉重，肢体倦怠，血气羸乏，小便昏浊。服药五日，颇觉有力；十日，精神爽健；半月，气稍壮；二十日，耳目聪明；一月，夜思饮食；久服，令人身体轻健，筋骨壮盛，怡悦颜色。妇人服之，姿容悦泽，大暖子宫，去一切等疾。

山药　牛膝（酒浸一宿，焙干，各二两）　远志　山茱萸　白茯苓　五味子　肉苁蓉（酒浸一宿，切，焙干）　石菖蒲　巴戟（去心）　楮实子　杜仲（去粗皮，姜汁并酒涂）　茴香（各一两）　枸杞子　熟干地黄（各半两）

上为细末，炼蜜入枣肉为丸，如梧桐子大。每服三十丸，温酒盐汤下，日进三服，空心食前。

看证候加减用药。身热，加山栀子一两；心气不宁，加麦门冬子一两；精液少，加五味子一两；阳气弱加续断一两。

【白话解】

这是西川罗赤脚的药方，对心肾大有补益，可治疗一切体虚败坏，心神耗散，筋力忽然衰弱，腰膝腿脚感觉沉重，四肢身体感觉倦怠，血气羸弱缺乏，小便浑浊。服用药物五日，可感觉到很有力气；服用十日，可感觉精神爽朗健壮；服用半个月，中气就逐渐强壮了；服用二十日，就耳聪目明了；服用一个月，晚上都想要增加饮食了；服用久了，使得人身体轻松爽健，筋骨强壮旺盛，颜色愉悦开心。妇人服用，姿色容貌愉悦有光泽，能很好地温暖子宫，祛除所有疾病。

山药　牛膝（用酒浸泡一夜，烘焙干燥，这两味药各用二两）　远志　山茱萸　白茯苓　五味子　肉苁蓉（用酒浸泡一夜，切细，烘焙干燥）　石菖蒲　巴戟（去掉芯）　楮实子　杜仲（去掉粗皮，用姜汁加上酒一起涂上去）　茴香（以上几味药各用一两）　枸杞子　熟地黄干（两味药各用半两）

以上研成细末，用蜂蜜搅和，加入枣肉一起炼成药丸，如梧桐子大小。每次服用三十丸，用温酒、盐开水送服，每日服用三次，饭前空腹服用。

根据病症的情况加减用药的分量。如果身体发热就加上山栀子一两；如果心气不安宁就加上麦门冬一两；如果精枯津少就加上五味子一两；如果阳气微弱就加续断一两。

胜骏丸

治老人元气不足，真气虚弱及诸虚寒湿气进袭，手足拳挛，屈伸不得，筋脉不舒，行步不随。常服，益真气，壮筋骨。治肤，散一切风。

附子一枚（重八九钱重，去皮脐） 当归（一两，酒浸一宿）天麻（酒浸） 牛膝（酒浸） 酸枣仁（炒） 防风（各一两） 熟地黄（酒浸） 没药（别研） 木香（不见火） 全蝎（去嘴、足、梢尾）羌活 甘草（炙） 槟榔 萆薢（炒） 苁蓉（酒浸） 破故纸 巴戟（各一两） 木瓜（四两） 麝香（二钱半，别研） 乳香（半两，别研）

上二十味，除乳香、没药、麝香别研外，捣罗为末，用生地黄三斤，净洗，研烂如泥，入无灰酒[1]四升，烂煮如膏，以前药拌匀，杵令坚，每两分作十丸。每服一丸，细嚼，临卧酒送下。如服半月，见效甚速。无事人服此，亦壮筋力，行步如飞，故名胜骏。此药专在地黄膏要熬得好，惟春夏好合，以有生地黄也。若合半剂，每味减半。（此方黄谦仲传于永福陈学谕）

【注释】

[1] 无灰酒：不放石灰的酒。古人在酒内加石灰以防酒酸，但石灰能聚痰，所以药用无灰酒。

【白话解】

治疗老年人元气不足，真气虚弱，以及各种虚弱寒冷湿气侵犯，手脚痉挛，不能屈伸，走路脚步跟不上。经常服用可以补益真气，强壮筋骨，治疗皮肤病，驱散所有风邪。

附子一个（八九钱重，去掉表皮和脐部） 当归（一两，用酒浸泡一夜） 天麻（用酒浸泡） 牛膝（用酒浸泡） 酸枣仁（炒） 防风（上面这几味药各用一两） 熟地黄（用酒浸泡） 没药（另外研磨） 木香（不能见到火） 全蝎（去掉嘴、足、稍尾） 羌活 甘草（炙用） 槟榔 萆薢（炒） 苁蓉（用酒浸泡） 补骨脂 巴戟（上面的药材各用一两） 木瓜（四两） 麝香（二钱半，另外研磨） 乳香（半两，另外研磨）

这共二十味药，除去乳香、没药、麝香另外单独研磨之外，都研磨成为细末。用生地黄三斤，洗干净，研磨到像泥巴一样烂，加入四升无灰酒，煮烂成膏，用前面的药材搅匀，用杵来捶打坚实，每两药料分别制成十个药丸。每次服用一丸，细细咀嚼，每日临前用酒送服。如果服用半个月，效果迅速出现。如果是健康人服用，也可以使得筋骨力量强壮，走路速度快，所以叫作"胜于骏马"。这个药方关键是地黄膏要煮得好。所以这个药方只有春天和夏天比较适合制作，因为这两个季节有生地黄。如果制作半剂药，那么每一味药的分量都减半。（这个药方是黄谦仲传给永福陈学谕的。）

鲙^[1]齑^[2]散

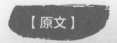

【原文】

老人脾胃久弱，饮食全不能进，两服主效。王医继先进高庙^[3]方。

附子（七个，炮） 丁香 藿香叶 官桂 木香（各三钱） 人参（半两）

上为末，每服二大钱，以寻常辣糊齑半盏，热调服，用匙挑服之。

【注释】

[1] 鲙：切得很细的鱼或肉。

[2] 韲：用醋酱拌和，切成碎末的菜和肉。

[3] 高庙：指宋高宗。

【白话解】

老人的脾胃虚弱日久，饮食都不能吸收，两剂药就可以起效。这是王继先医师进献宋高宗的药方。

附子（用七个，炮制） 丁香 藿香叶 官桂 木香（上面药材各用三钱） 人参（半两）

以上药物研成细末，每次服用两大钱，用平常的辣椒糊拌碎食物半杯，加热调和服用，用汤匙一点点舀来吃。

姜黄散

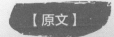

治老人脾泄。

鹰爪黄连（一两，断作小段） 生姜（四两，净洗，和皮切作骰子块）

上于银器内同炒，得姜焦黄色，去姜。以黄连碾为细末，腊茶[1]清调下二钱，不拘时。（吴兴，沈漕德器传）

卷之四

337

【注释】

【注释】

[1] 腊茶：指陈茶。

【白话解】

治疗老人脾虚泄泻。

鹰爪黄连（一两，切断做成小段） 生姜（四两，洗干净，连着皮一起切成骰子一样大小的方块）。

以上药材放在银器里面一起炒，炒到姜变成焦黄色，然后去掉姜。把黄连碾成细细的粉末，用冬天腊月收采的茶调服下二钱，不分时候都可服用。（这是吴兴人沈德器漕司传下的药方）

通利散

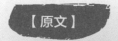

【原文】

治老人秘涩。

和剂方，嘉禾散（须用广州增城县随风子）

上每服三大钱，水一盏半，生姜三片，枣二枚，煎至七分，入蜜一匙，再煎，去滓，不拘时。（制帅刘尚书用光传）

【白话解】

治疗老年人便秘。

《太平惠民和剂局方》收录的嘉禾散（其中需要用广州增城县的随风子）

以上药方每次服用三大钱，用水一盏半，三片生姜，二枚枣，水煎到七分，加入一汤匙蜜糖，再煎，去掉药渣，不论什么时候都可以服用。（制置使刘用光尚书所传的方子）

脾约[1]丸

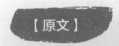

治老人津液少，大便燥，小便涩，其脾为约。

大黄（二两，酒洗，焙） 厚朴 枳壳 白芍药（各半两） 麻子仁（一两，微炒） 杏仁（三分）

上为末，蜜丸如梧桐子大。每服二十丸，温水下。加至三十丸。

【注释】

[1] 脾约：病名。脾虚津少，肠液枯燥，以小便数，便秘，口干，腹胀，纳食尚可等为主要表现。

【白话解】

治疗老年人的津枯液少，大便干燥，小便干涩，发生脾约证。

大黄（二两，用酒来洗，然后烘焙干燥） 厚朴 枳壳 白芍药（各半两） 麻子仁（一两，稍微炒一下） 杏仁（三分）。

以上药物研成细末，用蜜搅和做成药丸，如梧桐子大小。每次服用二十丸，用温开水送服。可以加到三十丸。

磨积丸

治老人,磨滞积,去浮肿。

厚朴　白姜[1]　缩砂　胡椒　青皮　苍术　麦芽　陈茱萸　肉桂(不见火)

上用醋同盐煮,再焙干,为细末,酒糊为丸,如梧桐子大。每服十丸,日午或临睡香附子煎汤吞下,橘皮汤亦得。此方老幼常服,快脾进食。

【注释】

[1]白姜:指干姜白净而结实者。

【白话解】

治疗老年人,可以消滞化积,祛除浮肿。

厚朴　白姜　缩砂仁　胡椒　青皮　苍术　麦芽　陈茱萸　肉桂(不能见到火)

以上用醋和盐一起煮,再烘焙干燥,研成细末,用酒搅和,做成药丸,如同梧桐子大小。每次服用十个药丸,每日中午或者晚上临睡前,用香附子煎汤送服,用橘皮汤来送服也可以。这个药方老幼都可以经常服用,能健运脾胃增进胃口。

白芷丸

治老人气虚头晕。

白芷　石斛　干姜（各一两半）　细辛　五味子　厚朴　肉桂　防风　茯苓　甘草　陈皮（各一两）　白术（一两一分）

上为细末，炼蜜丸如梧桐子大。每服三十丸，清米饮下，不饥不饱服。邵致远年八十有三，有此疾，得此方，数服即愈。（杨吉老传）

【白话解】

治疗老年人气虚引起的头晕。

白芷　石斛　干姜（这三味药材各用一两半）　细辛　五味子　厚朴　肉桂　防风　茯苓　甘草　陈皮（这些药材各用一两）　白术（一两一分）

以上药物研成细末，用蜜糖炼制做成药丸，如梧桐子大小。每次服用三十丸，用澄清的米汤送服，在肚子不饿不饱的时候服用。邵致远在八十三岁时，患了这种疾病，得到这个药方，服用好几剂药之后就痊愈了。（杨介字吉老所传授的药方）

治眼昏夜光育神丸

【原文】

养神明,育精气,主健忘,益智聪心,补血不壅燥,润颜色。远视移时,目不眊眊[1],脏腑调适。久服目光炯然,神宇泰定,语音清彻,就灯永夜,眼力愈壮,并不昏涩,不睡达旦,亦不倦怠,服两三月后,愈觉神清眼明,志强力盛,步履轻快,体气舒畅,是药之效。常饵如饮食,一日不可辍。惟在修合,洗濯洁净,药材须件件正当,不宜草率。

熟地黄(洗,晒干,酒浸) 远志(净洗,就砧上槌碎,取皮,去骨木) 牛膝(去芦) 菟丝子(净洗,晒干,以酒浸,别研如泥) 枳壳(净洗,去瓤,麸炒赤色) 地骨皮(须自取,净洗,净砧上槌打,取皮) 当归(净洗,晒干,焙亦得)

以上七味各等分,逐一秤过分两平,除地黄、菟丝子别器用酒浸,其余五味同剉细,共入一钵内或瓷瓮内。若每件十两,都用第一等无灰浓酒六升,同浸三宿,取出,文武火焙干,须试火令得所,不可太猛,恐伤药性。十分焙干,捣罗为末,以两手拌令十分匀。炼蜜为丸,如梧桐子大。每服空心盐酒下三十丸,加至四五十丸亦不妨。若不饮酒,盐汤亦得,但不如酒胜。炼蜜法,冬五滚,夏六七滚,候冷,以纸贴惹去沫,丸后都入微火焙,少顷,入瓷收。(陈书林云:黄牧仲司谏常服此药,晚年目视甚明,因传其方。)

李守愚取黑豆紧小而圆者,侵晨[2]以井花水[3]吞二七粒,谓之五脏谷,到老视听不衰。

《本草》云:"熟地黄、麦门冬、车前子相杂,治内障眼有效。"屡试信然。其法:细捣罗,蜜丸如桐子大。三药皆美,捣罗和合,异常甘香,真奇药也。

【注释】

[1] 眈眈：视物昏花不明貌。

[2] 侵晨：黎明，早晨初现光亮。

[3] 井花水：亦称"井华水"。清晨初汲的水。

【白话解】

这个方子可以保养神明，养育精气，主治健忘，补益心智，使得心智聪明，能补血但不会壅滞燥热，滋润容颜。看远物久了之后，眼睛不会昏花，五脏六腑调和舒适。长期服用，眼光炯炯有神，精神气质安定，说话声音清晰响亮，可以在灯光下整夜看书，视力更加敏锐，并不会昏暗干涩，通宵不睡觉也不会疲倦，服用两三个月之后，越发觉得精神晰明，眼睛明亮，意志坚强，力量旺盛，步履轻便快捷，身体的气息舒服顺畅，这就是这个药方的功效。可经常服用这个药丸，像饮食一样，一日都不可以断绝。只是在制作药材的时候，要清洗洁净，药材每一样都要保证质量，不能草率。

熟地黄（洗干净，晒干，用酒浸泡） 远志（洗干净，放在砧板上捶碎，取用表皮，去掉骨木） 牛膝（去掉芦头） 菟丝子（洗干净，晒干，用酒浸泡，分开独自研磨成像泥一样烂） 枳壳（洗干净，去掉内瓤，用麦麸一起炒成红色） 地骨皮（需要自己取用。浸泡洗干净，放在砧板上捶打，取用外皮） 当归（洗干净，晒干，也可以烘焙干燥）

以上七味药各种都取用相等的分量，逐一用秤称出，重量均匀，除去地黄、菟丝子用另外的容器用酒浸泡之外，其余五味药一起打碎切细，一起放到一个钵里面或者瓷瓮里面。如果每一味药都放十两，共用六升上等的不用石灰制作的浓酒，一同浸泡三夜，然后取出来，用大火、慢火烘焙干燥，一定要注意火候刚刚合适，不可以太猛，以免损伤药物的性能。烘焙到十分干燥之后，捣碎研筛成细末，用两手搅拌到十分均匀。用蜜糖炼制做成药丸，如梧桐子大小。每一次服用时，空腹用加了盐的酒服用三十丸，加到四五十丸也没关系。如果不喝酒，盐开水也可以，但是不如用酒更好。炼制蜜糖的方法，冬天的时候煮沸腾五次，夏天要煮沸六七次，然后等到冷却，用纸贴除去表层泡沫。做成药丸后都放到文火里面烘焙，过一会儿，放进瓮子里面收藏。（陈晔说：黄牧仲司谏经常服用这个药方，到了晚年眼睛看东西还很清楚，所以传出这个药方。）

李守愚选择黑豆里面紧致个子小而且圆的，在凌晨的时候用井边新汲的水送服十四颗，说是五脏谷，直到年老视力听力都不衰减。

本草书上说："熟地黄，麦门冬，车前子加在一起，治疗患有白内障的眼睛很有效果。"尝试了好多次，的确有效。方法是将这些药细细捣碎，炼制成像梧桐子一样大小的蜜丸。三味药味道都很好，捣碎混合在一起，更特别甘甜馨香，真是奇特的药方。

牢牙乌髭方

【原文】

绍定壬辰[1]，江淮赵大使克复盱眙，时纳合行省相公名买住来金陵，予在赵监军厅同会。纳合年逾七十，鬓发髭须皆不白，质其所由，谓吾国有行台[2]出典藩镇，髭须皓然，数载归朝，而须发皆黑。人怪其异，自序遇一方，牢牙乌髭，岁久得效，因传其方，却不言分两。续乙巳年[3]会张经历朝请，始得分两云。（紫壶温尉序）

旱莲草（二两半）。此草有二种，一种是紫菊花，炉火客用之，此一种。再就北人始识之，《本草》中名鳢肠草，《孙真人千金方》名金陵草，浙人谓之莲子草，其子若小莲蓬故也。

芝麻莘（三两此是压油了麻枯饼是也） 诃子（二十个，并核剉） 不蛀皂角（三挺） 月蚕沙（二两） 青盐（三两半，盖青盐吾乡少，且贵价，只以食盐代之，但药力减少） 川升麻（三两半，最治牙疼）

上为末，醋打薄糊为丸，如弹子大，捻作饼子（或焙或晒），以干为度。先用小口瓷瓶罐子,将纸筋泥固济曝干,入药饼在瓶内,塘灰火中烧令烟出,若烟淡时,药尚存性,急取退火,以黄泥塞瓶口,候冷,次日出药(旋取数丸,旋研为末)。早晚用。如揩牙药,以温汤灌漱(使牙药时,须少候片时,方始灌漱)。久用功莫大焉。乌髭方甚多,此方颇为奇异,故抄之。

吾祖知县承议公,家传常用牢牙方。

荆芥(不见火)　土芎　细辛　当归

上为末,使时未可便用水漱,须令药气入牙内,良久方漱为佳。(常用,至老牙不动摇。)

【注释】

[1] 绍定壬辰:公元 1232 年。

[2] 行台:行政机构名,"台"指在中央的尚书省,出征时于其驻在之地设立临时性机构称为行台,又称行尚书台或行台省。

[3] 乙巳年:指南宋理宗淳祐五年,即 1245 年。

【白话解】

南宋绍定五年,江淮地区赵大使收复了盱眙,当时任行省相公的纳合买住来到金陵。我在赵监军的客厅一起接见他。纳合买住年纪超过了七十岁,头发胡须都没有变白,询问他其中的原因。他说他的国境里有一位行台官员外出担任藩镇官员,去的时候胡须头发都是银白的,几年后回到朝廷,胡须头发都变黑了。人们奇怪他的异常变化,他自称遇到一个药方,可以使得牙齿牢固头发变黑,用了多年获得效验,于是传出这个药方,但是不说明药材的分量。直到淳祐四年,我遇到朝请官张经历,才得到药材的分量。(紫壶温尉记叙。)

旱莲草(二两半)。这种草有两种,一种是紫菊花,炼丹的术士用它,这是一种。再有一种就只有北方的人才认识了。本草书里面取名为鲤肠草,《孙真人千金方》取名为金陵草,浙江的人称它作莲子草,因为它的果实像小莲蓬。

芝麻莘（三两，这指压出油之后的芝麻枯饼）诃子（二十个，连着核一起打碎）不蛀皂角（三挺）月蚕沙（二两）青盐（三两半，大概青盐在我们的家乡里很少有，而且价钱很贵，只能用食盐代替，不过这样药物效力会减少）川升麻（三两半，医治牙疼最有效）

以上药物研成细末，加上醋搅和成为稀糊，做成像弹子一样大小药丸，然后捻成饼（或者烘焙或者晾晒），以干燥作为尺度。先用开口小的瓷瓶或者瓷罐，用掺纸筋泥密封好晒干，把药饼放在瓷瓶里面，然后放在塘灰火中烧到有烟冒出来，如果烟变淡了，药材的药性还存在，急忙取出来，使火气消退，用黄泥塞住瓶子的口，晾凉，第二日取出药饼（要用几丸就立即研碎成粉末）。每日早上和晚上使用。如果擦有牙药，就用温开水灌入漱口（使用牙药的时候，要稍微等待片刻，才可以开始灌入漱口）。长期使用功效很大。能使头发胡须变黑的药方很多，而这个药方比较奇异，所以抄下来。

我的祖父承议公曾任知县，家传下常用巩固牙齿药方如下。

荆芥（不能见到火）土芎 细辛 当归

这四味药材做成粉末，使用时不可以马上就用水漱，必须要让药气进入到牙里面，经过一段时间才漱口为好。（经常使用，直到年老牙齿都不会松动。）

东坡治脾节饮水说

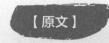

【原文】

脾能母养余脏，养生家谓之"黄婆"。司马子微[1]著《天隐子》，独教人存黄气[2]入泥丸[3]，能致长生。太仓公[4]言："安谷过期，不安谷不及期。"以此知脾胃令全固,百疾不生。近见江南一老人,年七十三,状貌气力如四五十人。问其所得,初无异术,但云:"平生习不饮汤水耳。常人日饮数升,吾日减数合,但只沾唇而已。脾胃恶湿,饮少胃强,气盛液行,自然不湿。或冒暑远行,亦不念水。"此可谓至言不烦。

周曼叔比得肿疾,皆以利水药去之。中年以后,一利一衰,岂可数乎?当及今无病时,力养胃气。若土能制水,病何由生?向陈彦升云:"少时得此疾,服当归、防己之类,皆不效,服金液丹,灸脐下乃愈。此亦固胃助阳之意,但火力外物不如江南老人之术。姜、桂辣药例能胀肺,多为肿媒,不可服。"

陈书林云:"友人陈昊卿,年六十二,面色光泽。扣之以何道致此,云:'常时绝不饮汤水,虽羹汁亦少呷。'参以坡公之说,方审昊卿之言为信。"

【注释】

[1] 司马子微:司马承祯(647年—735年),字子微,法号道隐。陶弘景三传弟子,是唐代茅山宗最负盛名的道教学者。

[2] 黄气:指脾脏之气。

[3] 泥丸:有多种说法,更指丹田或百会穴。

[4] 太仓公:淳于意(约公元前215年—140年),古代医家名。西汉临淄(今山东淄博东北)人,姓淳于,名意。淳于意曾任齐太仓令,精医道,辨证审脉,治病多验。《史记·扁鹊仓公列传》有所记载。

【白话解】

脾脏可以像母亲一样养护其他的脏腑,养生家把它叫作"黄婆"。司马承祯所著《天隐子》,只是教人保养脾脏之气,运气至丹田,能达到养生的效果而致长寿。淳于意说:"饮食正常就可以度过固有寿命,不能正常饮食就活不到应有寿命。"由此可知使得脾胃巩固,各种疾病都不会产生。最近见到江南一位老人，年纪七十三岁，外表容貌气力如同四五十岁的人。询问他怎么做到的，完全没有什么特异的方法，只是说："我平生习惯不饮用汤、水罢了。平常人每日饮用几升，我每日则减少几合，只是需要用水沾嘴唇就可以了。脾胃不喜欢湿气，饮水少则胃气强壮，中气壮盛体内的津液就会通行，自然就不会有湿气了。有时候冒着暑气走远路，也不会想着要喝水。"这可以说是极中肯的语言一点不烦琐。

周曼叔近来得了水肿的疾病，都用利水的药物泻水。人到了中年以后，泄利一次就衰弱一次，哪里能经常这样呢？人们应当趁现在没有疾病的时候，努力保养胃气。如果脾土能克制水，那么疾病哪里会产生呢。以前陈彦升说："年纪小的时候得了这个疾病，服用当归、防己这些药材，都没有效果，后服用金液丹，灸脐下的穴位才痊愈。这也是巩固胃气帮助阳气的意思，但是用火力、服外物还是比不上那位江南老人的方法。姜、桂枝之类辛味的药物可以使得肺肿胀，很多都是水肿的诱因，不能服用。"

陈晔（号书林）说："朋友陈昊卿，六十二岁，脸色很有光泽。登门拜访请问他用什么方法做到这样的，他说：'平常的时候绝对不喝汤和开水，即使是液体的羹汁都很少喝。'以东坡先生的说法作为参考，才知道昊卿说的话是确实的。"

饮食用暖

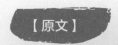
【原文】

王玠，密人，尝食道傍。有一老人进言：饮食须用暖，盖脾喜温，不可以冷热犯之。惟暖，则冷热之物，至脾皆温矣。又因论饮食太冷热，皆伤阴阳之和。（晁氏客语[1]）

【注释】

[1] 晁氏客语：指宋代晁说之所撰《晁氏客语》。

【白话解】

王玠是密州人，曾经在道路旁边吃饭，有一位老人对他说：饮食之物必须温暖。因为脾脏喜爱温暖，不可以用过冷过热的食物来侵犯它。只有脾胃暖和了，那么无论是冷或热的食物，进入脾胃都能变温和。又接着说如果饮食太冷或者太热，都容易伤及阴阳的平衡。（出自《晁氏客语》）

戒夜饮说

【原文】

酒，古礼也。奉祭祀，会宾亲，制药饵，礼有不可缺者。用之有时，饮之有度。岂可以为常而不知节哉！《礼经》："宾主百拜而酒三行"者，盖重其道而不容轻故尔，岂令人浮沉于其中乎？予家祖父处世养生，惟务淡薄，皆享年八九十上下。予自幼年性喜恬退，今又七十余矣，饮酒止一二盏，才夜即睡，明早即起，居常既罕病且康健，亦自知节戒之功然也。人生天地间，贫贱者多，贵而富岂易得哉？倘能戒夜饮，顺阴阳，正寤寐，保精气，使一身神识安宁，百邪不侵，安享天年，岂不幸欤！好生君子，审而察之。（此序见陈氏《经验方》，不记何人所作。）

酒，是古代礼制中的用品。供奉祭祀，与宾客亲人会面，修制药材，在礼法上都不可以缺少。但使用要讲究时机，饮用要适度，哪里能拿来寻常饮用而不知节制呢？《礼经》中说"宾主之间行礼多次而祝酒三次"，大概说的就是重视饮酒的原则而不容许轻慢吧，怎么能使人沉醉于其中呢？我的亲祖父、父亲为人处世和保养生命，都一意追求淡泊，都享年八九十岁左右。我从年幼的时候，性格就喜欢恬静平稳，现如今又是七十多岁了，饮酒也就一两杯，天黑就入睡，天亮即起床，平常起居不但很少得病而且很健康，我自己也知道这是节制自律的功效。人在天地之间生存，贫贱的人多，地位高贵而且富裕哪里能轻易达到呢？如果可以戒除通宵饮酒，顺应阴阳，按照时辰正点睡觉、起床，保养精气，使得全身精神意识平安宁静，各种邪气不能入侵，安然享受应有寿命，岂不是幸福的事吗？各位注意养生的人们，希望认真思考并明了这个道理。（这篇序见于陈氏《经验方》，没有记载是何人所作。）

擦涌泉穴

【原文】

其穴在足心之上，湿气皆从此入。日夕之间常以两足赤肉，更次用一手握指，一手磨擦，数目多时，觉足心热，即将脚指略略动转；倦则少歇，或令人擦之亦得，终不若自擦为佳。陈书林云："先公每夜常自擦至数千，所以晚年步履轻便。仆性懒，每卧时只令人擦至睡熟即止，亦觉得力。"乡人郑彦和自太府丞出为江东仓，足弱不能陛辞，枢筦[1]黄继道教以此法,逾月即能拜跪。雪人丁邵州致远病足,半年不能下床,遇一道人,亦授此法,久而即愈。今笔于册,用告病者,岂曰小补之哉。

东坡云:"扬州有武官侍真者,官于二广,十余年终不染瘴,面色红腻,腰足轻快。初不服药,唯每日五更起坐,两足相向,热磨涌泉穴无数,以汗出为度。欧公[2]平生不信仙佛,笑人行气,晚年云:'数年来足疮一点,痛不可忍,有人传一法,用之三日,不觉失去。其法:重足坐,闭目握固,缩谷道[3],摇飐[4]为之两足,如气球状,气极即休,气平复为之,日七八,得暇即为,乃般运捷法也。'文忠痛已即废。若不废,当有益。"

又与王定国书云:摩脚心法,定国自已行之,更请加二不废,每日饮少酒,调节饮食,常令胃气壮健。(涌泉穴在足心陷者中,屈足卷指宛宛中,足少阴脉所出,为井地。)

【注释】

[1] 枢筦:即枢管,管理枢机,一般以此称呼枢密院大臣。

[2] 欧公:指欧阳修。

[3] 谷道:肛门。

[4] 飐(zhǎn):风吹而颤动。

【白话解】

涌泉穴位在脚掌心上面,湿气都是从这里进入的。每日早晚之间经常赤着双脚脚掌,然后再用一只手握住脚趾头,另外一只手摩擦这个穴位,摩擦次数多了,感觉脚心发热,就将脚趾稍微转动一下;如果累了就稍微休息一下,或者让别人擦也可以,不过终究不如自己擦的效果好。陈晔(号书林)说:"我家父亲每日夜里经常自己擦涌泉穴直到几千下,所以到了晚年走路脚步轻便有力。我性格懒散,每次睡觉的时候只是让别人帮忙擦涌泉穴到睡熟就停止了,也觉得得到了效果。"同乡的郑彦和从太府丞出任江东仓官员,腿脚虚弱不能够上殿辞别皇帝。枢密院的黄继道将这个方法教给他，一个多月就可以行跪拜礼了。霅溪人任邵州知州的丁致远腿脚生病，半年时间都不能下床，遇到一个道人，也传授了这个方法给他，使用一段时间以后就痊愈了。现在我记录在书本中，以此告诉患有类似疾病的人，哪里能说作用不大呢。

苏东坡先生说："扬州有个武官叫侍真，在两广地区做官，十多年了都没有感染瘴气疾病，脸上颜色红润细腻，腰腿轻盈敏捷。完全不吃药，只是每日五更的时候就起来坐着，两个脚掌相对，互相摩擦许多次到涌泉穴发热，以出汗作为尺度。欧阳修平时不相信神仙，笑话别人修行气功。他到了晚年的时候说：'几年以来，脚上长了一个疮，疼痛不可以忍耐。有人传授了一个方法给我，使用了三日，不知不觉之间痛疮就消去了。方法是：两只脚重叠坐着，闭上眼睛，双手握拳，用力收缩后窍，微微摆动两腿，鼓气好像气球一样，气尽就放松，呼吸平复了再做，每日做七八次，有空就做，这就是运气的快捷方法。'欧阳修足痛好了之后就停止使用这个方法了，如果不停止，应当会有益处。"

又和王定国写信说：摩擦脚心的方法，定国自然已经使用了，另外请求加上两样事情要坚持执行，就是每日饮一点点酒，调节饮食，经常使得胃气强壮健康。（涌泉穴在足心凹陷下去的地方，弯曲脚趾头时看到的中间，这是足少阴脉出来的地方，像是水井一样的地方。）

擦肾俞穴

陈书林云："余司药市仓部，轮羌诸军，请米受筹，乡人张成之为司农丞监史同坐。时冬严寒，余一二刻间，两起便溺，问曰：'何频数

若此。'答曰：'天寒自应如是。'张云：'某不问冬夏，只早晚两次。'余
诘之曰：'有导引之术乎？'曰：'然。'余曰：'且夕当北面[1]，因暇专
往叩请。'荷其口授曰：'某先为李文定公家婿，妻弟少年遇人有所得，
遂教小诀：临卧时坐于床，垂足，解衣，闭气，舌柱上颚，目视顶，仍提
缩谷道，以手摩擦两肾俞穴[2]，各一百二十次，以多为妙，毕即卧，如
是三十年，极得力。'归禀老人，老人行之旬日云：'真是奇妙。'亦与
亲旧中笃信者数人言之，皆得效。今以告修炼之士云。"

【注释】
    [1] 北面：谓拜人为师。
    [2] 肾俞穴：第二腰椎棘突下旁开 1.5 寸，功能补肾益精，壮腰利湿。

【白话解】
    陈晔（号书林）说："我管理药市粮仓，轮流驻守羌部各个军队前
来申请军粮拿筹牌，同乡的张成之担任农丞监史，和我一起坐。当时
是冬天，天气严寒，我在一两刻钟的时间里面，两次起来小便，他就问
我：'为什么小便次数这样频繁？'我回答说：'天气寒冷自然就应该是
这样啊。'他说：'我不论冬天夏天，都只是早上和晚上小便两次。'我
请教说：'有导引的方法吗？'他说：'是的。'我说：'早晚要拜您为师，
有时间了专门去登门请教。'于是得到他口头传授说：'我先前是李文
定公的女婿，我妻子的弟弟少年遇到人教授而学得方法，于是教给我
一个小小的秘诀：晚上临睡前坐在床上，把脚垂下来，把衣服解开宽
松，闭气，舌头顶住上颚，眼睛往头顶上面瞧，再提缩后窍肛门，用手
摩擦两肾俞穴，各摩擦一百二十次，越多越好，摩擦完了就躺下来睡
觉，这样做了三十年，很有效果。'我回家禀告家里的老人，老人使用
了十五日左右说：'这个方法真的很奇妙。'又和亲人朋友里面信得过
的几个人说了这个方法，都得到了效果。现在告诉各位有志修炼的
人们。"

东坡《酒经》

南方之氓，以糯与粳杂以卉药而为饼，嗅之香，嚼之辣，揣之枵然而轻，此饼之良者也。吾始取面而起肥之，和之以姜液，蒸之使十裂，绳穿而风戾之，愈久而益悍，此曲之精者也。米五斗为率而五分之，为二[1]斗者一，为五升者四。三斗者以酿，五升者以投，三投而止，尚有五升之赢也。

始酿以四两之饼，而每投以二两之曲，皆泽以少水，足以散解而匀停也。酿者必瓮按而井泓之，三日而井溢，此吾酒之萌也。酒之始萌也，甚烈而微苦。盖三投而后平也。凡饼烈而曲和，投者必屡尝而增损之，以舌为权衡也。既溢之三日，乃投，九日三投，通十有五日而后定也。既定乃注以斗水。凡水必熟而冷者也。凡酿与投，必寒之而后下，此炎州之令也，既水五日，乃篘[2]得三斗有半，此吾酒之正也。

先篘半日，取所为赢[3]者为粥，米一而水三之，揉以饼曲，凡四两，二物并也，投之糟中，熟馺而再酿之，五日压得斗有半，此吾酒之少劲者也，劲正合为四斗。又五日而饮，则和而力严而猛也。篘之不旋踵而粥投之，少留则糟枯中风而致酒病也。酿久者酒醇而丰，速者反是，故吾酒三十日而成也。

洪内翰曰："此文如太牢[4]八珍，咀嚼不嫌于致力，则真味愈隽永，令附编与耆英喜文章者玩之。欧公《醉翁亭记》用二十一'也'字，此经用十六'也'字，每一'也'字上必押韵，暗寓于赋，而读之者不觉其激昂渊妙，殊非世间笔墨所能形容也。"

【注释】

　　[1] 二：据后文应为"三"。

　　[2] 篘（chōu）：一种竹制的滤酒器具。

　　[3] 嬴：参考《北山酒经》当作"嬴"，古同"赢"，有余。

　　[4] 太牢：指古代祭祀时，牛、羊、猪三牲全备的祭礼。

【白话解】

　　南方的百姓，用糯米和粳米掺上花药做成酒饼，这种饼闻着香，嚼着辣，掂量之空虚而轻，这是酒饼中的优良者啊。我最初取些面发起来，和进去些姜汁，蒸到出现许多裂纹，用绳子穿起来让风吹，吹得越久饼就越坚实，这是酒曲中的精良者啊。以五斗米为标准，将其分作五等分，其中一份为三斗，另外四份各为五升。三斗的一份用来酿造酒母，每份五升的用作投米，先后投入三次就停止，这时还有五升的剩余。

　　最初酿造时用四两酒饼，而每次投米时加二两酒曲，都以少量水淡润，让它足以泡开并均匀就行。酿造时必须把拌有酒饼的米饭按压在瓮的四畔，瓮中留空像竖井一样，过上三日竖井里有酒溢出，这是我的酒开始酿出了。酒刚酿出时，味道浓烈且微微发苦，经过三次投米后就平和了。一般酒饼劲大而酒曲平和，投米的人必须经常尝其味道来决定增加或减少投米量，用舌头的味觉来权衡了。井中的酒满溢出来三日后，才投酒曲，九日共投三次，总共十五日发酵就停止了。发酵一停止就再注入一斗水。凡加入的水必须是冷开水。凡酿制与加投的物料，必须放冷了再下，这在炎热的南方尤其要严格遵守啊。加完水五日后就用竹篘过滤取酒，可得三斗半酒，这是我的正品酒啊。

　　滤酒前半日，取前面剩余的五升米做成粥，米一份水三份，拿饼和曲共四两合并在一起，投到酒糟中，充分揉搓后再酿造，过五日可以压榨出一斗半酒，这是我所制的劲较小的酒。正品酒与劲小的酒合在一起为四斗。再放五日后饮用，酒就柔和而有劲但不猛烈了。滤酒后立即煮粥加入，稍等片刻酒糟就会被风吹干酒就不好了。酿造得时间长酒就醇香而美观,时间短者则相反,故我的酒须三十日而成。

洪内翰说:"这篇文章如同祭祀用的各种食物,咀嚼起来毫不费力,而里面的真味却越研究越隽永,我让人附带编录入书中,给各位年高德硕的喜好品读文章的朋友欣赏。欧阳修的《醉翁亭记》用了二十一个'也'字,这篇《酒经》用了十六个'也'字,每一个'也'字前一定押韵,暗暗地像一篇赋体文,但是阅读的人不会觉得文章激昂、深涩奇妙,这种奇妙的感觉真不是世间的文字可以形容的。"

仲长统《乐志论》

【原文】

使居有良田广宅,背山临流,沟池环匝,竹木周布,场圃筑前,果园树后。舟车足以代步涉之难,使令足以息四体之役。养亲有兼珍之膳,妻孥无苦身之劳。良朋萃止,则陈酒肴以娱之。嘉时吉日,则烹羔豚以奉之。

踌躇畦苑,游戏平林,濯清水,追凉风,钓游鲤,弋高鸿,风于舞雩之下,咏归高堂之上,安神闺房,思老氏之玄虚,呼吸精和,求至人之仿佛,与达者数子论道讲书,俯仰二仪,错综人物。弹南风[1]之雅操,发清商[2]之妙曲,逍遥一世之上,睥睨天地之间,不受当时之责,永保性命之期。如是则可以陵霄汉,出宇宙之外矣,岂羡夫人帝王之门哉。

【注释】

[1] 南风：古代乐曲名，相传为虞舜所作。

[2] 清商：又称为清商乐，是指汉魏三国时流下来的一种乐曲。

【白话解】

假使居住的地方有广阔良田和宽敞的房子，背靠山岭，面对流水，水渠、水池环绕，竹子、树木在周边遍布，屋前建有晒场和园圃，树后建有果园。有车船可以代替行路涉水的艰难，有奴仆可以让自己四肢不用劳作。孝养父母亲有珍贵的饮食，妻子孩子不用劳累受苦。好朋友聚集在一起时，就摆上酒菜来招待他们。各种节庆日子，就烹调羊羔、猪肉来敬奉神灵。

可以在田间花园徘徊，在树林里游戏，用清水洗涤，在凉风之中奔跑，或钓鱼，或射雁，在舞台之上吹风，唱着歌回到家里，安坐在内房，思考老子的玄虚道理，呼吸精细平和，追寻模仿至人的修炼方法，和通达道理的几个朋友讨论道理讲习经书，或谈论天地万物，或评论各类人物。弹奏南风这种雅乐古典，唱起清商这种精妙乐曲，逍遥于人世之上，斜着眼睛看天地之间的万物，不用承受时间的局限，永远保存生命的寿数。如果能这样，就可以驾驭天下，超脱到宇宙之外，怎么会羡慕进入帝王的门庭里寻求官职呢。

照袋[1]

【原文】

王少保（仁裕）每天气和暖，必乘小驷，从三四苍头，携照袋，贮笔砚、《韵略》、刀子、笺纸，并小乐器之类，名园佳墅，随意所适。照袋以乌皮为之,四方有盖并襻,五代士人多用之。(偶阅此事,寓笔于兹,视沈存中游山之具,尤为简便。)

【注释】

[1] 照袋:随身携带的盛放文具杂物的袋子。

【白话解】

太子少保王仁裕每当天气暖和的时候,一定会骑着小马,带领三四个仆人,带上盛杂物的照袋,准备笔墨砚台《韵略》小刀、笺纸,连同小型乐器这些,随意拜访有名的园林、漂亮的别墅。照袋用乌皮做成,四方形,有盖子和纽扣,在五代的时候,很多文人都会使用它。(偶然读书知道这件事,就用笔记录在这里,比较沈括所说的游山工具,更加简便。)

处方

【原文】

人有常言,看方三年,无病可治。治病三年,无药可用。噫!有是哉。余近苦脚膝酸疼,吕惠卿处以经进地仙丹,连服三日而愈。由是知天下无不可治之病,医书无不可用之方,特在于遇医之明不明耳。(地仙丹见前第十八方)

【白话解】

人们常言道:阅读三年药方,就觉得没有疾病是不能治疗的。给人看病三年，就感觉治疗时没有药是可以用的。啊！的确有这样的事情啊。我最近苦于腿脚膝盖酸痛，吕惠卿对症开了经进地仙丹这个药方，我连续服用了三日就痊愈了。由此知道天下没有不可以治疗的疾病，医书里面没有不可以使用的药方，只是在于遇到的医生是不是高明而已。（地仙丹药方见于前面的第十八个药方）

食治方

【原文】

凡饮，养阳气也；凡食，养阴气也。天产动物，地产植物。阴阳禀质，气味浑全。饮和食德，节适而无过，则入于口，达于脾胃；入于鼻，藏于心肺。气味相成，阴阳和调，神乃自生。盖精顺五气以为灵，若食气相恶则伤其精。形受五味以成体，若食味不调则伤其形。阴胜则阳病，阳胜则阴病。所以谓安身之本，必资于食。不知食宜，不足以存生。

古之别五肉、五果、五菜，必先之五谷。以夫生生不穷，莫如五谷为种之美也。苟明此道，安腑脏，资血气，悦神爽志，平疴去疾，何待于外求哉！孙真人谓："医者先晓病源，知其所犯，以食治之，食疗不愈，然后命药。"陈令尹书"食治之方"已备，续编糜粥之法已详，此卷所编诸酒、诸煎、诸食治方，有草木之滋焉。老人平居服食，可以养寿而无病，可以消患于未然，临患用之，可以济生而速效也。

食治诸方，不特老人用之，少壮者对证疗病，皆可通用。负阴抱阳，有生所同，食味和调，百疾不生，保生永年，其功则一。

【白话解】

饮，可以养阳气；食，可以养阴精。动物、植物长于天地之间，其形质禀受阴和阳，气味浑然齐全。饮能调和，食能顺性，节度适宜而不过多，那么饮食入口，到达脾胃消化吸收，气味通过口鼻，贮存在心肺里，饮食气味化合，阴阳和调，人的神志就得到滋养而生发。人的精神如得到各种气味和顺的充养就能显示灵性，如果食物气味相冲反而伤害精神。人的形体得到各种食物滋养就能充养肌体，如果食物滋味不调和就反而会伤害肌体。阴气过盛那么阳气就衰弱，阳气过盛那么阴气就衰弱。所以说，令身体平安的根本，一定依赖于食物。不懂得饮食宜忌，就不能让生命长存。

古人将饮食区分为各种肉食、各种果食、各种蔬菜的不同，但以各种谷物主食为先。因为各种生物的不断生长繁衍，没有比得上谷物种子那么容易的。如果明白了其中道理，可以使得脏腑安定，滋养血气，神志爽朗愉悦，疾病祛除的方法，除了食物何必再求其他呢！药王孙思邈说："做医生的人要先知道发病原因，知道病变所在，用饮食调治。如果用饮食治疗不能治愈，然后才用药治疗。"陈直所载录的食治方已经很详细了，在续编收录糜粥等方法也已很详尽，本卷下面所编集的酒类、煎类和各食疗方，都属于草木之中具有滋养功效的。老人日常生活用来服食，可以长养寿命而不易得病，可以在隐患没有产生之前消除它。患了病服用，也可以有助于救护生命而且取效迅速。

食疗的各个药方，不只适用于老人，年少年壮的人只要对证治病，都是可以通用的。万物都包含阴阳的性质，饮食的气味和调，就会百病不生，益寿延年，其作用是一样的。

诸酒

真一酒

米、麦、水三一而已，此东坡先生真一酒也。

"拨雪披云得乳泓，蜜蜂又欲醉先生。（真一，色味颇类予在黄州日所酝蜜酒也。）稻垂麦仰阴阳足，器洁泉新表里清。晓日着颜红有晕，春风入髓散无声。人间真一东坡老，与作青州从事[1]名。"

东坡云："予在白鹤新居，邓道士忽扣门，时已三鼓，家人尽寝，月色如霜，其后有伟人，衣桄榔叶，手携斗酒，丰神英发，如吕洞宾，曰：子尝真一酒乎？就坐，三人各饮数杯，击节高歌，袖出一书授予，乃真一法及修养九事，其末云'九霞仙人李靖'。既出恍然。"

【注释】

[1] 青州从事：《世说新语》载，桓温手下有一个主簿善于辨别酒的好坏，他把好酒叫作"青州从事"，因为青州有个齐郡，齐与脐同音，意味此酒酒力一直达到脐部。把次酒叫作"平原督邮"，因为平原郡有个鬲县，鬲与膈同音，次酒的酒力只能到达胸腹之间。

【白话解】

米、麦、水三样东西放到一起罢了，这就是东坡先生的真一酒。

"拨去如雪如云的酒糟，取来乳汁一样的酒液，好像以前曾让我醉过的蜂蜜酒。（这种真一酒，颜色和味道很像我在黄州的时候酿制的蜜酒。）稻谷成熟下垂为阴性，麦子成熟仰起为阳性，在这酒里都具备了，器具洁净泉水新鲜里里外外都是清洁的。喝了就像朝阳照着脸上泛起了红晕，在身体里面进入骨髓里而散发开,就像春风轻拂一样舒服。人间这真一酒是我东坡老人酿的,给它'青州从事'一样的好酒评价。"

苏东坡说:"我在白鹤新宅居住,邓道士忽然来敲门,当时已经是三鼓时分了,我家人都已经睡觉了。开门一看,外面月色如霜,邓道士后面站着一个很高大的人,穿着桃榔叶做的披衣,手里提着一斗酒,精神奕奕,英气散发,就像是吕洞宾一样,说:你喝真一酒吗?进入座位坐下来,我们三个人各自喝了几杯酒,拍打着节奏高声唱歌。那位身材高大的人从袖子里面拿出一本书给我,上面讲的是制真一酒的方法和九项有关修养的事情,书后写着'九霞仙人李靖'。他走之后我猛然领悟了。"

(编者按:苏东坡本文介绍了真一酒的功效及其来源。真一酒没使用任何药物作曲,只用粮食酒酿成,酒精度数很低,有益于健康,同时也符合道家追求简朴的理念,故称为"真一酒"。当时提供给他记载真一酒制法书籍的是一位无名道人,因书中写有"九霞仙人李靖",他说猛然领悟,是猜测此无名道士就是九霞仙人,带有戏谑成分。)

桂酒

【原文】

《楚辞》曰:"奠桂酒兮椒浆。"是桂可以为酒也。有隐居者,以桂酒方教吾,酿成而玉色,香味超然,非世间物也。"捣香筛辣入瓶盆,盎盎春溪带雨浑。收拾小山藏社瓮,招呼明月到芳樽。酒材已遣门生致,菜把仍叨地主恩。烂煮葵羹斟桂醑,风流可惜在蛮村。"

《楚辞》说："用桂和椒浸的酒浆来祭奠。"可见桂可以做成酒。有个隐居的人，教给我桂酒方，酿成后色如宝玉，香味非常好，不是世间有的东西啊。写诗说："捣烂筛取又香又辣的桂皮粉放进瓶里盆里，冲入酒液如同春天的溪流雨水略带浑浊。收拾好堆得像小山的一样的酒瓮，斟出一杯来与明月对饮。下酒材料已经让学生拿来了，蔬菜还得打扰主人恩赐。煮烂葵菜做成羹汤来就桂酒，如此舒服快意可惜是在这荒野乡村。"

天门冬酒

【原文】

醇酒一斗，六月六日曲末一升，好糯米五升作饭，天门冬煎五升。米须淘讫晒干，取天门冬汁浸，先将酒浸曲，如常法，候炒[1]饭适寒温，用煎和饮，令相入投之，春夏七日，勤看勿令热，秋冬十日熟。

庚辰岁正月十二日天门冬酒熟，予自漉之，且漉且尝，遂以大醉。

"自拨床头一瓮云，幽人先已醉奇芬。天门冬熟新年喜，曲米春香并舍闻。菜圃渐疏花漠漠[2]，竹扉斜掩两纷纷。拥裘睡觉知何处，吹面东风散缬纹[3]。"

【注释】

[1] 炒：参考《山居要录》，当作"炊"。

[2] 漠漠：密布貌。

[3] 缬纹：酒后脸上呈现的红晕。

用一斗浓酒，一升六月六日制成的曲末，五升的好糯米煮成饭，天门冬煎汁五升。糯米要淘洗干净之后晒干，用天门冬的汁液来浸泡。先用酒浸泡酒曲末，像平常的方法一样操作。煮饭到合适的温度后，用煎汁兑和酒汁，使它们充分混合后加入饭中。春天和夏天共酿七日，经常查看，不能让它发热，秋天、冬天酿十日就可以了。

庚辰年正月十二日，酿制的天门冬酒够时间了，我自己去过滤出来，一边过滤一边品尝，于是大醉了一场。

"自己拨开床头酒瓮里像云一样的酒糟，隐居的我已经先被那奇特的芬芳醉倒了。天门冬酒酿够时间之后刚好是新年的喜庆时间，酒曲在春天的飘香整个屋子都可以闻得到。看到菜园子渐渐不清晰了，眼前的花也开成了片，竹门斜斜地虚掩着，细雨霏霏。我拥抱着被子酣睡，已经不管身在何处了，迎面的东风吹散了满脸酒意。"

山药酒

【原文】

补虚损，益颜色。用薯蓣于砂盆中细研，然后下于铫中。先以酥一大匙，熬令香，次旋添酒一盏，搅令匀，空心饮之。

川人黄葛峰次辰，冬月霜晨，常以待客。

又方，治下焦虚冷，小便数，瘦损无力。生薯药半斤，刮去皮，以刀切碎，研令细烂。于铛中着酒，酒沸下薯，不得搅。待熟，着盐、葱白，更添酒。空腹饮三二盏，妙。

山药酒可以补虚损,增益脸上的血气颜色。把山药放在砂盆里面细细研磨,然后放到铫里面。先把一大汤匙酥放进去搅匀,熬煮使得发出香味。接着再加入一杯酒,搅和均匀,空腹喝下。

四川人黄次辰(字葛峰),经常在冬天下霜的早晨,用山药酒来招待客人。

还有一个方子,可以治疗下焦虚弱寒冷,小便频数,瘦弱无力。用半斤生薯药,刮去外皮,用刀切碎,研磨烂得细细的。在铛里面放酒,煮沸酒之后把薯放下去,放下薯之后不能搅拌。等到煮熟,加上盐、葱白,再加上一点酒。空腹饮用三两杯,效果很好。

菖蒲酒

【原文】

通血脉,调荣卫,主风痹,治骨立萎黄,医所不治者。服一剂,经百日,颜色丰足,气力倍常,耳目聪明,行及奔马,发白更黑,齿落再生,昼夜有光,延年益寿。久服得与神通。

菖蒲,上捣绞取汁五斗,糯米五斗,炊熟,细曲五斤捣碎,相拌令匀,入瓷器密盖,三七日即开。每温服一中盏,日三。

又方:菖蒲三斤,薄切,日中晒令极干,以绢囊盛之,玄水一斗清者(玄水者,酒也)。悬此菖蒲,密封闭一百日,出视之如绿菜色。以一斗熟黍米内中,封十四日间出。饮酒,则三十六种风有不治者,悉效。

又方:

菖蒲（一斗，细剉，蒸熟）　生术（一斗，去皮，细剉）

上二味都入绢袋盛，用清酒五斗，入不漏瓮中盛，密封，春冬二七，秋夏一七日取开。每温饮一盏，日三。令人不老强健，面色光泽精神。

【白话解】

菖蒲酒可以通调血脉，调理营卫气血的循环，主治因风邪引起的关节痹痛，治疗骨瘦如柴、肤色发黄萎靡，经医生久治不能痊愈的。服用一剂这种酒，经过一百日，颜色丰满，精神充足，气力比平常增强许多倍，耳目聪明，走路快得可以赶上奔跑的马匹，白头发重新变黑，掉落的牙齿重新生长出来，眼睛无论白天黑夜都可以看得见，延长生命增长岁数，服用久了能够拥有神奇能力。

将菖蒲捣碎，绞出五斗汁液，再用五斗糯米，煮熟，用五斤细曲捣碎，一起搅拌均匀，放进瓷器里面，密封盖上盖子。过了二十一日之后就开封。每次加热服用一中杯，每日服用三次。

又有一个药方：用三斤菖蒲，薄薄地切开，在太阳下晒得非常干燥，再用绢做的袋子装好，加上用一斗玄水清酒（玄水指的是酒），悬挂起这些菖蒲，密封到一百日，取出来看到酒呈青菜的绿色。用一斗熟黍米放进去，再封闭十四日，过滤出来。饮用这个酒，就是各种用药物不能治愈的风疾，都很有效果。

还有一个药方：

菖蒲（一斗，切成细块，蒸熟）　生苍术（一斗，去掉皮，切成细块）。

这两味药都放进绢织的袋子装着，用五斗清酒加进去，放在不漏水的瓮里面装着，密封，春天和冬天密封十四日，秋天和夏天则密封七日就可以打开。每次温热饮用一杯，每日服用三次。可以使得人不衰老，身体强健，脸色光泽，有精神。

菊花酒

【原文】

壮筋骨，补髓，延年益寿，耐老。

菊花（五升）　生地黄（五升）　枸杞子根（五斤）

上三味，都捣碎，以水一石，煮出汁五斗，炊糯米五斗，细曲碎令匀，入瓮内密封，候熟澄清。每温服一盏。

东坡云："菊黄中之色香味和正，花叶根实皆长生也。"又云："仙姿高洁，宜通仙灵。"

【白话解】

菊花酒可以强壮筋骨，补充精髓，延长寿命，增益生命，不易衰老。

菊花（五升）　生地黄（五升）　枸杞子根（五斤）

这三味药都捣碎，用一石水，煮出五斗汁液；煮熟五斗糯米，捣碎细曲，放在一起搅和均匀，放进瓮里面密封，等到酒酿好之后，过滤出来，澄清，每次温热服用一杯。

东坡说："菊花里面黄色的颜色香气味道中和纯正，花朵、叶子、根茎、果实都可以使得生命延长。"又说："菊花仙姿高洁，适宜通达仙灵。"

紫苏子酒

【原文】

紫苏子（一升，微炒）　清酒（三斗）

上捣碎，以生绢袋盛，纳于酒中，浸三宿，少少饮之。《日华子》[1]云："苏子主调中，益五脏，下气，补虚，肥健人，润心肺，消痰气。"

【注释】

[1]《日华子》：日华子，唐代本草学家。原名大明，以号行，四明（今浙江鄞县）人，一说雁门（今属山西）人。日华子所著著作《日华子诸家本草》本草著作，二十卷，通称《日华子本草》，古文献中亦有简称《日华子》者。此书早佚。

【白话解】

紫苏子（一升，微微炒一下） 清酒（三斗）

这两味药捣碎，用生绢织成的袋子装好，放置在酒里面，浸泡三个夜晚，一点点地饮用。《日华子》说："苏子主治调理中气，补益五脏，降逆气，补虚弱，使健康的人强壮，滋润心肺，消痰行气。"

枸杞子酒

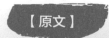

【原文】

明目驻颜，轻身不老，坚筋骨，耐寒暑，疗虚羸，黄瘦不能食。服不过两剂，必得肥充，无所禁断。

枸杞子（五升，干者捣） 生地黄（切，三升） 大麻子（五升，捣碎）

上先捞麻子令熟，摊去热气，入地黄、枸杞子相和得所，纳生绢袋中，以酒五斗浸之，密封，春夏七日，秋冬二七日。取服多少任意，令体中微有酒力醺醺为妙。

谚云："去家千里，勿食萝摩、枸杞。"此言其补益精气，强盛阴道。久服令人长寿。叶和羊肉作羹，益人。

【白话解】

枸杞酒可以使眼睛明亮，保养容颜，让身体轻盈不老，坚固筋骨，耐受寒暑气温，治疗身体虚弱、脸色发黄，瘦弱不能吃东西。服用这个酒方不超过两剂，一定可以得到肥润补充，没有需要忌口的。

枸杞子（五升，用晒干的，捣碎） 生地黄（切开，三升） 大麻子（五升，捣碎）

先把麻子放到热水里煮熟捞出来，摊开晾去热气，加入地黄、枸杞子搅和到合适比例，放进生绢袋子里面装着，用五斗酒浸泡，密封好，在春天和夏天的时候密封七日，秋天和冬天的时候密封十四日。取出来服用喝多少可以随意，使得身体里面略微觉得微微醺昏最好。

谚语说："离开家千里，不要吃萝摩、枸杞。"这是说它可以补益精气，强壮阳事。经常服用使得人长寿。用枸杞叶和羊肉一起煮成羹，大有补益。

术酒

【原文】

术三十斤，去黑皮，净洗捣碎，以东流水三石，于不漏器中渍之，二十日压漉去滓，以汁于瓷器中盛贮。夜间候流星过时，抄自己姓名，置于汁中，如是五夜，其汁当变如血，旋取汁以浸曲，如家酝法造酒。酒熟任性饮之，十日万病除，百日发白再黑，齿落更生，面有光泽。久服延年不老。忌桃、李、蛤肉。服此酒者，真康节所谓"频频到口微成醉，拍拍满怀都是春"也。

【白话解】

　　用苍术三十斤，去掉黑皮，洗干净，捣碎，用向东流的河水三石，放在不渗漏的容器里面浸泡，经过二十日之后过滤去渣滓，将汁液放在瓷器里面储存。晚上等候流星划过的时候，写上自己的名字，放在汁液里面，这样经过五个夜晚，这些汁液应当变得像血一样，然后取出汁液来浸泡酒曲，像家里酿酒的方法一样酿酒。等到酒酿好了就随性饮用，饮用十日之后各种疾病都可以消除了，饮用一百日可以使得变成白色的头发再次变成黑色，脱落的牙齿重新生出来，脸上有光泽。经常服用可以延长生命不变老。服用这个药酒，禁忌吃桃子、李子、蛤肉。服用这个酒的人，真的像邵雍诗中所说"经常喝到嘴里微有醉意，拍拍胸口常如春天一样精力旺盛。"

苏合香酒

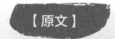

【原文】

　　苏合香丸（有脑子[1]者，炙去脑子）

　　上用十分好醇酒，每夜将五丸浸一宿，次早温服一杯，除百病，辟四时寒邪不正之气。旧酒尤佳。

【注释】

　　[1]脑子：指龙脑香。据载，市面有的苏合香丸使用龙脑代替，可以加热去除。

【白话解】

苏合香丸（有用龙脑香制的，加热炙以去除龙脑香）。

用十分上好醇酒，每日夜里把五个药丸浸泡一夜，第二日早上，温热过后服用一杯，除去百病，祛除四季寒气外邪。用陈酒浸效果特别好。

醉乡宝屑

经进八仙散

【原文】

壮脾进食，令人饮酒不醉。宣和初，华山贡士张老人，号为铁翁居士，入山采药，遇道人在石岩坐共酌，约有八人，手中各出一物，亦令张翁坐，与少酒饮，饮数杯，各赐手中之物，张翁熟视之，乃八味药也，兼求其方，名曰八仙㕮散。

干葛（纹细嫩有粉者） 白豆蔻（去皮壳） 缩砂仁（实者） 丁香（大者，以上各半两） 甘草（粉者，一两） 百药煎[1]（一分） 木瓜（盐窨，加倍用） 烧盐（一两）

上件八味共细㕮，人不能饮酒者，只抄一钱细嚼，温酒下，即能饮酒。醉乡宝屑，无如此方之妙。

【注释】

[1] 百药煎：为五倍子同茶叶等经煎制发酵而成。研制者初不外传，故隐其名曰百药煎。

这个药方健壮脾胃，增进胃口，使得人喝酒不会醉。宋徽宗宣和年间初期，华山贡士张老人，外号铁翁居士，进山采药时，遇到一群修道人在石岩上面坐着一起喝酒。大概有八个人，从手里各自取出一件物品，也让张翁坐下来，给了他一点酒饮用。一起喝了几杯酒之后，都把手里的东西赠给了张老人。张翁仔细看了看，原来是八味药，又求得了药方，叫作八仙剉散。

干葛（选择条纹细嫩，有粉的） 白豆蔻（去掉外皮和壳） 缩砂仁（选择结实的） 丁香（选择大的，这四味药各用半两） 甘草（选择粉的，一两） 百药煎（一分） 木瓜（用盐腌制，加倍使用） 烧盐（一两）

以上八味药放在一起打细，不可以喝酒的人，只抓一钱药材细细咀嚼，用温热的酒送服，就可以喝酒了。被称为"醉乡宝屑"的解酒药中，没有比这个方子功效更奇妙了。

丁香饼子

温胃去痰，解酒进食，宽中和气，仍治积滞不消，心腹坚胀，痰逆呕哕，噫酢[1]吞酸，胁肋刺痛，胸膈痞闷，反胃恶心等证。

半夏（汤泡，二两） 白茯苓（去皮，一两） 丁香（半两，不见火） 白术（一两，炒） 川白姜（一两，炮） 甘草（一两，炙） 白扁豆（用姜汁浸，蒸熟焙，一两） 橘红（二两，去白膜，汁浸一宿，焙）

上为细末，用生姜汁煮薄面糊为饼，如大棋子大。每服一饼，细嚼，生姜汤下，不以时。

[1]噫酢:嗳气泛酸。

【白话解】

此方可以温暖脾胃,祛除痰液,解除酒意增进胃口,消除胀满令气机平和,还可以治疗饮食积滞不消化,心腹胀硬,痰多气逆呕吐脏物,嗳气吞酸,两肋之间的胸口刺痛,胸膈感觉到气机不畅、烦闷,反胃恶心等症状。

半夏(用开水浸泡,二两) 白茯苓(去掉外皮,一两) 丁香(半两,不能见到火) 白术(一两,炒) 川白姜(一两,炮制) 甘草(一两,炙) 白扁豆(用姜汁浸泡,蒸熟,烘焙干燥,一两) 橘红(二两,去掉白色的膜,用姜汁浸泡一夜,烘焙干燥)

以上药材研成细末,用生姜汁煮成薄薄的面糊,搅拌均匀做成药饼,像大棋子一样大小。每次服用一个,细细咀嚼,用生姜汤送服,不论什么时间都可服用。

柑皮散

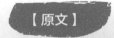

【原文】

治酒毒烦渴,或醉未醒。

柑子皮(二两,洗,焙干)

上一味,捣罗为散。每服三钱匕,水一盏,煎三五沸,温服,或入少盐末,沸汤点,未效再服。

【白话解】

这个药方可以治疗过多饮酒后烦热口渴，或者喝醉酒不能醒来。

柑子皮（二两，洗干净，烘焙干燥）

将以上一味药，捣碎筛成药散。每次服用三钱匕，用一杯水，煎到三至五次沸腾，趁热服用。或者加一点点盐，在煮沸的时候加进去，如果没有效果，就再服用多一次。

石膏汤

治饮酒过多，大醉难醒。

石膏（五两）　葛根（剉）　生姜（细切，各半两）

上剉如麻豆大，每服五钱匕，水二盏，煎至一盏，去滓温服，不拘时候。

【白话解】

治疗喝酒过多，大醉后难以醒来。

石膏（五两）　葛根（切细）　生姜（切细，这三味药各用半两）。

这三味药切细成麻豆一样大小，每次服用五钱匕，用水两盏，煎成一盏，去掉渣滓温热服用，不论什么时候都可服。

解酒葛花散

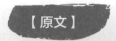

葛花(一两)

上捣为散,沸汤点一大钱匕,不拘时,亦可煎服。

又方,葛根细剉,作粗末。每服三钱,水一盏煎,去滓温服。

又方,干桑椹二合,用酒一升,浸一时久,取酒旋饮之,即解。

大寒凝海,惟酒不冰,酒大热,不可多饮。邵康节诗又云:"斟有浅深存燮理[1],饮无多少系经纶[2]。"在老人斟酌间何如耳。

【注释】

[1] 燮理:协和治理。

[2] 经纶:比喻筹划治理国家大事。

【白话解】

葛花(一两)

捣碎做成药散,煮沸水后冲服满满一钱匕,不论何时都服用。也可以煎煮来服用。

又有一个药方:用葛根来切细,做成粗的粉末。每次服用三钱,用一杯水煎了来服用,去掉渣滓,温热时服用。

又有一个药方:用二合干桑葚,一升酒,浸泡一个小时左右,取出酒立即饮用,就可以解酒。

严寒可以使得海水凝固,只有酒不会结冰,说明酒性很热,不可以过多饮用。邵雍的诗又说:"斟酒有深有浅其中有讲究,饮酒无论多少在于把握。"老年人饮酒在于自己如何把握。

诸煎

地黄煎

每年十月，用生地黄十斤，浮洗漉出，一宿后，捣压取汁。鹿角胶一大斤半，生姜半斤，绞取汁。蜜二大升，酒四升。以文武火煎地黄汁数沸，即以酒研紫苏子，滤取汁下之，又煎二十沸以来下胶，胶尽下酥蜜，同汁煎良久，候稠如饧，贮洁器中。凌晨取一匕，以温酒调服之。

东坡《答腾达道书》："蒙惠地黄煎，扶衰之要药，若续寄为幸。"又《与翟东玉书》云："药之膏油者，莫如地黄，啖老马，皆复为驹。吾晚学道，血气衰耗，如老马矣。欲多食生地黄而不可得也。此药以二八月采者良。"

【白话解】

每年的十月，用十斤生地黄，稍微洗一下就沥水取出来，放一夜之后，捣碎碾压取出汁液。用一斤半鹿角胶，半斤生姜，绞碎取出汁液。另外再拿二升蜂蜜，四升酒。然后先大火烧沸后慢火煎煮地黄汁，沸腾几次后，就用酒来研磨紫苏子，过滤取出汁液，倒进地黄汁里面；然后又煎到二十多次沸腾之后再倒下鹿角胶，下完鹿角胶之后再倒下酥蜜，连同之前的汁液一起煎煮，煎煮一定的时间，等到煮得黏稠得像糖稀一样了，就储藏在洁净的容器里面。到凌晨时刻取用一汤匙，用温热过的酒调匀服用下去。

苏东坡的《答腾达道书》里说："承蒙赐我地黄煎，成为拯救衰弱的良药，如果可以继续寄来就好了。"又有《与翟东玉书》说："药材里面有滋润营养作用的,都比不上地黄,服用了它,老马都可以恢复幼马的状态。我太晚才学习修道,已经血气衰弱损耗得像老马一样了。想要多点食用生地黄,可是却找不到。这一味药是二月、八月收采的为好。"

金樱子煎

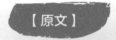

经霜后,以竹夹子摘取,于木臼中转柞却刺,勿损之,擘为两片,去其子,以水淘洗过,烂捣,入大锅,以水煎,不得绝火,煎约水耗半,取出澄滤过,仍重煎似稀饧。每服取一匙,用暖酒一盏调服,其功不可具载。

沈存中云:"金樱子止遗泄,取其温且涩。世之用者,待红熟,取汁熬膏,大误也。红熟则却失本性,今取半黄时采为妙,十一月、十二月采佳。"

《本草》云:"疗脾泄下痢,止小便利,涩精气,久服令人耐寒轻身,方术多用之。"

【白话解】

金樱子打了霜之后,用竹夹子摘下来,在木臼里面转动去掉刺,不要损坏它,然后用手掰开两边,去掉里面的果仁,用水淘洗,捣烂,放进大锅里面用水煎煮,不能断火,煎煮到水消耗到一半,拿出来过滤澄清,再重新煎到像糖稀一样。每次服用的时候取出一汤匙,用一杯温暖的酒调匀服用,它的功效很多不能一一尽述。

沈括说:"金樱子可以治疗遗精,因为它性温而且味涩。平常人使用它的，等到红熟，取出汁液熬成膏，这是很大的错误。金樱子熟到红透就会失去它本来的涩性，现在趁半黄的时候采用就正好，以十一月、十二月采用最好。"

本草书上说："金樱子可以治疗脾虚泄泻，止小便清利，收涩精气，长期服用使人耐受寒冷、身体轻便，道教药方经常用这种药。"

金髓煎

【原文】

枸杞子，不拘多少，逐日旋采摘红熟者，去嫩蒂，子拣令洁净，便以无灰酒于净器浸之。须是瓮，用酒浸，以两月为限，用蜡纸封闭紧密，无令透气，候日数足，漉出，于新竹器内盛贮，旋于砂盆中研令烂细，然后以细布滤过。候研滤皆毕，去滓不用，即并前渍药酒及滤过药汁搅匀，量银锅内多少升斗，作番次，慢火熬成膏，切须不住手用物搅，恐粘底不匀，候稀稠得所，然后用净瓶器盛之，勿令泄气。每早晨温酒下二大匙，夜卧服之。百日中身轻气壮，积年不废，可以延寿。

【白话解】

收取枸杞子，多少都可以，每日采摘熟透变红的，去掉嫩蒂，果实挑选干净的，然后加无灰酒，放在干净的容器里面浸泡。必须要用瓮，用酒浸泡两个月作为期限，用蜡纸封闭得紧密，不要漏气，等日子足够了，就过滤出汁液来，放在新的竹制容器里面存放，马上将枸杞子放到砂盆里面研磨得又烂又细，再用细布过滤汁液。等到研磨过滤都完毕了，去掉渣滓不用,再把之前浸泡的药酒和滤过的药汁放在一起搅和均匀,按照银锅容量的大小,分开几次,用慢火熬制成膏,一定要不停地用东西搅拌,以防止粘住锅底使得受火不均匀。等熬煮到稀稠刚刚好,就用干净的瓶子器皿装好,不能让它漏气。每日早晨温热酒送服两大汤匙,夜晚在睡前服用。服用一百日之内,就可以感觉到身体轻盈、气息强壮,如果整年不停服用,可以延长寿命。

茯苓煎

【原文】

白茯苓五斤,去黑皮,捣筛,以熟绢囊盛,于三斗米下蒸之,米熟即止,曝干,又蒸,如此三过,乃取牛乳二斗和合,着铜器中微火煮如膏收之。每食以竹刀割取,随性任饱服之,则不饥。如欲食,先煮葵菜汁饮之,任食无碍。

又方:

养老延年服茯苓方:华山挺子[1]茯苓,研削如枣许大,令四方有角,安于新瓷瓶内,以好酒浸,以三重纸封其头,候百日开,其色当如饧糖,可日食二块,百日后肌体润泽,服一年后可夜视物,久久服之肠化为筋,可延年耐老,面若童颜。

《本草》:"茯苓补五劳七伤,安胎,暖腰膝,开心益智,止健忘。忌醋及酸物。"

【注释】

[1] 挺子:即锭子。

用五斤白茯苓,去掉黑皮,捣碎筛净,用熟绢织成的袋子装三斗米放下去蒸煮,煮到米熟了就停止,在太阳下晒干,再蒸。这样经过三次,再用两斗牛奶加在一起搅和,放进铜器里面,用微火煮成膏,收藏好。每次食用都用竹子做的刀刃割开取用,随意吃到饱,服用后就不感觉到饥饿。如果准备进食,先煮葵菜叶的汁来饮用,然后任意恢复进食都没有妨碍。

另外一个方子:

此方名为"养老延年服茯苓方"。用华山所产的一块块的茯苓,研磨削成像枣子一样的大小,使得它成为四四方方有棱角的样子,安放在新的瓷瓶里面,用好酒浸泡,用三层纸封住瓶口,等到过了一百日之后打开,它的颜色应当像糖稀一样。可以每日服用两块,服用一百日之后肌肤身体会变得滋润光泽;服用一年之后,眼睛可以在夜里看得到东西;服用久了,肠都可以化成筋一样柔韧,可以延长寿命,让人耐得住老,脸色像少年的容颜。

本草书上说:"茯苓可以补益治疗五劳七伤等疾病,安胎,温暖腰部、膝关节,开启心智,增益智慧,防止健忘。服用茯苓,要禁忌食用醋和酸的食物。"

补骨脂煎

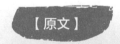

【原文】

唐郑相公为南海节度,七十有五,越地卑湿,伤于内外,众疾俱作,阳气衰绝,乳石补益之药,百端不应。有诃陵国舶主李摩诃献此方,经七八日,觉其功神验,自尔常服之。

其方用破故纸十两，拣洗为末，用胡桃肉去皮二十两，研如泥，即入前末，更以好炼蜜和匀如饴，盛瓷器中。旦日以温酒化药一匙服之，不饮酒者温熟水化下，弥久则延年益气，悦心明目，补添筋骨。但禁食芸苔、羊血。

【白话解】

唐代郑相公担任南海节度使，已经七十五岁了。南越地区地势低下，气候潮湿，身体内虚加上外邪侵扰，会得多种疾病，阳气衰弱将要断绝，服了钟乳石等各种补益药物，但各种方法都没有效果。有个诃陵国的船主李摩诃给他送了这个药方，经过七八日之后，觉得它有非常灵验的功效，从此开始经常服用。

这个药方用十两补骨脂，拣择清洗之后做成细末，用二十两去掉皮的胡桃肉，研磨成像泥巴一样细烂，然后马上放入之前的补骨脂细末，再用好的炼蜜搅和均匀做成糖稀，装在瓷器里面。平日用温暖的酒搅和一汤匙药膏服用下去，不喝酒的人可以用温开水搅和药膏服用下去，时间久了可以延长寿命，增益中气，使心情愉悦，眼睛明亮，使得筋骨强壮。只是要禁止食用芸苔、羊血。

五味子煎

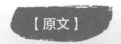

【原文】

五味子，红熟时采得，蒸烂，研取汁，去子，熬成稀膏，量酸甘入蜜，再火上，待蜜熟，俟冷，器中贮。作汤，肺虚寒人，可化为汤，时时服。作果，可以寄远。

五味，皮、肉甘酸，核中辛苦有咸味，此则五味具也。移门子服之十六年，色如玉女，入水不沾，入火不灼。

《本草》云：主益气，咳逆上气，劳伤羸瘦，补不足，强阴益精，养五脏，除热，生阴中肌。入药生曝不去子。

【白话解】

在五味子熟到红透的时候采收，蒸烂，研磨取汁液，去掉里面的籽，熬制成稀药膏，根据其酸甜的程度加入适量蜂蜜，放在火上面等到蜜煮熟，晾凉之后放进容器里面储藏。可以用来煮汤，肺中虚寒的人，可以加水煮成汤，经常服用。如果做成果脯，可以寄到远方去。

五味子的皮肉甘甜酸美，核里面辛辣、苦涩，有咸味，这可以说具备了五种味道了。移门子服用五味子十六年，气色像妙龄少女一样，成为进入水中可避水、进入火里不会被灼伤的奇人。

本草书上说：五味子主要功效为补益中气，治疗咳嗽气逆，劳损内伤，身体瘦弱。可补气血不足，强壮阴气增益精髓，保养五脏六腑，除烦热，滋养阴气，调理肌肉。作为药材应摘下来晒干，不用去除里面的籽。

薄荷煎

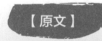

【原文】

消风热，化痰涎，利咽膈，清头目。

龙脑薄荷叶（一斤）　川芎（三两）　桔梗（五两，去芦）　甘草（四两）　防风（三两）　缩砂仁（一两）

上为末,炼蜜为剂。此药看之甚可忽,用之大有功,仓卒之中,亦可应手解利。

治遍身麻痹,百节酸疼,头昏目眩,鼻塞脑痛,语言声重,项背拘急,皮肤瘙痒,或生瘾疹及治肺热喉腥,脾热口甜,胆热口苦,又治鼻衄唾血,大小便出血,及脱着伤风,并沐浴后风,并可服之。

两眼暴赤肿痛,可以生薄荷取汁,更调此药令稀,贴两太阳,临睡更贴上下两眼睑,次日即散。

治肠风下血,可用此药二贴,和雪糕圆,如梧桐子大,作二服,空心熟水下即止。

【白话解】

这个药方可以消退风热,化解痰涎,利于咽喉胸膈,清利头目。

龙脑薄荷叶(一斤) 川芎(三两) 桔梗(五两,去掉芦头) 甘草(四两) 防风(三两) 缩砂仁(一两)

以上药物研成细末,加上蜂蜜炼制成为药剂。这个药方看起来很容易被忽视,使用起来有很大的功效,即使是突发的急病,也可以药到病除。

治疗全身麻痹,肢体关节酸疼,头昏眼花,鼻塞头痛,说话声音重,项背僵直紧张,皮肤瘙痒,或者是生瘾疹;以及肺热、喉咙腥臭,脾脏热气、嘴巴发甜,胆热口苦;鼻出血、咯血,大小便出血;以及衣着不慎受风邪侵袭,还有沐浴之后感染风寒,都可以服用这个药方。

两眼突发红肿、疼痛,可以用生薄荷的汁液,将这种药膏调稀,贴在两个太阳穴,晚上睡觉之前再用药贴着上下眼睑,第二日病痛就消散了。

如果是治疗大便泄泻和便血,可以用这个药方两剂,调和雪糕丸,像梧桐子大小,分两次服用,空腹用开水送服,马上可以停止。

麦门冬饮

东坡诗云："一枕清风直万钱，无人肯买北窗眠。开心暖胃门冬饮，知是东坡手自煎。"

《本草》云："麦门冬，根上子也。安魂、定魄，止渴、肥人。治心肺虚热，并虚劳、客热头痛，亦可取苗作熟水饮之。"

陶隐居云："以四月采，冬月作，实如青珠，根似𥢶麦[1]，故谓麦门冬。以肥大者为好，用之汤泽[2]抽去心，不尔令人烦。"

【注释】

[1] 𥢶麦：大麦的一种。

[2] 汤泽：用开水湿润。泽，滋润。

【白话解】

苏东坡有诗说："床畔清风非常难得，但没有人肯在向北的窗下入眠。饮这碗开启心智、温暖脾胃的门冬饮吧，要知道这是东坡我自己亲手煎煮的。"

本草书上说："麦门冬是根上的小块根。它的功效可以安定魂魄，消除口渴，使人肥润。还可以治疗心肺虚热，以及有人虚弱过劳、外犯风热头痛，都可以取用嫩苗煮开水服用。"

陶弘景说："此药在四月采摘，冬天长出的块根像青色珠玉一样，它的根部像𥢶麦，所以叫作麦门冬。选择肥大的为好，使用的时候要用水泡浸后抽去芯。不这样的话服用之后会令人心烦。"

甘露饮

常服快利胸膈,调养脾胃,忺^[1]进饮食。

干饧糟^[2]头(酢^[3]者,六分) 生姜(四分,洗净和皮)

上相拌捣烂,捏作饼子,或焙或晒令干。每十两用甘草二两炙,同碾罗为末。每服二钱,入少盐,沸汤点,不拘时候。

此方专治翻胃、呕吐不止,饮食减少。常州一富人病翻胃,往京口甘露寺设水陆^[4],泊舟岸下,梦一僧持汤一杯与之,饮罢犹记其香味,便觉胸膈少快。早入寺,知客供汤,乃是梦中所饮者,胸膈尤快。遂求其方,修制数十服后,疾遂瘥,名曰观音应梦散。予得之,常以待宾,易名曰甘露饮。在临汀治一书吏,旋愈,切勿忽之。

【注释】

[1] 忺(xiān):高兴,适意。

[2] 干饧糟:为制饴糖后所余之渣滓,经晒干而成。

[3] 酢:变酸,酸味。

[4] 水陆:佛教中有水陆斋仪,亦称水陆道场,简称"水陆"。

【白话解】

经常服用可以使得胸膈快意舒畅,调理养护脾胃,开胃增进饮食。

干饧糟头(有酸味的,六分) 生姜(四分,连着皮洗干净)

以上一同搅拌,捣烂,捏成饼,或者烘焙或者晒到干燥。每十两加入二两炙甘草,一起碾碎筛匀成粉末。每次服用两钱,加入少许盐,用沸水冲服,不论什么时候服用都可以。

这个药方专门治理反胃、呕吐不停,饮食饭量减少。常州有一个富人患了反胃病,前往京口甘露寺设置水陆道场祈福,在岸边泊船,梦见一个僧人拿来一杯汤水给他,饮完之后还记得汤水的香味,就觉得胸膈有些爽快了。早上进入寺院,知客供应汤水,就是梦里面自己饮用的那样,饮后胸膈特别畅快。于是就求得这个方子,制作了几十剂服用后,疾病就好了,于是把这个方子叫作观音应梦散。我得到这个药方,经常用来招待宾客,把它的名字改为甘露饮。在临汀曾治疗了一个书记官,很快痊愈了,一定不要忽视这个药方。

糯米糕

【原文】

治小便数,用纯糯米糕一掌大,临卧,炙令软熟啖之,仍以温酒下。不能饮,温汤下,坐行良久,待心间空便睡。盖糯稻能缩水,凡人夜饮酒者,是夜辄不尿,此糯之力也。

又方:有人渴用糯禾秆,斩去穗及根,取其中心,净器中烧作灰,每用一合许,汤一碗,沃浸良久,澄去滓,乘渴顿饮之。此亦糯稻缩水之力也。

【白话解】

治疗频繁小便,用一块巴掌大的纯糯米糕,临睡前,烤热使它变软来吃,再用温热的酒送服。不可以饮酒的人,可以用温热的开水送服,然后坐或者散步好一会儿,等到肚子空了就睡觉。因糯米可以缩水,凡是人们夜里喝酒的,当夜里就不用起来小便,这就是糯米的功力。

另外一个方子:有人患了口渴病,用糯米的禾秆,斩去穗和根,选择中间那一段,放在干净的器皿里面烧成灰,每次用一合多点,用一碗开水,把灰完全浸泡一大段时间,澄清去掉渣滓,乘着口渴一次饮下去。这也是利用糯米缩水的功效。

杏仁粥

【原文】

杏仁(二两,去皮尖,研) 猪肺(一具,去管,和研令烂如糊)

上用瓦瓶煮粥令熟,却将瓷碗放火上炙令热,以猪肺糊在碗内,便泻粥盖之,更以热汤,抵令熟后服之,大能补肺气。

【白话解】

杏仁(二两,去掉外皮、核尖,研磨) 猪肺(一具,去掉气管,和杏仁一起研磨,使得磨烂得像米糊一样)

用瓦瓶煮熟粥,再将瓷碗放在火上烧热,将猪肺糊放在碗里,然后把热粥倒进去盖过猪肺糊,再将热开水加进去,焖熟之后服用,很能补益肺气。

人参粥

人参（半两，为末） 生姜（取汁，半两）

上二味，以水二升，煮取一升，入粟米一合，煮为稀粥，觉饥即食之。治反胃吐酸水。

【白话解】

人参（半两，研成细末） 生姜（榨取汁，半两）

这两味药，用二升水，煮成一升，加入一合粟米，煮成稀粥，一旦感觉饥饿就食用。可以治疗反胃吐酸水。

枸杞叶粥

枸杞叶（半斤，细切） 粳米（二合）

上二味，于石器中相和，煮作粥，以五味末、葱白等调和食之。

【白话解】

枸杞叶（半斤，切细） 粳米（二合）

这两味药,放在石器里面混合,煮成粥,用五味子的粉末、葱白之类调和食用。

烧肝散

【原文】

治男子妇人五劳七伤,胸膈满闷,饮食无味,脚膝无力,大肠虚滑,口内生疮,女人血气,并宜服之。

肉豆蔻(三个,和皮) 官桂 香白芷 当归 破故纸 人参 茯苓 桔梗(各半两)

上为末,每服四钱半,羊肝四两作片,糁药在上,以纸裹后,用南粉涂,文武火煨熟,米饮嚼下。

【白话解】

治疗男子女子的五劳七伤,胸膈满溢烦闷,饮食没有味道,腿脚没有力气,大肠虚弱滑脱,口腔内生疮疡,女子的血气方面的疾病,都可以服用这个药方。

肉豆蔻(三个,连着皮一起用) 官桂 香白芷 当归 补骨脂 人参 茯苓 桔梗(这些药材各用半两)

以上药物研成细末,每次服用四钱半,再将四两羊肝做成片,把药物黏在上面,用纸包好后,用南粉敷上去,用文武火煨熟,用米汤咀嚼送服。

参归腰子

治心气虚损。

人参（半两，细切） 当归（半两，上去芦下去细者，取中段，切） 猪腰子（一双）

上以腰子用水两碗，煮至一盏半，将腰子细切，入二味药，同煎至八分，吃腰子，以汁送下。有吃不尽腰子，同上二味药滓焙干为细末，山药糊为丸，如梧桐子大，每服三五十丸。此药多服为佳。

昆山神济大师方，献张魏公丞相[1]，韩子常知府阁中服之有效。

平江医者丁御干谓葛枢密云："此药本治心气怔忡而自汗者，不过一二服即愈，盖奇药也。"

【注释】

[1] 张魏公丞相：指张浚，南宋宰相。

【白话解】

本方治疗心气虚弱劳损。

人参（半两，切细） 当归（半两，上面去掉芦头，下面去掉细须，取中间的一段，切细） 猪腰子（一双）

用两碗水煮猪腰子，煮到成一盏半，再将猪腰子切细，放进人参、当归两味药，一起熬到八分，然后吃猪腰子，用汁液送服。如果有猪腰子没吃完，连同上面两味药的药渣烘焙干燥，研成细末，搅和山药糊做成丸子，像梧桐子大小，每次服用三十至五十丸。这药要多多服用为好。

这是昆山神济大师的药方，献给张魏公丞相，韩子常知府的家人服用很有效。

平江的医生丁御干告诉葛枢密说："这个药方本来是用来治疗心气怔忡，白天多汗的，不过服一两次药就可以痊愈，是一种神奇的药。"

甲乙饼

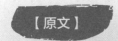

治痰喘嗽咳。

杏仁（一两，去皮尖）　牡蛎粉（一两，同杏仁炒黄色）　青黛（一两）

上研匀，入蜡一两熔，搜丸如弹子大，捏作饼。每用一饼，合日柿[1]中，同湿纸裹煨，约药熔方取，出火毒，细嚼，糯米饮送下。

【注释】

[1]日柿：生柿晒干者，柿饼。

【白话解】

这药方治疗咳痰喘息咳嗽。

杏仁（一两，去掉外皮和尖）　牡蛎粉（一两，加上杏仁一起炒成黄色）　青黛（一两）

以上研磨均匀，放进一两蜡加热熔化，做成像弹子一样大小的丸子，捏成饼。每次用一个饼，放入柿饼中，用湿纸裹着煨，估摸着药熔了才取出来，晾去火烤毒气，细细咀嚼，用糯米煮的米汤送服。

茯苓面

【原文】

东坡《与程正辅书》云：旧苦痔疾二十一年，今忽大作，百药不效，欲休粮[1]以清净胜之而未能。令断酒、肉与盐、酪、酱菜，凡有味物皆断，又断粳[2]米饭，惟食淡面一味，其间更食胡麻茯苓面少许取饱。胡麻，黑脂麻是也，去皮，九蒸曝。

白茯苓去皮，入少白蜜为面，杂胡麻食之，甚美。如此服食多日，气力不衰，而痔渐退。又云：既绝肉五味，只知此麨[3]及淡面，更不消别药，百病自去，此长年之真诀，但易知而难行尔。

【注释】

[1] 休粮：谓停食谷物。

[2] 粳：同"粳"。

[3] 麨（chǎo）：炒的米粉或面粉。

【白话解】

苏东坡的《与程正辅书》说：过去苦于患痔疮二十一年了，现在忽然大肆发作，各种药物都没有效果，想要停食用清净肠胃来战胜它却又不能做到。吩咐断绝酒肉和盐、奶酪、咸菜，凡味道重的东西都要禁绝，又断绝吃粳米饭，只食用淡面这一样，其间还吃一点胡麻茯苓末以饱腹。胡麻，就是黑芝麻，去掉外皮，经过九次蒸晒制成。

白茯苓去掉皮，加进去一点点白蜜，做成粉末，混着胡麻食用，味道很好。这样服用多天，身体不觉缺乏气力，然而痔疮渐渐减退。又说：已经不吃肉和五味，只是知道用这种炒面和淡面，就不用其他药了，各种疾病自然就去除了，这个是延长寿命的真正妙诀，只不过是知道容易而难于实行而已。

萝卜菜

【原文】

治酒疾下血，旬日不止。

生萝卜。

上一味，拣稍大圆实者二十枚，留上青叶寸余及下根，用瓷瓶取井水煮，令十分烂熟，姜米、淡醋空心任意食之立止。用银器重汤煮尤佳。

【白话解】

治疗饮酒后导致的大便便血，十几日都不停止。

生萝卜。

以上一味药，挑选稍微大且形状圆而厚实的二十个，保留上面青叶子一寸多和下面根须，用瓷瓶取用井水来煮熟，煮得十分烂熟，加上姜米、淡醋在空腹的时候任意使用，服食之后马上就可以停止便血。用银器、高汤来煮的话更加好。

羊肺羹

治小便频数,下焦虚冷。

羊肺（一具,细切）　羊肉（四两,细切）

上二味,入五味作羹,空腹食之。

又方:

生山芋（半斤,削去皮）　小豆叶（嫩者,一斤）

上二味,豉汁中入五味煮羹食之。

又方:

生山芋（半斤,削去皮）　薤白（切,一握）

上二味,以豉汁煮羹,入五味,如常法空腹食之。

又方:

生山芋（半斤,削去皮）

上拍碎,慢火煎,酒二升,候酒沸,旋下山芋,入盐、椒、葱白,空腹饮之。

【白话解】

可以治疗小便频繁,下焦虚冷的疾病。

羊肺（一具,切细）　羊肉（四两,切细）

这两味食物,可以加入五味调料做成羹,空腹食用。

另外一个方子:

生山芋（半斤,削去皮）　小豆叶（选择嫩的,一斤重）

这两味,用豉汁加入五味调料做成羹汤食用。

另外一个方子:

生山芋（半斤，削去皮）　薤白（切细，用一把的量）

这两味药，加入豉汁煮成羹汤，加入五味调料，按平常的方法在空腹时食用。

另外一个方子：

生山芋（半斤，削去皮）

把生山芋拍碎，用慢火煎煮二升酒，等酒煮沸，就加入山芋，放入盐、椒、葱白，空腹饮用。

百合

治肺脏壅热烦闷。

新百合（四两）

上用蜜半盏，和蒸令软，时时含一枣大，咽津服之。

【白话解】

治疗肺脏邪热壅盛，烦热满闷。

新鲜百合（四两）

以上用半盏蜜糖搅和在一起蒸煮，使百合变软，经常含着像一个枣子大小的百合，用唾液吞咽下去。

黄精

饵黄精,耐老不饥。其法:可取瓮子去底,釜上安顿令得所,盛黄精令满,密盖蒸之,令气溜,即曝之。第二遍蒸之亦如此。九蒸九曝。凡生时有一硕,熟有三四斗方好,蒸之不熟,则刺人咽喉,既熟曝干,不尔朽坏。

食之甘美,补中益气,安五藏,润心肺,轻身延年。饥岁可以与老小休粮。《食疗》云:"根、叶、花、实皆可食之。但相对者是,不对者名扁精,不可食。"

【白话解】

服用黄精,可以使人不易衰老,不觉饥饿。方法是:可以用一个瓮子除去底,安放在锅上面令其稳当,装入黄精,装满,密封好盖子,蒸煮,有水蒸气溜出来,就拿出来在太阳下晒。第二遍蒸煮也是按这样的方法。经过九次蒸煮九次晾晒,新鲜的时候如果有一石重,蒸熟晾干之后大约有三四斗刚好,如果没有蒸熟,就会刺激人们的咽喉,蒸熟了之后晒干,不然就会腐烂变质。

食起来味道甘美,能够补益中气,安定五脏,滋润心肺,使得身体轻盈,延长寿命。如果是粮食歉收的年份可以与一家老小吃此度过,不用吃米粮。《食疗本草》说:"黄精的根、叶、花、果实都可以食用。只有相对称的才是黄精,不相对称叫作扁精,扁精是不可以食用的。"

金樱子丸

补肾秘精,止遗泄,去白浊,牢关键[1],神妙。

金樱子（一升,槌碎,入好酒二升,银器内熬之,候酒干至一升以下,去滓,再熬成膏）

桑白皮（一两,炒） 鸡头[2]粉（半两,夏采日干） 桑螵蛸（一分,酥炙） 白龙骨（半两,烧赤为末） 莲花须（二分）

上为末,入前膏子搜为丸,如梧桐子大。空心盐汤、温酒下三十丸。如丸不就,即用酒、面糊为之。

【注释】

[1] 牢关键:意谓固摄精关。

[2] 鸡头:即芡实。

【白话解】

用于补肾固精,涩精止遗,能够去除尿中白浊,使精关牢固,有神奇的效果。

金樱子（一升,打碎,加进二升好酒,放在银器里面熬煮,等酒蒸发剩下不到一升的时候,去掉渣滓,再熬制成膏）

桑白皮（一两,炒） 鸡头粉（半两,夏天采摘,太阳晒干） 桑螵蛸（一分,酥炙） 白龙骨（半两,烧红做成粉末） 莲花须（二分）

以上药物研成细末,加入之前炼制的金樱子膏,做成梧桐子大小的药丸,空腹用盐开水、温热的酒送服三十丸。如果这样做不成药丸,就加用酒和面粉来做。

青娥丸

治肾气虚弱,腰痛,俯仰不利。秘精,大益阳事。老人服此,颜色还童。少年服此,行步如飞。

破故纸(十两,以水淘过,用香油炒,如脏腑虚冷,麦麸炒) 杜仲(五两,须是六两方得五两。到如骰子,大麦麸炒黄色) 胡桃仁(五十个,以糯米粥相拌,臼内捣五六百下,只用此粥为丸)

上丸如梧桐子大,每服三十丸,空心盐酒下。

此方赵进道从广州太守处得之,久服大有神效,遂作诗一绝以纪其功:"十年辛苦走边隅,造化工夫信不虚,夺得风光归掌内,青娥不笑白髭须。"

【白话解】

这个药方治疗肾气虚弱,腰部疼痛,不能弯腰俯仰。可以固精,增强性功能。老人服用这个药方,容颜肤色可以返老还童。少年人服用这个药方,走起路来像飞一样快速。

补骨脂(十两,用水淘洗,用香油炒,如果脏腑虚弱怕冷,用麦麸炒) 杜仲(五两,要用六两最后才能得到五两。切成像骰子一样大小,用麦麸炒成黄色) 胡桃仁(五十个,用糯米粥搅拌,放进臼里面捣打五六百下,就用这个粥做成丸子)

上面的药物一起做成药丸,如梧桐子大小,每次服用三十丸,空腹的时候用加了盐的酒送服。

这个药方是赵进道从广州太守那里得到的,经常服用有很好效果,于是作出一首绝句来记录他的功效:"十年辛苦到边疆当官,大自然的神奇确实不可思议，这种药让我重新夺取风光在掌中，不会让小姑娘讥笑我这头发胡须变白的老翁。"

服椒法

【原文】

书林陈煜[1]括为之歌：

青城山老人，服椒得妙诀。年过九十余，貌不类期耋，再拜而请之，怃然[2]为我说："蜀椒二斤净（拣去梗核及闭口者净秤），解盐六两洁（其色青白，龟背者良，研细），糁盐慢火煮，煮透滚菊末。（糁盐在椒上，用滚汤炮[3]过椒五寸许，经宿，以银石器慢火煮，止留椒汁半盏，扫干地，铺净纸，倾椒在纸上，覆以新盆，封以黄土，经宿取置盆内，将干菊花末六两拌滚令匀，更洒所余椒汁，然后摊于筛子内晾干。菊须花小色黄，叶厚茎紫，气香味甘，名曰甘菊，蕊可作羹者为真，阴干为末。）初服十五圆，早晚不可辍。每月渐渐增，累之至二百。（初服之月，早十五粒，晚如之；次月，早晚各二十粒；第三月增十粒，至二百粒止。）盐酒或盐汤，任君意所歠。服及半年间，胸膈微觉塞。每日退十圆，还至十五粒。俟其无碍时，数服如前日。（服半年后，觉胸膈间横塞如有物碍，即每日退十粒，退至十五粒止，俟其无碍，所服仍如前。）常令气熏蒸，否则前功失。（须终始服之，令椒气早晚熏蒸，如一日不服，则前功俱废矣。）饮食蔬果等，并无所忌节。一年效即见，容颜顿悦泽。目明而耳聪，须乌而发黑。补肾轻腰身，固气益精血。椒温盐亦温，菊性去烦热。四旬方可服，服之幸毋忽。逮至数十年,功与造化埒。耐老更延年,不知几岁月。(四十岁方可服,若四十岁服至老,只如四十岁人颜容,此其验也。)嗜欲若能忘,其效尤卓绝。我欲世人安,作歌故怛切[4]。"

【注释】

　　[1] 陈煜:应为陈晔,字日华,长乐(今属福建)人。书林为其字或号。

　　[2] 忻然:高兴,欢喜。

　　[3] 炮:当作"泡"。

　　[4] 怛(dá)切:又作"切怛",深切悲伤。

【白话解】

　　陈晔(号书林)概括成以下歌诀:

　　青城山有个老人,吃蜀椒有巧妙诀窍,年纪过了九十多,样貌不像近百岁的老人。我多次拜访他请求赐方,他高兴地和我说道:"用两斤干净的蜀椒(去掉梗柄、核和一些闭口的,清理干净之后再称),六两洁白的解盐(颜色青白,像乌龟壳的颜色的为好,研磨打细),蜀椒撒盐慢火煮,煮透之后混合菊花末。(把盐撒在蜀椒上面,用滚烫的开水浸泡,水面要比蜀椒高出五寸多,经过一夜,用银器或者石器装着,用慢火煮,煮到只剩下半杯椒汁。扫干净地面,铺上干净的纸,把蜀椒倒在纸上面,用新的盆子盖在上面,用黄泥封住,经过一夜之后取出来,放在盆里面,用六两干的菊花末放进去搅拌均匀,再洒一点剩下的椒汁,然后在筛子上摊开晾干。菊花要选择花朵小,颜色黄,叶子厚,根茎紫绿色,气味香,味道甘甜的,名字叫作甘菊,花蕊可以用来制作羹汤的就是真的,放在阴凉的地方晾干,做成粉末。)开始每次服用十五粒,早晚服用不能停。每个月渐渐增用量,一直加到两百粒。(刚刚开始服用的那个月,早上服用十五粒,晚上也是;第二个月,早晚各服用二十粒;第三个月增加十粒,增加到二百粒为止。)用加盐的酒或开水送服,随你喜欢而饮用。服用到了半年时,胸膈微微觉堵塞。于是每日减少十粒,一直减少到十五粒。等到胸膈感觉无异常,连续服用前一日的数量。(服用半年之后,觉得胸膈之间像是有东西塞住了,就每日减少十粒,一直减少到十五粒就不能再减少了,等到胸膈感觉没有妨碍了,服用的方法依然和前面一样。)要经常使得蜀椒气味熏蒸身体,否则的话前面的工夫都白费。(一定要坚持服用,使得椒气早晚都可以熏蒸身体,如果有一日没有服用,就会前功尽弃了。)饮食、蔬菜和瓜果,都没什么要禁忌。服用一年见效果,容颜马上好看有光泽。眼睛明亮,听力好,胡须、头发都变黑。巩固肾气腰身轻松,巩固中气补益精血。蜀椒性温,盐也性温,菊花则可除烦热。四十岁以上才可服,服用请不要疏忽遗漏。一直服到几十年后,有重新造就身体的功效。减缓衰老延续寿命,不知道人间经过了多少岁月。(这个药方要到四十岁才可以服用,如果从四十岁服用到老,就只是像四十岁人的容颜,这就是它的效验。)嗜好、欲望如果可以忘记,这个药方的效果就更加明显了。我希望世人都安康,才这么悲悯恳切地作这首歌。”

服豨莶法

【原文】

豨莶俗名火杴草,春生苗叶,秋初有花,秋末结实。近世多有单服者,云甚益元气。蜀人服之法:五月五日,六月六日,九月九日,采其叶,去根茎花实,净洗曝干,入甑中,层层洒酒,与蜜蒸之,如此九过则已,气味极香美。熬捣筛蜜丸服之,云治肝肾风气,四肢麻痹,骨间疼,腰膝无力,亦能行大肠气。

张乖崖咏进表云:“谁知至贱之中,乃有殊常之效,臣吃至百服,眼目轻明；至千服，髭鬓乌黑，筋力较健，效验多端。"陈书林《经验方》叙述甚详，疗诸疾患各有汤使。今人采服，一就秋花成实后和枝取用，洒酒蒸曝，杵臼中，舂为细末，炼蜜为丸以服之。

【白话解】

　　豨莶俗称火忪草，春天长出苗和叶子，初秋的时候开花，秋末结出果实。最近有很多人单独服用它，说很补元气。蜀人服用的方法：每逢五月五日，六月六日，九月九日，采摘它的叶子，去掉根、茎、花朵、果实，洗干净晒干，放进罐里面，一层一层地洒上酒，连同蜂蜜一起蒸煮，这样经过九次蒸煮，气味非常香美。熬煮，捣碎，筛净做成蜜丸服用，说可以治疗肝肾受风气，四肢麻痹，骨头疼，腰膝无力，也可以使得大肠气通畅。

　　张乖崖《咏进表》说："谁知道最平凡常见的东西里面，却有异于常物的功效，臣下服用到一百剂，眼睛轻松明亮；服用到一千剂，胡须鬓发全都变黑了，筋骨矫健有力，效果多方体现。"陈晔（号书林）的《经验方》里面叙述描述很详尽，治疗各种疾病都分别有不同汤水送服。现在的人们采摘服用，都等到秋天花落结果之后连着枝条一起用，洒上酒蒸煮晒干，在臼里面杵舂研成细末，炼制成为蜜丸来服用。

妇人小儿食治方

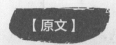

　　陈令尹书精细狠好处在食治诸方。然老人晚景，儿孙眷辑，团栾

侍奉；诸妇妊娠，望得雄之喜；诸孙褓襁，快含饴之乐。其间或有疢疾者，在目前岂不萦怀！余畴昔闻见所抄，有妇人小儿食治诸方，用之良验。今附益于编末，亦以资耆英闲览，且以备用云。

【白话解】

　　陈直令尹的书里最精致详细且很好的地方在于食治的各种方子。然而老年人在晚年的时候，希望的是儿孙眷属环绕侍奉；各妇人怀孕的，可以生下健康可爱的小男孩；各婴儿出世后，有养育儿孙的快乐。如果期间万一有什么疾病，在眼前看见怎么会不在心里牵挂着！我以往根据平时见闻抄写的资料中，有妇人和小儿的各种食疗药方，使用起来很有效果。现在附加在本编之后，也可以供各位老年人在闲暇的时候浏览，并且预备应用。

治血气诸方

地黄粥

【原文】

　　治妇人血气不调。

　　生地黄汁（二合）　粟米（一合）　粳米（一合）　诃黎勒（炮，去核为末，半两）　盐花（少许）

　　上以水三升，先煮二米，将熟，次入诃黎勒末、地黄汁、盐花，搅匀，煮令稀稠得所，分二服。

【白话解】

治疗妇女的气血不调和。

生地黄汁（二合） 粟米（一合） 粳米（一合） 诃黎勒（炮制,去掉核做成粉末,半两） 盐花（一点点）

用三升水,先煮两种米,即将熟的时候,依次加入诃黎勒的粉末、地黄汁、盐花,搅和均匀,煮得稀稠刚刚好,分开两次服用。

猪肚粥

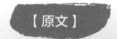

治妇人腹胁血癥气痛,冲头面熻熻,呕吐酸水,四肢烦热,腹胀。

白术（二两） 槟榔（一枚） 生姜（一两半,切,炒）

上三味,粗捣筛,以猪肚一枚,治如食法,去涎滑,纳药于肚中,缝口。以水七升,煮肚令熟,取汁,入搜米及五味同煮粥,空腹食之。

【白话解】

治疗妇人小腹胸胁血瘀结块,气滞疼痛,上冲头面燔热,呕吐酸水,四肢烦热,腹胀。

白术（二两） 槟榔（一枚） 生姜（一两半,切开,炒）

这三味药,粗粗地捣碎筛过,用一个猪肚,像平常食用的方法来清理,去掉涎滑的东西,把药材塞进肚子里面,缝好开口。用七升水,煮熟猪肚,取用汁液,加入淘洗过的米以及五味调料一起煮成粥,空腹的时候食用。

羊肉面棋子

治妇人血气癖积脏腑,疼痛泄泻。

小麦面(四两) 肉豆蔻(去谷,为末) 荜茇(为末) 胡椒(为末) 蜀椒(去目并闭口,炒出汗,各一钱,末)

上五味拌匀,以水和作棋子,用精羊肉四两,细切,炒令干,下水五升,入葱薤白各五茎,细切,依常法煮肉,以盐醋调和,候熟,滤去肉,将汁煮棋子,空腹热食之。

【白话解】

这个方子治理妇人的血气瘀积在五脏六腑,腹部疼痛泄泻。

小麦面(四两) 肉豆蔻(去掉谷,研成细末) 荜茇(做成粉末) 胡椒(做成粉末) 蜀椒(去除椒目以及闭口不开的,炒到椒皮透出细汗。这后面几味药各用一钱,研成细末)

这五味药搅和均匀,用水搅和,做成棋子一样大小;用四两瘦羊肉,切细,炒干。再加入五升水,加入葱白、薤白各五根,切细,依据平常的方法煮熟肉,加入盐、醋调和,等熟了,过滤去掉肉,用汁煮棋子,空腹趁热食用。

猪肾棋子

治妇人血积久惫冷气,心腹常疼。

小麦面（四两）　良姜（末）　茴香（末）　肉苁蓉（去皮,炙为末）蜀椒（各钱,末）　獖猪肾（一对,去脂膜,切如绿豆大）

上六味,除肾外,以水切作棋子,先将肾以水五碗煮,次入葱、薤白各少许。候肾熟,以五味调和如常法,入药棋子,再煮令熟。分三次,空腹食之。

【白话解】

治疗妇人血气瘀滞,长期虚劳疲惫,寒气凝滞,心下腹中经常作痛。

小麦面（四两）　高良姜（做成粉末）　茴香（做成粉末）　肉苁蓉（去掉皮,炙成粉末）　蜀椒（上面几味药各用一钱,做成粉末）　獖猪肾（一对,去掉脂膜,切成像绿豆一样大小的小块）

这六味药,除了猪肾之外,用水和好切成棋子大小,先用五碗水来煮熟肾,依次放进葱白、薤白各少量。等肾煮熟了,用五味调料像平常的方法来调和,放进药棋子,再次煮熟。然后分开三次,空腹食用。

半夏拨刀

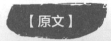

【原文】

治妇人疙癖血气,口吐酸水。

大麦面（四两）　半夏（汤洗去滑,尽炒半两,为末）　桂（去粗皮,一钱,为末）

上三味,同以生姜汁并米醋少许和,切作拨刀,熟煮如常法,空心食之。

治疗妇人气血不行形成肿胀结块,口吐酸水。

大麦面(四两) 半夏(用开水洗去滑液,尽炒,半两,做成粉末) 桂(去掉粗皮,一钱,做成粉末)

这三味药,连同生姜汁加上一点点米醋搅和,切成刀削面,像平常的方法煮熟,空腹食用。

妊娠诸病

麦门冬粥

【原文】

治妊娠胃反,呕逆不下。

生麦门冬(去心净洗,切碎研烂绞汁,取一合) 白粳米(净淘,二合) 薏苡仁(拣净去土,一合) 生地黄(肥者,四两,净洗切碎研烂,绞汁三合) 生姜汁(一合)

上以水三盏,先煮煎粳米、薏苡仁二味令百沸,次下地黄、麦门冬、生姜三味汁相合,煎成稀粥,空心温服。如呕逆未定,晚后更煮食之。

【白话解】

治疗妊娠时反胃,呕吐不能进食。

生麦门冬(去掉芯,洗干净,切碎研磨烂,绞出汁液,取一合) 白粳米(淘洗干净,二合) 薏苡仁(挑选干净,去掉泥土,一合) 生地

黄（选择肥润的,四两,洗干净切碎,研烂,绞出汁液,取三合） 生姜汁
（一合）

　　用三杯水,先煎煮粳米、薏苡仁这两味药,使它沸腾一百遍,再
依次加入地黄、麦门冬、生姜三味药的药汁搅和在一起,煎成稀粥,空
腹温热的时候服用。如果呕吐还没有安定下来,晚一点再煮一次来
食用。

生地黄粥

【原文】

　　治妊娠下血漏胎。

　　生地黄汁（一合）　糯米（净淘一合）

　　上先将糯米煮作粥,熟后下地黄汁,搅调匀服之。每日空腹服。

【白话解】

　　治疗妊娠时候出血、滑胎。

　　生地黄汁（一合）　糯米（淘洗干净,取用一合）

　　先将糯米煮成粥,煮熟之后倒入地黄汁,搅和均匀之后食用。每日空
腹食用。

陈橘皮粥

治妊娠冷热气痛连腹，不可忍。

陈橘皮（汤浸去白，焙，一两） 苎麻根（刮去土，曝干，一两） 良姜（末，三钱） 白粳米（择净，半合）

上四味，除粳米外，捣罗为散，每服五钱匕，先以水五盏，煎至三盏，去滓，入粳米半合，盐一钱，煮作粥食之。空心一服，至晚更一服。

【白话解】

治疗妊娠时候发冷发热，呼吸疼痛连着腹部，无法忍耐。

陈橘皮（用开水浸泡去掉白膜，烘焙干燥，一两） 苎麻根（刮去泥土，晒干，用一两） 高良姜（做成粉末，用三钱） 白粳米（择洗干净，用半合）

这四味药，除去粳米之外，捣碎筛净做成散，每次服用五钱匕，先用水五盏，煎成三盏，去掉渣滓，加入半合粳米，一钱盐，煮成粥来食用。空腹的时候服用一剂药，到晚上再服用一剂药。

豉心粥

治诸种疟疾，寒热往来。

豆豉心（二合，以百沸汤泡，细研） 柴胡（去苗，二钱，末） 桃仁

（汤浸去皮尖,研,三十个）

上先将豆豉心、桃仁,以白米三合、水半升同煮为粥,临熟入柴胡末,搅匀食之。

【白话解】

治疗各种疟疾,发冷发热交替发作。

豆豉心（二合,用多次煮沸的水浸泡,细细研磨） 柴胡（去掉苗芽,二钱,做成粉末） 桃仁（用开水浸泡去掉外皮和芽尖,研磨,用三十个）

先将豆豉心、桃仁,加入三合白米、半升水一起煮成粥,将要煮熟的时候加入柴胡粉末,搅和均匀食用。

阿胶粥

【原文】

治妊娠胎动不安。

阿胶（一两,捣碎,炒令黄燥,捣为末） 糯米

上先将糯米煮粥,临熟下阿胶,搅匀温食之。

【白话解】

治疗妊娠时出现胎动不安症状。

阿胶（一两,捣碎,炒到变成黄色、干燥,捣碎成为粉末） 糯米

先将糯米煮成粥,即将煮熟的时候加入阿胶,搅和均匀,温热食用。

鹿头肉粥

治妊娠四肢虚肿,喘急胀满。

鹿头肉(半斤) 蔓荆子(去土,一两) 良姜 茴香(炒令香,各半两)

上四味,除鹿肉外,捣罗为末,每服四钱匕,先将水五盏,煮鹿肉,候水至三盏,去肉下白米一合同药末,候米熟,下五味调和得所。分作三服,一日食尽。

【白话解】

治疗妊娠四肢浮肿,气喘气急,胸满气胀。

鹿头肉(半斤) 蔓荆子(去掉泥土,一两) 良姜 茴香(炒到使它发出香气,这两味药各用半两)

这四味药,除了鹿肉之外,捣碎筛净做成粉末,每次服用四钱匕,先用水五盏煮鹿肉,煮到只剩下三杯水,去掉鹿肉,加入一合白米和药末一起煮,等米煮熟了,加入五味调料至味道合适,分成三剂药,在一天之内吃完。

鲤鱼粥

治妊娠安胎。

鲤鱼(一尾,治如食法) 糯米(一合) 葱(二七茎,细切) 豉

（半合）

上以水三升，煮鱼至一半，去鱼，入糯米、葱豉煮粥食之。

【白话解】

有助于妊娠的人安胎。

鲤鱼（一尾，像平常吃鱼的方法处理） 糯米（一合） 葱（十四根，切细） 豉（半合）

用三升水煮鱼，到水剩下一半，去掉鱼，加入糯米、葱、豉，煮粥食用。

葱粥

【原文】

治妊娠数月未满损动。

葱（三茎） 糯米（三合）

上以葱煮糯米粥食之，如产后血运用之亦效。

【白话解】

治疗妊娠几个月，时间未到就出现胎动不安。

葱（三根） 糯米（三合）

用葱煮糯米粥食用。如果是生产之后血虚眩晕，使用这个方子也有效。

竹沥粥

治妊娠常若烦闷。

淡竹沥（三合） 粟米（三合）

上以水煮粟米成粥，临熟下竹沥更煎，令稀稠得所，温食之。

【白话解】

治疗妊娠的时候经常像心烦气闷一样。

淡竹沥（三合） 粟米（三合）

用水把粟米煮成粥，将熟的时候加入淡竹沥再煮，令粥稀稠的浓度刚刚好，晾到合适的温度食用。

苎麻粥

治妊娠胎不安，腹中疼痛，宜常食。

生苎麻根（一两，净洗，煮取汁二合） 白糯米（二合） 大麦面（一合） 陈橘皮（浸去白，妙[1]，半两，末）

上四味，以水同煮为粥，令稀稠得所，熟后入盐少许，平分作二服，空腹热食之。

【注释】

[1] 妙：当作"炒"。

【白话解】

治疗妊娠的时候胎动不安，腹中疼痛，适宜经常食用。

生苎麻根（一两，洗干净，煮熟，取用汁液两合）　白糯米（两合）　大麦面（一合）　陈橘皮（浸过后去除白筋，炒过，用半两，制成粉末）

这四味药，用水一起煮成粥，使得稀稠刚刚合适，煮熟之后放进一点点盐，平均分成两次，空腹趁热食用。

鲤鱼羹

【原文】

治妊娠伤动，胎气不安。

鲜鲤鱼（一头，理如食法）　黄芪（剉，炒）　当归（切，焙）　人参　生地黄（各半两）　蜀椒（十粒，炒）　生姜（一分）　陈橘皮（汤浸去白，一分）　糯米（一合）

上九味，剉八味令匀细，纳鱼腹中，用绵裹合，以水三升煮鱼熟，将出去骨取肉，及取鱼腹中药同为羹，下少盐醋，热啜汁吃，极效。

【白话解】

治疗妊娠的时候胞络受伤出现异常胎动，胎气不安。

新鲜鲤鱼（一头，像平常食用的方法一样处理）　黄芪（切碎，炒）　当归（切碎，烘焙干燥）　人参　生地黄（这三味药各用半两）　蜀椒（十粒，炒用）　生姜（一分）　陈橘皮（用开水浸泡去掉白膜，用一分）　糯米

（一合）

这九味药,其中八味切成很均匀的细颗粒,放进鱼肚子里面,用棉布裹好,用三升水将鱼煮熟,把鱼拿出来,去掉骨头,留用鱼肉,取出鱼腹里面的药材一起做成羹汤,下一点点盐和醋,趁热喝汤汁,很有效。

黄鸡䐛

【原文】

治妊娠四肢虚肿,喘急,兼呕逆不下。

黄雄鸡(一只,去头足及皮毛、肠胃等,洗净去血脉,于沸汤中掠过,去腥水)　良姜(一两)　桑白皮(刮净,剉,一两半)　黄芪(拣剉,一两)

上四味,剉后三味与鸡同煮,候鸡熟去药,取鸡留汁,将鸡细擘去骨,将汁入五味调和,入鸡肉再煮,令滋味相入了,随性食之,不计早晚,不妨别服药饵。

【白话解】

可以治疗妊娠导致的四肢虚肿,气喘气急,以及呕吐呃逆。

黄色雄鸡(一只,去掉头脚和皮毛、肠胃等,洗干净,去掉血脉,在煮沸的开水里面淖过,去除腥水)　高良姜(一两)　桑白皮(刮干净,切细,一两半)　黄芪(切细,一两)

这四味,切细之后,用三味药材和鸡一起煮,等鸡熟了去掉药材,取出鸡留下汁液,将鸡骨头细细剔除,在汁里面加入五味调料调和,放入鸡肉再煮,使得鸡肉入味后,可以随意食用,不论早上晚上都可以食用,不影响另外服用其他的药物。

鸡子羹

【原文】

治妊娠胎不安。

鸡子（一枚）　阿胶（炒令燥，一两）

上取好酒一升，微火煎胶，令消，后入鸡子并盐一钱和之。分作三服，相次食之。

【白话解】

治疗妊娠胎动不安。

鸡子（一枚）　阿胶（炒到干燥，用一两）

取用一升好酒，用微火煎煮阿胶，使它熔化了，然后加入鸡子和一钱盐搅和。分开三剂药，依次食用。

山芋面

【原文】

治妊娠恶阻呕逆及头痛，食物不下。

生山芋（一尺，于砂盆内研，令尽，以葛布绞滤过）　苎麻根（一握，去皮，烂捣碎）

上研匀，入大麦面三两，和搜细切如棋子大，于葱薤羹汁内煮熟，旋食之。

又方：

木瓜（一枚,大者,切） 蜜（二两）

上二味于水中同煮,令木瓜烂,于砂盆内细研,入小麦面三两,搜令相入,薄捍,切为棋子。每日空心,用白沸汤煮强半盏,和汁淡食之。

【白话解】

治疗妊娠恶心呕吐呃逆,以及头痛,吃不下东西。

生山芋（一尺,放在砂盆里面研磨,全部磨完,用葛布包住绞汁后过滤出来） 苎麻根（一握的分量,去掉皮,捣碎成稀烂）

这些药材研磨均匀,加入三两大麦面,拌匀和成面后切成像棋子一样大小,放在葱薤汤汁里面煮熟,然后食用。

另外一个方子：

木瓜（一个,选择大的,切开） 蜂蜜（二两）

这两味药放在水里一起煮,使得木瓜煮烂,放在砂盆里面研磨成细粉,放进三两小麦面,拌匀使得互相掺和,擀成薄薄的,切开做成棋子一样大小的小块。每日空腹,用煮沸的白开水煮大半杯,和着汁液不加调味料食用。

鸡肉索饼

【原文】

治妊娠,养胎脏及治胎漏下血,心烦口干。

丹雄鸡（一只,取肉,去肚,作臛） 白面（一斤）

上二味,搜面作索饼,和臛任意食之。

用于妊娠时,可以养胎安脏,治疗胎漏出血,心烦口干。

丹雄鸡(一只,取用肉,去掉内脏,做成肉羹) 白面(一斤)

这两味,搅和面做成面条,加入肉羹随意食用。

鸡子酒

【原文】

治妊娠血下不止。

鸡子(五个,取黄)

上取好酒一盏,同煎如稀饧,顿服之。未差,更作服之,以差为度。

【白话解】

治疗妊娠时出血不止。

鸡子(五个,用蛋黄)

取一杯好酒,一起煎煮成为糖稀一样,一次服下。如果不好,再制作一份服用,以痊愈为尺度。

小豆饮

【原文】

治妊娠漏胎,血尽子死。

赤小豆(半升) 蜀椒(去目并闭口,炒出汗,十四枚) 乌雌鸡(一只,理如食法)

上三味,以水二升,同煮令熟,取汁,时时饮之。未差,更作服之。

【白话解】

治疗妊娠出血,血流完了胎儿会死亡。

赤小豆(半升) 蜀椒(去掉椒目以及不开口的,炒到椒皮冒汗,取用十四个) 乌雌鸡(一只,像平常食用一样处理)

这三味药,用二升水,一起煮熟,取用汁液,经常饮用。如果喝完了还没有痊愈,就再制作来服用。

葱豉汤

【原文】

治妊娠伤寒头痛。

豉(一合) 葱白(一握,去根,切) 生姜(一两半)

上以水一大盏,煮至六分,去滓分二服。

治疗妊娠期间受寒而致头痛。

豉（一合） 葱白（一握的分量，去掉根，切断） 生姜（一两半）

用水一大杯煮这些药材，煮到剩下六分，去掉渣滓，分开两次服用。

产后诸病

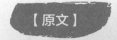

论曰：妊娠者十月既足，百骨皆坼，肌肉开解，然后能生。百日之内犹名产母，时人将调一月，便为平复，岂不谬乎？若饮食失节，冷热乖理，血气虚损，因此成疾。药饵不和，更增诸病，令宜以饮食调治为良。

【白话解】

论说：妊娠的人，足够十个月的时候，身体骨节都松开，肌肉放松，然后才能生下小孩子。产后一百日之内都叫作产母，现在的人只是调养一个月，就说已经康复了，这岂不是大错？如果饮食没有规律，冷热违反常理，血气虚弱劳损，就会因此形成疾病。如果服用的药方不适合，就更加增多各种疾病，应该用饮食来调理治疗才好。

鲍鱼羹

治产后乳汁不下。

鲍鱼肉（半斤，细切） 麻子仁（一两半，别研） 葱白（三茎，切碎） 香豉（半合，别研）

上先将水三升煮鱼肉，熟后入后三（二）味，煮作羹，任意食之。

【白话解】

治疗生产之后没有乳汁。

鲍鱼肉（半斤，切细） 麻子仁（一两半，另外研磨） 葱白（三根，切碎） 香豉（半合，另外研磨）

先用三升水煮鱼肉，煮熟以后放进后面的三味药，煮成羹，随意食用。

猪蹄粥

治产后乳汁不下。

母猪蹄（一只，治如食法，以水三盏，煮取二盏，去蹄） 王瓜根（洗切） 木通（剉碎） 漏芦（去芦头，各一两）

上四味，除猪蹄汁外，粗捣筛，每服三钱匕，以煮猪蹄汁二盏，先煎药至一盏半，去滓，入葱豉五味等，并白米半合，煮作粥，任意食之。

治疗生产之后没有乳汁。

母猪蹄（一只，像平常食用的方法处理，用三杯水，煮熟以后取用两杯，去掉猪蹄） 王瓜根（洗干净，切开） 木通（切碎） 漏芦（去掉芦头。这些药材各用一两）

这四味药材，除开猪蹄汁之外，粗粗地捣碎，每一剂药用三钱匕，用来煮两杯猪蹄汁。先煎药直到剩下一杯半，去掉渣滓，加入葱豉和五味调料，加上半合白米，煮成粥，随意食用。

猪蹄羹

【原文】

治产后乳汁不下。

母猪蹄（二只，净洗，剉） 木通（一两半，剉作寸段）

上先将木通，以水五升，煎取四升，去木通，和猪蹄入五味，如常法煮羹，任意食。

又方：

猪蹄（一具，洗剉） 粳米（一合，净淘）

上用不拘多少，入五味煮作羹，任意食，作粥亦得。

【白话解】

治疗生产之后没有乳汁。

母猪蹄（两个，洗干净，切细） 木通（一两半，切成一寸长的小段）

先用五升水，煮木通，煎到剩下四升，去掉木通，加入猪蹄和五味调料调味，像平常的方法煮汤，随意食用。

另外一个药方：

猪蹄（一具，洗干净，切细） 粳米（一合，淘洗干净）

以上用量多少都可以，加入五味调料煮成羹，随意食用，煮成粥也可以。

牛肉羹

【原文】

治产后乳无汁。

牛鼻肉（净洗，切作小片）

上用水煮烂，入五味，如常法煮作羹，任意食之。

【白话解】

治疗生产以后没有乳汁。

牛鼻肉（洗干净，切成小片）。

用水煮烂，加入五味调料调和，像平常的方法煮成羹，随意食用。

鹿肉臛

【原文】

治产后乳无汁。

鹿肉（四两,洗切）

上用水三碗煮,入五味作臞,任意食之。

【白话解】

治疗生产之后没有乳汁。

鹿肉（四两,洗干净,切开）

用三碗水煮,加入五味调料做成羹,随意食用。

三肉臞

治产后乳汁不下。

龟肉（二两,洗切）　羊肉（三两,洗切）　獐肉（三两,洗切）

上用水不拘多少,入五味煮为臞,食之。

【白话解】

治疗生产之后没有乳汁。

龟肉（二两,洗干净切开）　羊肉（三两,洗干净,切开）　獐肉（三两,洗干净,切开）

以上加多少水都可以,加入五味调料煮成羹,食用。

苏麻粥

治妇人产后有三种疾，郁冒则多汗，汗则大便秘，故难于用药，惟此粥最佳，且稳。

紫苏子　大麻子（二味各半合，净洗，研极细，用水再研，滤汁二盏，分二次粥啜）

上此粥不独产后可服，大抵老人诸虚，久风秘，皆得力。尝有一贵人母，年八十四，忽腹满头疼，恶心不能食，医家供补脾进食，治风清头目药，数日疾益甚，恳予辨之。予曰："误矣！此老人风秘，脏腑壅滞聚膈中，则腹胀恶心不喜食，至巅头痛神昏。如得脏腑流畅，诸疾悉去。"予进此而气泄，下结粪如胡椒十余，少间通利，诸证悉去。（许学士方）

【白话解】

治疗妇女生产之后的三种疾病：抑郁、神志不清而且多汗，多汗就会便秘，所以难于用药，只有这个粥最好，而且稳当。

紫苏子　大麻子（这两味各用半合，洗干净，研磨到非常细，加水再研磨，过滤出两杯汁，分成两次煮粥吃）

这个粥不仅仅可以在产后服用，大致上对老年人的各种虚证，长期受风和津枯便秘，都有功效。曾经有一位贵人的母亲，年纪八十四，忽然间腹胀、头疼，恶心，不能吃东西。医生开补益脾胃、开胃、治疗风邪、清利头目等药，服用几日之后疾病更加厉害了，来请我看病。我说："药用错了。这个老人是风秘，五脏六腑的壅滞聚集在胸膈，就出现腹胀、恶心而不想吃东西，致使头痛神智昏昧。如果可以使得脏腑之气顺畅，各种疾病都会去除了。"我就给她用这个药方，用后气就排泄出来了，解出像胡椒一样

的结实的粪便粒,一会儿之后就通畅了,各种病症都消除了。(这是许学士的药方)

茯苓粥

【原文】

治产后无所苦,欲睡而不得睡。

白茯苓(去黑皮取末,半两) 粳米(一合)

上二味,以米淘净煮粥半熟,即下茯苓末,粥熟,任意食之。

【白话解】

治疗生产之后没有其他不舒服,但想睡觉却睡不着。

白茯苓(去掉黑皮,做成粉末,半两) 粳米(一合)

这两味药,用米淘洗干净,煮粥煮到半熟,就放茯苓粉末,煮熟粥之后,随意食用。

地黄粥

【原文】

治初产,腹中恶血不下。

生地黄（五两,捣绞汁三合）　生姜（捣绞,取汁二合）　粳米（净淘,三合）

上先将米如常法煮粥,临熟下地黄及生姜汁,搅令匀,空腹食之。

【白话解】

治疗头胎生产后,腹中恶露残血不能排出。

生地黄（五两,打碎绞出三合汁液）　生姜（捣碎绞出两合汁液）　粳米（淘洗干净,三合）

先将米像平常的方法煮粥,快熟时放入地黄汁和生姜汁,搅拌均匀,空腹食用。

紫苋粥

【原文】

治产前后赤白痢。

紫苋叶（细剉,一握）　粳米（三合）

上先以水煎苋叶取汁,去滓,下米煮粥,空心食之,立瘥。

【白话解】

治疗生产前后所患赤白痢疾。

紫苋叶（切细,用一把的分量）　粳米（三合）

先用水煎紫苋叶,取用汁液,去掉渣滓,加入粳米煮成粥,空腹食用,很快痊愈。

滑石粥

治产后小便不利、淋涩。

滑石（半两，别研） 瞿麦穗（一两） 粳米（三合）

上以水三升，先煎瞿麦取二升半，滤去滓，将汁入米，煮如常粥，将熟入盐少许，葱白三寸，方入滑石末，煮令稀稠得所。分作三度食之。

【白话解】

治疗产后排尿不畅、尿短尿涩。

滑石（半两，分开研磨） 瞿麦穗（一两） 粳米（三合）

用三升水，先煎瞿麦，取用两升半的煎汁，过滤去渣滓，把汁液倒进米里，像平常煮粥一样煮，即将煮熟的时候加入一点点盐和三寸左右的葱白，然后才放进滑石粉末，煮到稀稠的程度刚刚好。分成三次食用。

羊肉粥

【原文】

治产后七日后，宜吃此粥。

白羊肉（去脂膜，四两，细切） 粳米（净淘，三合） 生地黄（汁三合） 桂（去粗皮，剉取末，一分）

上以水煮肉并米，熟后入地黄汁并桂末，令得所，以五味调和，空心任意食之。

【白话解】

产后第七日之后，适宜吃这个粥。

白羊肉（去掉脂膜，四两，切细）　粳米（淘洗干净，三合）　生地黄（取汁液，三合）　肉桂（去掉粗皮，切碎做成粉末，一分）

用水煮肉和米，煮熟之后放进地黄汁和肉桂粉末，搅和到刚刚好，用各种调味料调和，空腹的时候随意食用。

猪肾粥

【原文】

治产后寒热状如疟，猪肾粥方。

猪肾（去脂膜，细切，一对）　香豉（一合）　白粳米（三合）　葱（三茎，细切）

上四味，以水三升，煮猪肾、豉、葱至二升，去滓，下米煮如常法，以五味调和，作粥食之，未瘥更作。

【白话解】

治疗产后往来寒热类似疟疾。猪肾粥药方。

猪肾（去掉脂膜，切细，用一对猪肾）　香豉（一合）　白粳米（三合）　葱（三根，切细）

以上四味药，用三升水，煮猪肾、香豉、葱，煮剩两升水，去掉渣滓，加入米像平常的方法一样煮粥,加入各种调味料调和,做成粥食用,如果还没有痊愈就再制来吃。

黄雌鸡饭

治产后虚羸,补益。

黄雌鸡(一只,去毛及肚肠) 生百合(净洗,择一果) 白粳米饭(一盏)

上将粳米饭、百合入在鸡腹内,以线缝定,用五味汁煮鸡令熟,开肚取百合粳米饭,和鸡汁调和食之,食鸡肉亦妙。

【白话解】

治疗产后身体虚弱,可以补益身体。

黄雌鸡(一只,去掉毛和肚肠) 生百合(洗干净,选择一颗) 白粳米饭(一碗)

将粳米饭、百合放进鸡肚子里面,用针线缝好,用入五味调料汁液煮熟鸡,打开肚子取出百合粳米饭,拌上鸡汁调和食用,吃鸡肉效果也很好。

黄雌鸡羹

治产后虚损。

黄雌鸡（一只，肥者，理如食法）　葱白（五茎，切）　粳米（半升）

上三味依常法，以五味调和为羹，任意食之。

【白话解】

治疗产后身体虚弱损伤。

黄雌鸡（一只，选择肥大的，像平常的方法处理）　葱白（五根，切开）
粳米（半升）

以上三种依照平常的方法制作，用各种调味料调和做成羹汤，随意
食用。

猪肚羹

【原文】

治产后积热劳极，四肢干瘦，饮食不生肌肉。

猯猪肚（一件，净洗，先以小麦煮，令半熟取出，肚细切，令安一
处）　黄芪（剉碎，半两）　人参（三分）　粳米（三合）　莲实（剉碎，
一两）

上以水五升煮猪肚,入人参、黄芪、莲实。捣烂,滤去药并肚,澄其汁令清,方入米煮,临熟入葱白五味调和作粥。任意食。

【白话解】

治疗产后体有虚热,体弱虚劳,四肢干瘪瘦小,饮食不能滋养血肉。

猯猪肚(一个,洗干净,先用小麦煮到半熟后取出来,把猪肚切细,放在一旁) 黄芪(切碎,半两) 人参(三分) 粳米(三合) 莲实(切碎,一两)

用五升水煮猪肚,加入人参、黄芪、莲实。捣烂,过滤去掉药渣和猪肚,澄清汁液,然后才加入米来煮,快要煮熟的时候加入葱白、五味调和煮成粥,随意食用。

鲫鱼羹

【原文】

治产后乳无汁。

鲫鱼(一斤) 蛴螬(五个)

上依常法煮羹,食后食之。

【白话解】

治疗生育后没有乳汁。

鲫鱼(一斤) 蛴螬(五个)

这些材料依照平常的方法处理后煮成羹,饭后食用。

鲫鱼鲙

【原文】

治产后赤白痢。

鲫鱼（一斤,治如食法） 莳萝 陈橘皮（汤去白,焙） 芜荑 干姜（炮） 胡椒（各一钱,为末）

上取鲫鱼作鲙,投热豉汁中,入盐、药末,搅调,空腹食之。

【白话解】

治疗产后下痢赤白脓血。

鲫鱼（一斤,像平常食用的方法处理） 莳萝 陈橘皮（用白开水烫,去掉白膜,烘焙干燥） 芜荑 干姜（炮黑） 胡椒（这些药材各用一钱,做成粉末）

以上先将鲫鱼切成片,放到加热的豉汁里,加入盐和各种药粉,搅拌调匀,空腹的时候吃。

脯鸡糁

【原文】

治产后心虚忪悸、遍身疼痛。

黄雌鸡（一只,去毛头足肠胃,净洗,以小麦两合,水五升,煮鸡半

熟,即取出鸡,去骨） 蜀椒（去目并开口,炒汗出,取末一钱） 柴胡
（去苗,二钱） 干姜末（半钱） 粳米（三合）

上先取水,再煮鸡及米,令烂,入葱、薤、椒、姜、柴胡末等,次又入
五味盐酱,煎熟,任意食之。

【白话解】

治疗产后心气虚,怔忡不宁、遍身疼痛。

黄雌鸡（一只,去掉毛、头、脚和肠胃,洗干净,用两合小麦,五升水煮
鸡,到半熟,就取出鸡,去掉骨头） 蜀椒（去掉椒目和开口的,炒到椒皮
出油汗,制成药末用一钱） 柴胡（去掉苗芽,二钱） 干姜末（半钱） 粳
米（三合）

先取水,再煮鸡和米,煮烂,加入葱、薤、椒、姜、柴胡末等,然后再加入
五味调料、盐和酱油,煮熟,随意食用。

猪肾臛

【原文】

治产后风虚劳冷,百骨节疼,身体烦热。

猪肾（一对,去脂膜,薄切） 羊肾（一对,去脂膜,薄切）

上以五味并葱白、豉为臛。处常食之,不拘时。

【白话解】

治疗产后受风虚劳损发冷,身体骨头关节疼痛,身体烦闷潮热。

猪肾（一对,去掉脂膜,切成薄片） 羊肾（一对,去掉脂膜,切成

薄片）

以上用五味调料和葱白、豆豉煮成羹。经常食用，不论何时候均可食用。

冬瓜拨刀

【原文】

治产后血壅消渴，日夜不止。

冬瓜（研，取汁三合）　小麦面（四两）　地黄汁（三合）

上三味一处搜和，如常面，切为拨刀，先将獐肉四两细切，用五味调和煮汁，熟后，却漉去肉，取汁，下拨刀面，煮令熟，不拘多少，任意食之。

【白话解】

治疗产后血瘀，多饮、多食、多尿，日夜不缓解。

冬瓜（研磨，取三合汁液用）　小麦面（四两）　地黄汁（三合）

这三味药放在一起搅匀和面，跟平常面团一样切成刀削面，先将四两獐肉切细，用五味调料调和煮出汁液，煮熟之后，过滤去掉肉，取用汁液，倒进刀削面里面，煮熟，不论吃多少都可以，随意食用。

煨猪肝

治产后赤白痢,腰腹疼痛,不能下食。

猪肝(四两) 芜荑(末,一钱)

上将猪肝薄切,糁芜荑末于肝叶中,五味调和,以湿纸裹,塘灰火煨熟,去纸食。

【白话解】

治疗产后下痢赤白脓血,腰部腹中疼痛,吃不下东西。

猪肝(四两) 芜荑(研成细末,一钱)

将猪肝切成薄片,把芜荑粉末洒在猪肝叶上面,用五味调料调和,用湿纸裹好,用塘灰火煨熟,去掉纸食用。

生藕汁饮

治产后恶血不利,壮热虚烦。

生藕汁 地黄汁(各半盏) 蜜(一匙) 淡竹叶(一握,切,以水一盏半,煎取汁半盏)

上四味同煎沸熟,温分三服,日二夜一。

又方：

治妇人蓐中好食热面酒肉,变成渴燥。

生藕汁　生地黄汁（各半盏）

上二味相和,温暖分为三服。

【白话解】

治疗产后恶露残血不能排清,身体高热心中烦闷。

生藕汁　地黄汁（这两味各用半杯）　蜂蜜（一汤匙）　淡竹叶（一把,切开,用水一杯半,煎取半杯汁液）

四味药一起煎,沸腾煮熟后,温热分为三次服用,白天服用两次,晚上服用一次。

另外一个药方：

治疗妇女生产后坐月子的时候过多食用热面、酒肉,变成口渴燥热。

生藕汁　生地黄汁（各用半杯）

这两味药搅和,温暖以后分成三次服用。

小儿诸病

四米汤

【原文】

治小儿泄注。

粱米　稻米　黍米（各三合）　蜡（如半弹丸大）

上以东流水二升,煮粱米三沸,绞去滓,以汁煮稻米三沸,去滓,用汁煮黍米三沸,绞去滓,置蜡于汁中,候蜡消。每服半合,空心午后各一,随儿大小增减。

【白话解】

治疗小孩儿腹泻如注。

梁米　稻米　黍米(各用三合)　蜡(像半弹丸一样大小)

用两升东流水,煮梁米到沸腾三次,用纱布绞汁,去掉渣滓,用汁煮稻米到沸腾三次,去掉渣滓,再用汁煮黍米,煮到沸腾三次,去掉渣滓,把蜡放在汁里面,等蜡熔了,每次服用半合,空腹和中午过后各服用一次,根据小孩的年龄大小增减用量。

牡丹粥

【原文】

治小儿癖瘕病。

牡丹叶　漏芦(去芦头)　决明子(各一两半)　雄猪肝(去筋膜,切研,二两)

上以水三升,煎前三味,去滓取一升半,入猪肝及入粳米二合,煮粥如常法。空腹食之,随儿大小加减。

【白话解】

治疗小儿腹中肿块。

牡丹叶　漏芦(去掉芦头)　决明子(这三味药各用一两半)　雄猪肝(去掉筋膜,切开,研磨,二两)

用三升水,煎前面的三味药,去掉渣滓,取用一升半汁液,加入猪肝和两合粳米,按平常的方法煮粥。空腹食用,根据小孩的年龄大小增减用量。

扁豆粥

治小儿霍乱。

扁豆茎(切焙,一升) 人参(二两)

上以水三升,先煮扁豆茎,令熟,下人参,煎至二升,去滓,取汁煮粟米三合为粥,与乳母食。临乳儿时,先将去少许冷乳汁,然后乳。母常食此粥,佳。

【白话解】

治疗小孩霍乱吐泻。

扁豆茎(切开烘焙,一升) 人参(二两)

用三升水,先煮扁豆茎,煮熟,然后加入人参,煎到剩下两升水,去掉渣滓,用汁液煮三合粟米做成粥,给喂母乳的母亲食用。要喂幼儿的时候,先去掉一点点冷的乳汁,然后哺乳。母亲经常食用这个粥,非常好。

猪子肝

治小儿久痢。

猪子肝（一具）

上切作片，炙熟，空心食之。

【白话解】

治疗小孩子长期泄泻下痢。

猪子肝（一具）

把猪肝切成片，煮熟，空腹食用。

鸡子饵

治小儿秋夏中暴冷，忽下痢腹胀，乍寒乍热，渴甚。

鸡子（二枚，去壳） 胡粉（半两，炒令黄） 黄蜡（一枣大）

上先将黄蜡于铫子内，微火上熔，次下鸡子黄及胡粉调和，候冷作饼与儿。空心午后食之，量儿大小增减。

治疗小孩在夏秋季节突然受风寒,忽然患上痢疾、腹胀,一会儿寒冷一会儿发热,十分口渴。

鸡蛋(两个,去掉蛋壳) 胡粉(半两,炒成黄色) 黄蜡(像一个枣子那么大)

先将黄蜡放在铫子里面,用微火熔化,接着放入鸡蛋黄和胡粉调和,等晾凉了做成饼给小孩吃。中午以后空腹食用,根据小孩的年龄大小增减用量。

牛乳饮

【原文】

治小儿哕。

牛乳(一合) 生姜汁(半合)

上于银器中,慢火同煎至六七沸。一岁儿饮半合,仍量儿大小,以意加减。

【白话解】

治疗小孩嗳气。

牛乳(一合) 生姜汁(半合)

牛乳和生姜汁一起放在银器里面,用慢火煎到沸腾六七次。一岁的小孩饮用半合,还是要根据小孩年龄大小,按照需要增减用量。

甘草豆方

冬月小儿解诸热毒,老人亦宜服之。

大黑豆(三升,净洗) 甘草(三两,细剉)

上用水六升,煮令烂熟,时时以三五十颗与小儿食之,汁亦可服。又可用已煮过黑豆,入香药末,和匀,甑上蒸令香软,尤佳。

【白话解】

在腊月里给小孩子解除体内热毒,老年人也适宜服用。

大黑豆(三升,洗干净) 甘草(三两,切细)

以上药物用六升水煮到烂熟,经常拿三五十颗给小孩儿食用,煮出来的汁液也可以服用。又可以用已经煮过的黑豆,加入香药粉末,搅和均匀,放在甑上面蒸又香又软,更加好。

方剂索引

十画

十一画